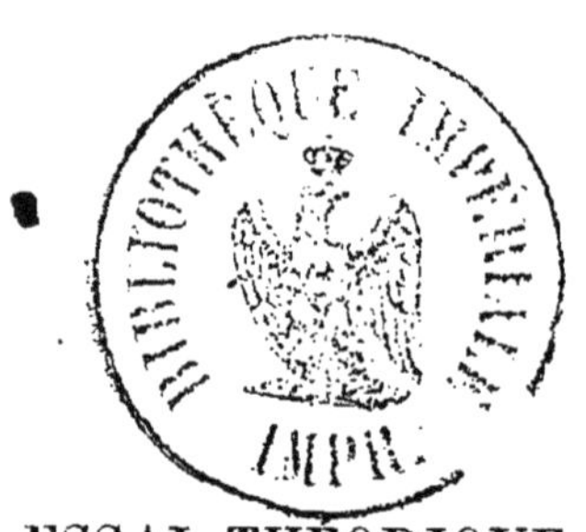

ESSAI THÉORIQUE ET PRATIQUE

SUR LES

MALADIES DE L'OREILLE.

PAR LE MÊME AUTEUR :

1° Mémoire sur le catarrhe de l'oreille moyenne, et sur la surdité qui en est la suite, avec l'indication d'un nouveau mode de traitement.

2° Mémoire sur l'abus et sur les dangers de la perforation de la membrane du tympan, considérée comme moyen curatif de la surdité.

Corbeil, imprimerie de Crété.

ESSAI

THÉORIQUE ET PRATIQUE

SUR LES

MALADIES DE L'OREILLE

PAR

M. E. HUBERT-VALLEROUX,

Docteur en médecine de la Faculté de Paris, membre titulaire de la société médico-pratique; membre correspondant de la société des sciences, arts et belles-lettres de Nancy, de la société de médecine de la même ville, de celle de Caen, etc.

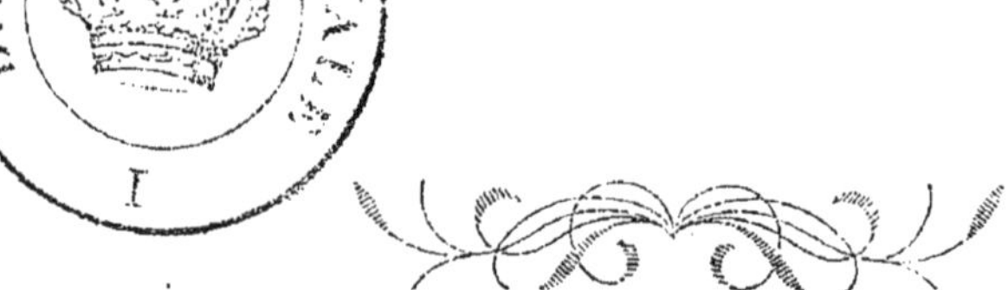

PARIS,

VICTOR MASSON,

LIBRAIRES DES SOCIÉTÉS SAVANTES PRÈS LE MINISTÈRE DE L'INSTRUCTION PUBLIQUE,

Place de l'École de Médecine, 1.

MÊME MAISON CHEZ L. MICHELSEN, A LEIPZIG.

1846

PRÉFACE.

On se plaint quelquefois du grand nombre de livres que l'on publie chaque jour en médecine. La partie de cette science qui a pour objet l'otologie ne peut encourir le même reproche. Nous ne possédons en France qu'un seul traité complet sur les maladies de l'oreille, celui d'Itard. Ce travail porte le cachet d'un savoir si profond que l'on ne peut s'empêcher de croire en le lisant que, s'il était donné à un seul homme d'achever un sujet, le savant médecin des Sourds-Muets aurait rempli cette tâche pour les affections qu'il a décrites. Mais il n'en est pas ainsi. La science est l'œuvre des générations, jamais celle de l'individu, et le mérite réel d'un livre tient autant et plus, peut-être aux travaux qu'il provoque qu'à l'utilité qu'il porte en lui-même.

Le traité d'Itard a donné lieu à de nombreuses recherches sur un sujet presque complétement négligé avant lui, et d'intéressants articles d'otologie sont publiés, chaque jour, en France et à l'étranger. Mais, dispersés dans une foule de recueils, ils exigent, pour être connus, des investigations qui ne peuvent être faites que par des hommes spécialement consacrés à l'étude des maladies de l'oreille.

La présence seule de ces travaux suffirait pour justifier la production de l'essai que nous publions. Le traité d'Itard, écrit il y a plus de vingt-cinq ans, est nécessairement incomplet aujourd'hui, et, les notes ajoutées à la seconde édition, n'ont pu tenir compte de quelques faits nouveaux qu'en détruisant l'unité de conception du travail primitif.

Indépendamment des lacunes qu'il s'agissait de remplir, nous avons dû éviter un grave défaut de méthode, commun à tous les traités d'otologie, et même à celui d'Itard. Il semble, en effet, à la lecture de ces livres, que les principes généralement admis en Pathogénie, en Etiologie, en Thérapeutique, etc., ne soient plus applicables quand il s'agit des maladies de l'oreille, comme si cet organe avait cessé d'appartenir au corps humain, et formait une classe à part. Nous nous sommes attaché à faire disparaître cette séparation, et à rendre aux affections de l'organe auditif la place qui leur convient; car ce n'est pas en détachant la branche du tronc, mais bien en conservant leurs rapports mutuels que l'on obtient de bons fruits. Dans cette vue, nous avons consacré une première partie de notre travail à des *considérations générales* sur les maladies de l'oreille, et cette partie nous sert d'introduction à la seconde, qui traite de la *Pathologie spéciale*.

Mais, avant d'entrer en matière, qu'il me soit permis d'ajouter un mot sur les motifs particuliers qui m'ont porté à entreprendre mon travail. Je puis dire, comme Itard, que ce n'est ni par choix, ni par goût, mais par devoir, que j'ai étudié d'une manière spéciale les maladies de l'oreille. Mon père est un des premiers sourds qu'il m'a été donné de guérir, et un sentiment de reconnaissance que tout le monde comprendra, m'eût seul imposé le devoir de continuer mes travaux d'otologie, si je n'y avais été contraint, d'ailleurs, pour répondre aux conseils de mes amis et à la confiance de mes malades.

TABLEAU DES MALADIES DE L'OREILLE.

PREMIÈRE PARTIE.

SIONS VITALES, CONSISTANT EN MALADIES QUI EXIGENT ORDINAIREMENT, POUR LEUR CURATION, L'EMPLOI DE MOYENS THÉRAPEUTIQUES GÉNÉRAUX.

e **CLASSE**. Dermatoses...
- CHAP. 1. Erysipèle.
- CHAP. 2. Variole.
- CHAP. 3. Dartre chez l'enfant.
- CHAP. 4. Dartre chez l'adulte.

CLASSE. Catarrhes.....
- CHAP. 5. Catarrhe aigu de l'oreille moyenne.
- CHAP. 6. Catarrhe chronique de l'oreille moyenne.

CLASSE. Névroses.....
- CHAP. 1. Otalgie.
- CHAP. 2. Hypercousie.
- CHAP. 3. Hypocousie et acousie idiopathiques.
- CHAP. 4. Hypocousie et acousie symptomatiques d'une lésion des centres nerveux.
- CHAP. 5. Hypocousie et acousie symptomatiques d'un état morbide du tube digestif.
- CHAP. 6. Hypocousie et acousie symptomatiques d'une névrose plus générale.
- CHAP. 7. Hypocousie et acousie symptomatiques de quelques fièvres graves.
- CHAP. 8. Hypocousie et acousie symptomatiques d'états divers qui ne peuvent être considérés comme des maladies.
- CHAP. 9. Paracousie idiopathique.
- CHAP. 10. Paracousie symptomatique de congestion sanguine.
- CHAP. 11. Paracousie symptomatique d'une névrose plus générale.

CLASSE. Inflammations..
- CHAP. 1. Otite externe.
- CHAP. 2. Otite interne.
- CHAP. 3. Otorrhée.

CLASSE. Désorganisations.
- CHAP. 1. Gangrène, pourriture d'hôpital, pustule maligne, carcinôme.
- CHAP. 2. Carie, nécrose.
- CHAP. 3. Tubercules osseux.
- CHAP. 4. Squirrhe et cancer.

SECONDE PARTIE.

SIONS ANATOMIQUES, CONSISTANT EN MALADIES QUI EXIGENT PLUS PARTICULIÈREMENT, POUR LEUR CURATION, L'EMPLOI DE MOYENS THÉRAPEUTIQUES LOCAUX.

CLASSE. Solutions de continuité.................
- CHAP. 1. Blessures du pavillon.
- CHAP. 2. Blessures des parties molles profondes.
- CHAP. 3. Blessures des os.

LASSE. Corps étrangers troduits dans l'oreille........
- CHAP. 1. Corps étrangers introduits dans le conduit auditif externe.
- CHAP. 2. Corps étrangers introduits dans l'oreille moyenne.
- CHAP. 3. Engouement cérumineux du conduit auditif.

LASSE. Rétrécissements occlusions des conduits auditifs.
- CHAP. 1. Rétrécissement-oblitération du conduit auditif externe.
- CHAP. 2. Rétrécissement-oblitération du conduit auditif interne.
- CHAP. 3. Excroissances et polypes.

CLASSE. Elargissement rbide du conduit auditif externe.
- CHAP. 1. Dilatation morbide du conduit auditif externe.

LASSE. Absence de par-, anomalies..............
- CHAP. 1. Absence de parties. Anomalies organiques.

ESSAI

SUR LES

MALADIES DE L'OREILLE.

LIVRE PREMIER.

CONSIDÉRATIONS GÉNÉRALES SUR LES MALADÏES DE L'OREILLE.

CHAPITRE Ier.

De la classification des maladies de l'oreille.

On peut juger, avec assez d'exactitude, du degré d'avancement d'une science par la perfection des méthodes qu'elle emploie. Celles-ci, à leur tour, quand elles ont une valeur réelle, contribuent, pour une large part, au progrès scientifique. C'est surtout à l'excellence de leurs méthodes de classification que sont dus les progrès rapides et les découvertes nombreuses qui ont eu lieu, récemment, en histoire naturelle et dans diverses branches des sciences physiques.

Bien que la médecine ait fait des progrès incontestables, elle est loin d'être aussi avancée que les sciences que nous venons de nommér, surtout en ce qui concerne les méthodes ; et ce fait n'a rien qui doive étonner, si l'on considère combien les problèmes qu'elle soulève sont compliqués, et combien l'application de ses préceptes à l'homme est grave et difficile. Il en résulte que les nombreuses nosologies qui ont été proposées à diverses époques, et surtout au dernier siècle, ont été successivement rejetées, et que, pour écrire un traité de pathologie générale ou spéciale, on se trouve aujourd'hui dans la nécessité de créer une classification, si l'on ne veut en employer une déjà connue et condamnée. Nous avons donc une double tâche à remplir : faire la critique des classifications d'otologie proposées avant nous, d'une part; établir celle que nous désirons faire accepter, de l'autre.

Kramer (1), Riedel (2), Véring (3), et la plupart des auteurs allemands, ont suivi la méthode des anatomo-pathologistes, et classé les maladies de l'organe auditif par ordre des parties lésées : maladies de l'oreille externe; — maladies de l'oreille moyenne; — maladies de l'oreille interne. — Sous chacune de ces grandes divisions, ils ont rangé les espèces suivantes : maladies du pavillon, du conduit auditif et de la membrane du tympan, pour l'oreille externe; maladies de la trompe d'Eustache et de la caisse du tambour, pour l'oreille moyenne, etc. Les sous-divisions, ou chapitres, sont ordinairement basés sur l'élément ou tissu plus particulièrement affecté : Inflammation de la peau, du tissu glandulaire, du tissu cellulaire, du périoste, etc., du conduit auditif.

Les inconvénients attachés à cette classification, que Itard lui-même a choisie (4), dans son premier livre,

(1) KRAMER, Traité des Maladies de l'oreille, 1 vol. 1840. Bruxelles.

(2) RIEDEL, Ueber den Krank des Ohrs und des Gehors. 1832.

(3) VERING, Aphorismen über Gehork 1834.

(4) ITARD, Traité des Maladies de l'oreille et de l'audition, 2 vol. Paris.

sont aussi graves que nombreux; et il suffira, croyons-nous, de signaler les principaux, pour la faire rejeter. D'abord, elle ne conclut à aucune thérapeutique, ce qui est le plus grand reproche que l'on puisse adresser à une classification. Ensuite, en localisant ainsi des maladies qui, souvent, sont liées à d'autres affections plus étendues, ou même générales, le chirurgien est conduit à une pratique fausse et étroite, et à substituer le traitement du symptôme à celui de la maladie. Ainsi, dans le rétrécissement des trompes d'Eustache, dans l'acousie, et dans les autres névroses de l'organe auditif, la médication locale ne peut avoir, le plus souvent, qu'une importance fort secondaire. C'est dans le larynx, dans les bronches, ou même dans l'organisation tout entière, qu'est la racine du mal, dans le premier cas, de même que les plexus hypogastrique, cœliaque, etc., sont le point de départ le plus ordinaire de la lésion fonctionnelle, dans le second. En outre, ce n'est qu'exceptionnellement que la cophose dépend de la maladie d'un seul tissu ou d'une seule partie : le plus ordinairement, elle tient à la lésion de plusieurs portions de l'oreille, ou même à celle de l'organe auditif tout entier. Des maladies qui n'ont entre elles rien de commun que le siége, et qui diffèrent, d'ailleurs, d'intensité, de nature et de caractère se trouvent ainsi rapprochées, et même confondues. On trouve, par exemple, l'inflammation et les polypes du conduit auditif réunis au même chapitre, dans le Traité de Kramer, tandis que d'autres affections, en tout point semblables, telles que l'érysipèle de la conque et celui du conduit auditif, sont décrites dans deux chapitres à part.

Les vices de méthode que nous venons d'indiquer furent appréciés, sans doute, par Itard, et le déterminèrent à faire son second livre. Dans celui-ci, qu'il a nommé *Maladies de l'audition* (titre qui, pour le dire en passant, suppose des maladies fonctionnelles, sans lésion d'organes), l'auteur classe les diverses espèces de surdités, par la considération des causes prochaines qui en sont l'origine. Ainsi, on trouve une classe de surdités par *écoulement*, une autre de surdités par *ulcération et carie de l'oreille ;* par *concrétions ou autres corps étrangers arrêtés dans le méat auditif.* La surdité par *rétrécissement ou oblitération du conduit auditif;* la même infirmité, par *élargissement du conduit ;* celle avec *épaississement de la membrane du tympan*, avec *perforation de la même membrane ;* la cophose avec *disjonction et perte des osselets*. Les dysécies par *obturation de la trompe d'Eustache*, par *engouement de l'oreille interne*, par *congestion sanguine de la même partie ;* celle par *compression du nerf auditif*, sont traitées dans d'autres divisions. — Un chapitre est consacré à la surdité par *paralysie du nerf acoustique*, et comprend six divisions basées sur l'origine de la névrose : 1° paralysie du nerf acoustique *par commotion ;* 2° même paralysie *à la suite de convulsions ;* 3° *par suite d'apoplexie ;* 4° *à la suite de fièvres ;* 5° *paralysie sympathique du nerf acoustique ;* 6° *paralysie essentielle du même nerf.* —Dans d'autres chapitres enfin, l'auteur décrit les surdités par *pléthore*, par *métastase*, par *diathèse*, et arrive ainsi à traiter de la *surdité de naissance* ou *muti-surdité*. A propos du sujet décrit dans ce dernier chapitre, Itard s'étend, avec une complaisance qu'on lui a souvent reprochée, sur les méthodes très-ingénieuses, d'ailleurs, qu'il mit en usage pour faire l'enseignement du sauvage de l'Aveyron ; et l'on a remarqué que les correspondances auxquelles cette éducation donna lieu entre le savant médecin des sourds-muets et le Ministre de l'Intérieur, jointes à l'histoire anatomique et physiologique de l'oreille, que l'on trouve au commencement de l'ouvrage, forment, à peu près, la moitié du traité des maladies de l'oreille et de l'audition.

Dans un tableau des maladies de l'oreille, publié en 1820 (1), M. Deleau, suivant l'ordre adopté par Itard, dans son second livre, décrit aussi les diverses espèces de surdités, d'après les causes prochaines qui leur ont donné naissance. Nous ne pouvons transcrire ici ce tableau, qui ne contient pas moins de cent quatre divisions ou subdivisions. Nous nous bornerons à citer quelques rapprochements auxquels M. Deleau a été conduit, pour obéir à la méthode qu'il avait choisie. Dans sa section des *surdités par exaltation des propriétés vitales*, on trouve les *dartres de l'oreille* et l'*otalgie*, la *paracousie* et l'*inflammation des trompes d'Eustache*, etc. A côté de ces rapprochements, deux sections distinctes, et formant des chapitres à part, sont consacrées à l'*inflammation du conduit auditif sans écoulement*, et à la même maladie *avec écoulement*; et deux autres chapitres sont également employés à décrire l'*inflammation de la caisse avec écoulement*, et la même maladie *sans écoulement*, etc.

Les classifications d'Itard et du docteur Deleau méritent, à beaucoup d'égards, les reproches que nous avons adressés à la méthode allemande. Comme cette dernière, en effet, la classification des médecins français rassemble sous le même chef des maladies qui n'ont

(1) Tableau des Maladies de l'oreille qui engendrent la surdité. Commercy, 1820.

souvent de commun qu'un symptôme, et qui diffèrent, d'ailleurs, sous les rapports si importants des causes, du siége, de la marche, de la nature, etc. Dans la première classe des *surdités par écoulement* d'Itard, par exemple, on trouve des affections où ce flux est dû à une phlogose générale ou partielle du conduit auditif, à la présence, dans cette partie, de corps étrangers introduits ou spontanément développés, à l'ouverture d'un abcès qui, lui-même, peut siéger sur tous les points du conduit auditif, ou même dans la caisse, etc. La classe des *dysécies par obturation des trompes d'Eustache,* de son côté, ne contient pas moins de lésions diverses que celle des dysécies par écoulement. Ainsi, l'occlusion des conduits gutturaux de l'oreille peut tenir au simple gonflement de leurs parois, à des cicatrices de diverses natures, et siégeant sur plusieurs points du canal; à la présence de polypes qui, eux-mêmes, peuvent prendre racine au voisinage du pavillon ou dans l'intérieur même du conduit, etc. La division adoptée par M. Deleau n'a pas donné lieu à des rapprochements moins forcés, moins irrationnels, ainsi que nous en avons cité quelques exemples. Et, d'un autre côté, les classifications d'Itard et de M. Deleau séparent des affections complétement identiques, telles que l'inflammation avec écoulement, et l'inflammation sans écoulement. Enfin, après avoir démontré ces vices de méthode, nous ajouterons que la classification des maladies, par les causes prochaines, ne peut conclure à aucune pratique rationnelle.

Le docteur Pétrequin (1) a aussi proposé une classifica-

(1) Annales et Bulletin de la société de médecine de Gand, mois de septembre et octobre 1841.

tion des maladies de l'oreille, basée sur l'étiologie. Mais, au lieu de s'en tenir aux causes prochaines, comme Itard et M. Deleau, cet auteur s'attache à remonter aux causes éloignées de la surdité. Une première division est affectée aux *surdités par phlogose;* une autre comprend les *surdités traumatiques.* Dans la troisième sont décrites les cophoses par *obstruction du méat auditif;* puis celles *par congestion;* et enfin les *surdités provenant de causes qui ne peuvent rentrer dans les classes précédentes.* C'est dans cette dernière section que l'on trouve les désorganisations nombreuses, les névroses si variées de l'organe auditif, le catarrhe, etc., de telle sorte que, seule, la division hors rang de M. Pétrequin renferme plus de maladies que toutes les autres sections réunies. La plupart des reproches que nous avons adressés aux classifications d'Itard et du docteur Deleau peuvent également s'appliquer à celle de M. Pétrequin. Comme ces dernières, en effet, la classification adoptée par le chirurgien de Lyon est incomplète, puisqu'elle ne tient compte que des maladies de l'oreille qui sont suivies de surdité; et, comme elles aussi, elle sépare des maladies qui devraient être réunies, les *surdités par phlogose* et les *surdités par congestion*, par exemple.

Un professeur distingué de Berlin, le docteur Rosenthal (1), rejetant toutes les classifications adoptées par les auteurs, en propose une nouvelle, « en rapport avec nos connaissances. »

Cette classification, basée sur les divers degrés d'altération de l'ouïe, repose sur les principes suivants :

(1) Essai d'une Pathologie de l'organe de l'ouïe, par le docteur Rosenthal, professeur à Berlin.— Journal complémentaire du Dictionnaire des Sciences médicales, tom. 6, p. 17.

1° *Surdité* (surditas, cophosis,) dans laquelle la faculté d'entendre les sons articulés est complétement abolie.

2° *Dureté d'ouïe* (dysœcia), dans laquelle cette faculté est tellement affaiblie, qu'on ne peut entendre les sons articulés qu'au moyen d'un appareil particulier.

3° *Altération* ou *diminution de l'ouïe* (paracousis), dans laquelle la faculté d'entendre les sons articulés par la voix naturelle pèche, par défaut de précision.

Est-il besoin de faire remarquer que cette méthode de classification pathologique, qui n'a d'autre base que le degré d'affaiblissement d'une fonction, peut convenir dans les instituts de sourds-muets, où l'on se propose seulement de savoir si les sujets sont encore aptes à percevoir quelques sons, mais est inapplicable en médecine? Les maladies les plus différentes, depuis l'obstruction du conduit auditif externe jusqu'au ramollissement du nerf acoustique, peuvent également déterminer, et déterminent, en effet, les divers degrés de surdité signalés par Rosenthal, et exigent, pour leur curation, l'emploi des remèdes les plus différents. Un autre vice, non moins grand, de la classification du professeur allemand, c'est d'isoler complétement de la nosologie les maladies de l'oreille, et d'en faire une classe tout à fait à part, comme si cet organe était étranger à la vie générale.

Dans un traité publié à Berlin, en 1840 (1), le docteur Bresler propose la nomenclature suivante.

Une première classe A comprend les phlogoses, que l'auteur divise en cinq parties, d'après les régions de l'oreille où siége l'inflammation. Les chapitres sont ainsi

(1) Les maladies de l'organe auditif, d'après ITARD, SAISSY, DELEAU, CURTIS, SAUNDERS, BECK, etc.

rangés : 1° Inflammation de l'oreille interne, comprenant : A, otite interne catarrhale, B, otite interne phlegmoneuse; 2° Inflammation du tympan; 3° Inflammation de la trompe d'Eustache ; 4° Inflammation de l'oreille externe; 5° Inflammation de la conque, subdivisé en : A, Inflammation érysipélateuse, B, Inflammation du derme, C, Inflammation du tissu cellulaire.

Dans la seconde classe B, sont les Écoulements, qui ne comprennent qu'un chapitre, l'Otorrhée, subdivisé en deux : A, Otorrhée externe, B, Otorrhée interne. Celle-ci, elle-même, est dite cérébrale primitive, et cérébrale secondaire.

La troisième classe, C, est occupée par les névroses, et divisée en : 1° Otalgie; 2° Surdité nerveuse ou surdimutité; 3° Paracousie.

A la quatrième classe, D, sont rattachées les maladies organiques du conduit auditif, dans l'ordre suivant : 1° Rétrécissement ou occlusion; 2° Élargissement maladif; 3° Polypes; 4° Épaississement; 5° Déchirement.

Une cinquième classe, enfin, E, est affectée aux maladies mécaniques, et contient : 1° l'obturation du conduit auditif par le cérumen; et 2° les corps étrangers dans l'oreille.

Bien que préférable à celles que nous avons étudiées, la classification du docteur Bresler présente, cependant, des vices tels qu'on ne peut l'accepter. Les maladies les plus différentes y sont souvent réunies sous le même chef. Dans la classe des *phlogoses*, par exemple, l'auteur a inscrit, à côté l'une de l'autre, l'otite phlegmoneuse, et l'otite catarrhale, bien que ces maladies diffèrent sous les rapports les plus importants : étiologie, diagnostic, marche et surtout traitement.

A côté de cette confusion, on retrouve souvent, sou deux ou trois chefs distincts, la même maladie étudiée dans ses diverses périodes, et quelquefois même à une heure d'intervalle. La phlogose du conduit auditif externe, par exemple, rangée dans la classe A, se retrouve dans la classe B, aussitôt qu'il y a écoulement; et on là voit encore figurer dans la classe D, à l'article *rétrécissement* ou *occlusion*, quand le gonflement inflammatoire détermine le rapprochement des parois du conduit auditif.

L'auteur a fait une section particulière pour la surdi-mutité, et cette section rentre dans les névroses. Ici, le docteur Bresler se trompe doublement : D'abord, il n'attribue la surdi-mutité qu'à une seule des nombreuses maladies de l'oreille, tandis que plusieurs peuvent la déterminer; ensuite, la classe des névroses, qu'il indique, est une des causes les moins fréquentes de l'infirmité qu'il lui attribue exclusivement.

Il serait inutile de pousser plus loin la critique de la classification du docteur Bresler : ce qui précède nous semble suffire, pour la faire rejeter définitivement.

Nous n'examinerons ici ni la classification de Leschevin (1), ni celle proposée par le docteur Nuhn (2); car les divisions de ces auteurs sont, en tous points, plus imparfaites que celles qui viennent d'être passées en revue. Quant aux traités de Curtis (3) et de Whright, nous nous bornerons à les mentionner, puisque ces deux auteurs

(1) Mémoires de l'Académie Royale de Médecine, tom. IV.
(2) Commentatio de vitiis, etc., A. Nuhn, Heidelberg, 1841.
(3) Essay on the deaf and dumb.

ont décrit les maladies de l'oreille, sans s'occuper de les classer, ainsi que ce dernier le déclare, du reste, lui-même (1).

Aucune des classifications que nous venons d'examiner ne répond, comme on le voit, aux conditions que l'on est en droit d'exiger d'une bonne méthode; et nous nous trouvons ainsi dans la nécessité de proposer la nôtre. Bien qu'imparfaite et susceptible, par conséquent, d'améliorations nombreuses, surtout dans les détails, nous la croyons, néanmoins, exempte de la plupart des défauts que nous avons signalés dans celles de nos prédécesseurs, et plus rapprochée, par conséquent, des conditions que l'on est en droit d'exiger d'une classification pathologique.

S'il suffisait, pour avoir une bonne nosologie, d'inscrire les maladies, à la suite les unes des autres, sans s'inquiéter de leurs rapports, le meilleur parti à prendre, ce serait de les traiter par ordre alphabétique. On pourrait encore, à l'exemple de Curtis et de Whright, décrire celles-ci, à mesure qu'elles se présentent à l'observation, et dans l'ordre de leur fréquence. Mais cette manière de procéder, loin de constituer une classification, exclut, au contraire, toute idée de méthode ; et l'on ne peut, en conséquence, ni la proposer, ni la discuter sérieusement.

Il ne saurait entrer dans nos vues d'aborder une question aussi élevée que celle qui a pour objet la classification générale des maladies. Un tel sujet, pour être convenablement traité, exigerait une doctrine philo-

(1) On the Variet. of Deafness and dis. of the ear. Lond. 1829, p. 50-198.

sophique et une théorie médicale complètes qui nous manquent; et, d'ailleurs, nous n'avons à nous occuper que des maladies de l'oreille. Malgré notre insuffisance, nous ne pouvons, néanmoins, nous dispenser d'établir ici quelques principes généraux de méthode, ne fût-ce que pour justifier celle que nous avons adoptée dans la classification que nous allons exposer.

Les méthodes de classification, dans la science, forment le lien logique qui réunit entre elles les parties constituantes d'un sujet. Or, que ce sujet soit dans l'ordre des actes humains, des phénomènes physiques ou des existences, les diverses parties qui le composent existent, ou se succèdent, pour une fin donnée, en vue d'un but. De là, ce principe généralement admis dans la science moderne, et formulé, pour la première fois, par notre savant confrère, le docteur Buchez : « le but engendre la méthode (1). »

Sans sortir des sciences qui font l'objet particulier de nos études, nous voyons ce principe fécond appliqué, avec succès, à l'anatomie humaine qui forme la base nécessaire de nos connaissances. S'agit-il de pénétrer la structure intime du corps, les parties élémentaires qui le composent sont divisées en tissus cellulaire, fibreux, musculaire, etc., et la science qui en résulte prend le nom d'*anatomie générale*. L'anatomiste, au contraire, se propose-t-il de connaître le corps humain, en vue des opérations qui peuvent y être pratiquées, celui-ci est divisé par régions, et l'*anatomie chirurgicale* ou *topographique* examine successivement ces régions, en suivant l'ordre de superposition et de rapport des parties

(1) Introduction à la Science de l'Histoire.

qui servent à les constituer. L'anatomie *descriptive*, celle *des peintres*, et l'anatomie *comparée*, emploient, de leur côté, des méthodes non moins logiques, non moins fécondes en bons résultats.

La connaissance des maladies comprend, comme l'on sait, l'étude des symptômes, de la marche, de la durée, etc.; mais ces choses étudiées, indépendamment de tout traitement médical, ne peuvent conclure à une nosologie complète. C'est pour avoir méconnu ce précepte que les otologistes, dont nous avons analysé les méthodes, ont fait des classifications que nous avons dû rejeter. Afin de n'omettre dans la nôtre aucun élément nosologique de quelque importance, et pour tenir compte, en même temps, du but de toute investigation médicale, le traitement, nous avons procédé, de la manière suivante, pour former le tableau des maladies de l'oreille, que nous joignons ici.

Parmi les maladies qui entraînent avec elles la lésion du sens auditif, les unes ont plus particulièrement le caractère d'affections *générales;* les autres celui d'altérations purement *locales*. Les premières, qui ont leur source dans l'organisation elle-même, exigent l'emploi de moyens thérapeutiques généraux. L'application d'agents purement locaux suffit, d'ordinaire, pour guérir les secondes.

C'est sur cette distinction, tirée de la nature des maladies de l'oreille et du traitement qui leur convient, que repose la division la plus générale de notre ouvrage qui contient deux parties. La première est consacrée aux affections générales que nous désignons sous le nom de *lésions vitales*. Cette appellation nous a semblé répondre, le mieux, à l'idée que l'on doit se former des maladies qui y sont décrites. Celles-ci, en effet, appartiennent plus particulièrement aux affections générales. Les causes qui les ont produites agissent, d'ordinaire, sur l'économie tout entière, ou, au moins, sur de grandes surfaces. Les symptômes qu'elles présentent sont rarement bornés à l'organe auditif; et, enfin, elles exigent ordinairement, pour leur curation, l'emploi de moyens thérapeutiques généraux.

Dans la seconde partie de notre essai, nous décrivons les maladies de l'oreille qui, par leur nature, leurs symptômes et les causes qui les produisent, ont plus particulièrement le caractère d'affections locales, et sont guéries par l'application d'agents curatifs directs. Nous désignons cette partie sous le nom de *lésions anatomiques*.

Les sous-divisions ou chapitres, au nombre de vingt-six, pour la première partie, et de onze, pour la seconde, sont, de leur côté, basés sur les mêmes considérations tirées de la nature et de la thérapeutique des maladies qui y sont décrites.

La première partie contient cinq classes.

Dans la première, nous avons réuni, sous le nom générique de *Dermatoses*, les diverses affections ayant pour siége le tissu cutané de l'oreille, en les rattachant aux trois formes suivantes : érythème, pustule et dartre. La première section ne contient qu'une maladie, l'érysipèle. — Bien que d'autres érythèmes, la rougeole, la scarlatine, l'urticaire, etc., donnent lieu fréquemment à la surdité, ce n'est pas, par leur action sur la peau, mais bien en vertu des affections catarrhales dont elles sont accompagnées, qu'elles provoquent cette infirmité. Leur place est donc parmi les maladies de la membrane muqueuse, et elles se trouvent décrites aux chapitres affectés au catarrhe de l'oreille moyenne. La forme *pustuleuse* ne comprend, non plus, qu'un chapitre : la variole, tandis que la forme *herpétique* en renferme deux. Le premier est consacré à la dartre de l'enfant, et traite des variétés de cette affection, qui forment le groupe des gourmes herpétiques. — Le second est réservé à la dartre de l'adulte.

Notre seconde classe est consacrée au *catarrhe* de l'oreille moyenne. — Nous désignons ainsi la maladie décrite par les anciens auteurs sous les noms d'otalgie, d'abcès de l'oreille, de surdité, etc.; sous celui d'otite interne par Pinel, Itard, le docteur Deleau, et d'inflammation de l'oreille moyenne par M. Kramer. Aucune des appellations que nous venons d'énumérer ne nous semble répondre à l'idée que l'on doit se former d'une maladie caractérisée principalement par les périodes de sécheresse, d'hydorrhée et de pyorrhée, et qui s'exaspère, d'une manière constante, sous l'influence du froid et de l'humidité. Les premières appellations s'appliquent à divers états pathologiques vagues et indéterminés. Celles d'Itard, de Kramer et de M. Deleau attribuent, à tort, le caractère inflammatoire à une maladie qui diffère des phlogoses par l'étiologie, la marche, les symptômes, et qui réclame des moyens thérapeutiques tout à fait différents de ceux qui conviennent à ces lésions.

Le catarrhe a son siége primitif dans la membrane muqueuse qui tapisse l'oreille moyenne. Il parcourt ordinairement ses périodes, sans s'étendre aux tissus sous-jacents, et il n'occupe qu'une partie ou la totalité des cavités de cette région. Mais les considérations relatives à l'étendue et à la profondeur de la maladie sont de peu d'importance, eu égard au traitement, tandis que celles qui se rapportent à la durée en ont une considérable. Aussi, avons-nous fondé notre division sur cette donnée. Nous consacrons, en conséquence, un chapitre au *catarrhe aigu*, et un autre au *catarrhe chronique* de l'oreille moyenne.

Nous décrivons, dans notre troisième classe, ou névroses, les affections caractérisées, principalement, par la douleur, l'exaltation ou la diminution d'activité du sens auditif, sans altération appréciable des tissus de l'oreille. L'otalgie et les autres lésions, rangées par Itard au premier rang des maladies de l'audition, forment cette classe, qui comprend cinq chapitres.

L'oreille, qui est une des parties du corps qui renferme le moins de vaisseaux sanguins, est, par cela même, peu exposée aux inflammations. Aussi notre quatrième classe affectée aux *phlogoses* ne contient-elle que trois chapitres : — L'*otite externe*, qui est décrite dans le premier, répond à l'inflammation phlegmoneuse de l'oreille externe des otologistes. L'otite interne du second est dite inflammation interne, phlegmon de la caisse, etc., par les mêmes auteurs, et le troisième chapitre, ou *otorrhée*, correspond aux otites externe catarrhale, purulente, et à l'otorrhée muqueuse d'Itard, au catarrhe externe de l'oreille du docteur Allard, et à l'inflammation du tissu glandulaire du conduit auditif du docteur Kramer.

Dans notre cinquième et dernière classe, enfin, nous traitons des *désorganisations*, que nous avons divisées en quatre chapitres, selon que la maladie est bornée aux parties molles, qu'elle n'attaque que les parties dures, ou qu'elle envahit, en même temps, les tissus durs et les tissus mous, comme le squirrhe, le cancer.

Ainsi que notre première partie, la seconde contient également cinq classes de maladies, divisées, de la manière suivante :

La première comprend les *solutions de continuité,* qui forment trois chapitres, selon que les blessures sont bornées à l'oreille externe ; qu'elles pénètrent jusqu'aux parties profondes de l'organe, ou enfin, qu'elles intéressent les parties dures.

Notre seconde classe, affectée aux *corps étrangers introduits dans l'oreille,* contient aussi, comme la première, trois divisions, basées sur la position qu'occupe le corps étranger dans l'organe auditif.

Les divers *rétrécissements* et l'*occlusion organique* des conduits auditifs forment notre troisième classe, divisée, comme les précédentes, en trois chapitres : 1° Rétrécissement-oblitération du conduit auditif externe ; 2° rétrécissement-oblitération du conduit auditif interne; 3° excroissances et polypes dans le conduit auditif.

Un seul chapitre, la dilatation morbide du conduit auditif externe, est compris dans notre quatrième classe, consacrée à l'*élargissement morbide* des conduits.

Nous n'avons, non plus, affecté qu'un chapitre à notre cinquième et dernière classe, qui traite de l'*absence des parties*. Ce chapitre, qui est surtout intéressant au point de vue de l'anatomie morbide, n'a qu'une importance secondaire en pathologie. Nous le conservons, néanmoins, pour ne rien omettre, et rendre ainsi notre essai aussi complet que possible.

La classification que nous venons d'exposer diffère, comme on le voit, de celles qui ont été proposées par les auteurs. Fondée principalement sur les considérations thérapeutiques, elle rattache les maladies *spéciales* de l'organe auditif aux maladies *générales,* au lieu de les en séparer, comme il arrive dans les autres classifications que nous avons étudiées. — Aucune des affections décrites par les otologistes n'est, d'ailleurs, omise dans notre tableau qui est, par conséquent, plus complet que celui d'Itard, qui ne classe aucune des lésions traumatiques de l'oreille externe, et que celui de Kramer, qui passe sous silence la plupart des névroses acoustiques. Notre cadre offre aussi cet avantage, de pouvoir admettre dans chacune de ses divisions toutes les maladies du même genre encore inconnues aujourd'hui, et que l'on décrira, sans doute, plus tard. Nous joignons ici, du reste, le tableau nosologique que nous venons d'analyser, afin que nos lecteurs puissent juger, d'un coup d'œil, et de notre méthode de classification, et de l'application que nous en avons faite.

CHAPITRE II.

Du Diagnostic des maladies de l'oreille.

L'importance du diagnostic anatomique n'a jamais été mieux comprise que de nos jours ; et les progrès encore récents de l'otologie datent des efforts qui ont été faits pour établir une distinction entre les diverses maladies de l'organe auditif, et les rattacher à des altérations organiques correspondantes.

Le symptôme le plus ordinaire des maladies, la douleur, n'existe que rarement dans les affections de l'oreille. On ne le rencontre guère que dans l'otalgie, dans quelques désorganisations et dans les maladies aiguës. Mais alors, elle acquiert, le plus souvent, d'une manière très-rapide, une cruelle intensité, et s'accompagne de fièvre, de délire et des symptômes de réaction les plus graves.

Les phénomènes morbides fonctionnels peuvent être rapportés à trois ordres : la *diminution* plus ou moins grande d'activité du sens auditif; l'*exaltation* de ce même sens, et enfin, la *perturbation* de l'ouïe.

Les bourdonnements, qui tourmentent si fort certains sourds, persistent, quelquefois, depuis le commencement jusqu'à la fin de la maladie. D'autres fois, au contraire, ils n'existent que pendant un certain temps, et disparaissent ensuite, ou même ils présentent une véritable intermittence. Quelques-uns ont plus particulièrement le caractère de bourdonnements; d'autres celui de sifflements, de murmures d'eaux, etc. Les uns conservent le même caractère, pendant toute la durée de la maladie; les autres changent continuellement. La valeur de ce symptôme, comme indication thérapeutique, ne peut donc être et n'est, en effet, que relative. Cependant, on peut affirmer, d'une manière générale, que les bruits à type irrégulier accompagnent plus particulièrement les maladies dont la marche offre le même caractère ; et l'on a également constaté que les battements isochrones à ceux du pouls sont un symptôme ordinaire de la surdité par pléthore, tandis que les sifflements n'ont guère été observés que dans les névroses de l'organe auditif.

C'est en vain que l'on a cherché jusqu'ici à expliquer la cause de ces bruits. Leschevin (1) les attribuait au froissement des molécules de l'air renfermé dans les cavités de l'oreille. Itard (2) en compare le mécanisme à celui de l'air se précipitant à travers les fissures d'une porte, dans une pièce fortement chauffée. Mais il suffit d'examiner, avec soin, un certain nombre de malades, pour reconnaître que ces explications sont erronées. Ainsi, dans la plupart des névroses, où il n'existe, comme nous le constaterons, aucune lésion organique appréciable, les bourdonnements sont à peu près constants, et souvent insupportables. Ils existent aussi, le plus ordinairement, dans les cas d'obstruction complète des conduits auditifs interne et externe.

L'*exaltation* de l'ouïe est assez rare ; on ne l'observe guère que dans la première période de quelques affections aiguës, telles que l'otite, le catarrhe aigu de l'oreille moyenne, et aussi comme symptôme de quelques maladies très-graves des centres nerveux. Elle constitue, comme nous le verrons plus tard, le principal et quelquefois même l'unique symptôme de la névrose particulière que nous décrivons sous le nom d'hypercousie.

La *diminution* d'activité du sens auditif ou surdité que l'on désigne sous le nom de *dysécie,* quand elle est légère, et sous celui de *cophose,* lorsqu'elle est complète, est le symptôme le plus ordinaire et le plus important des maladies de l'oreille ; il importe également pour le diagnostic et la terminaison, pour le pronostic et pour le traitement, de constater, d'une manière précise, le degré d'affaiblissement de l'ouïe.

(1) Voy. Mémoires de l'Académie royale de médecine, tom. IV.
(2) Voy. Itard, ouvrage cité, tom. I.

On s'exposerait à de graves mécomptes, si l'on s'en rapportait aux malades sur l'intensité de leur dysécie. Presque tous se font illusion à cet égard, et cette erreur est surtout ordinaire, quand l'infirmité est arrivée graduellement. Chaque jour, nous sommes consulté par des malades qui se plaignent d'avoir l'oreille un peu paresseuse seulement, et qui entendent, à peine, au contact, les battements d'une montre ordinaire. D'autres, affectés inégalement de surdité, des deux côtés, croient avoir conservé une oreille intacte, tandis qu'un examen plus attentif fait reconnaître que l'ouïe, abolie du côté malade, a beaucoup baissé de l'autre qu'ils croyaient sain.

Les auteurs ont imaginé divers instruments pour mesurer le degré de sensibilité du sens auditif. Tous se rapprochent plus ou moins de l'acoumètre d'Itard, et consistent en une plaque de bois ou de métal sur laquelle vient frapper un corps, comme le marteau frappe sur le timbre, dans l'horloge. L'emploi de cet instrument est très-facile : il suffit de lâcher le ressort, en éloignant graduellement l'acoumètre du malade, et de noter le point où celui-ci cesse d'entendre.

On a assez généralement abandonné ce moyen pour lui en substituer un autre beaucoup plus simple et plus précis en même temps. Une montre, dont le bruit est toujours uniforme et égal, remplace l'acoumètre. En l'éloignant graduellement de l'oreille, et la faisant glisser sur un mètre portant ses divisions, on s'assure exactement du point où le bruit cesse d'être perçu de chaque côté, et on le note. On juge ainsi, avec exactitude, du degré de diminution du sens, en comparant la portée auditive du malade avec la portée normale, dont on s'est préalablement assuré. Cette épreuve, renouvelée à diverses époques du traitement, en fait connaître, d'une manière précise, le succès ou l'inutilité.

Il ne faut pas croire cependant que tous les sourds perçoivent, de la même manière, et au même degré, les divers sons d'égale force. L'habitude, l'attention, et d'autres circonstances dont on ne peut rendre compte, établissent, sous ce rapport, des différences remarquables. Ainsi, nous voyons quelquefois des personnes qui n'entendent plus, même au contact, le battement d'une montre, et qui suivent la conversation ordinaire, tandis que d'autres, au contraire, percevant encore, à quelques centimètres, le bruit de la même montre, n'entendent plus, ou n'entendent qu'imparfaitement la parole. Itard rapporte que le sauvage de l'Aveyron qui percevait, à de grandes distances, la chute d'un fruit, le froissement des noisettes, restait insensible aux bruits les plus intenses et aux cris les plus forts, poussés près de lui. Ne voit-on pas journellement, d'ailleurs, des sourds s'entretenir sans efforts avec leurs familiers, longtemps après qu'ils ont cessé de prendre part aux conversations, même à voix forcée, des personnes étrangères ?

Quoi qu'il en soit, néanmoins, et bien que la perception plus ou moins claire d'un bruit donné ne reproduise pas toujours la mesure exacte de l'activité du sens auditif, aucun procédé plus sûr n'a été mis en usage, pour remplacer celui que nous venons d'indiquer. Ajoutons que les cas dont nous avons parlé, en dernier lieu, sont tout à fait exceptionnels, et qu'en règle générale, la faculté auditive diminue dans une égale proportion, pour toutes sortes de bruits, chez ceux qui deviennent sourds.

Après avoir constaté, comme nous venons de le dire, la lésion dynamique de l'organe auditif, il convient, pour compléter le diagnostic, de la rattacher, s'il est possible, à l'altération organique qui lui a donné naissance. Les procédés d'investigation mis en usage pour arriver à cet important résultat, ont reçu le nom d'*otoscopie*. Nous suivrons successivement les altérations pathologiques dans l'oreille externe, dans l'oreille moyenne et dans l'oreille interne.

L'anatomie descriptive enseigne la forme, la structure et les autres traits de la configuration de l'oreille externe. L'observation de tous les jours fait connaître les variétés nombreuses, et pourtant compatibles avec l'intégrité du sens auditif, que peuvent présenter les diverses parties qui composent cet organe. Nous nous bornerons donc à les constater, sans chercher à les décrire.

Bartholin, Duverney, Valsalva, Haller et tous les grands physiologistes se sont accordés à reconnaître l'utilité de l'auricule dans l'audition. Itard, en déclarant le pavillon absolument inutile (1) chez l'homme, et Buchanan (2), en lui attribuant une importance considérable, sont tombés, l'un et l'autre, dans une exagération également éloignée de la vérité. Ce qui est certain, c'est que les grandes plaies, les désorganisations étendues, et, à plus forte raison, l'ablation complète du cornet acoustique, entraînent une diminution notable dans l'activité de l'ouïe.

Il suffit de la vue et du toucher, pour constater l'état de l'auricule, et l'on s'assure, avec la plus grande

(1) Tom. I, p. 74.

(2) Buchanan, Physiol. illustr. of the org. of the ear..., p. 77.

facilité, des modifications qu'elle a subies, en déployant, entre les doigts, les diverses saillies et anfractuosités qui la composent.

Lorsque l'on ne veut examiner que l'orifice du conduit auditif, il suffit de faire asseoir le malade parallèlement à une fenêtre bien éclairée. Le chirurgien debout, en face du sujet, saisit le pavillon entre les trois premiers doigts, vers sa partie supérieure et postérieure, et le porte en haut et en arrière, effaçant ainsi l'obliquité du canal. La main gauche, dirigée en haut, et se recourbant en arrière, sert pour l'exploration de l'oreille du même côté, et l'autre main sert pour l'oreille droite. Quinze à dix-huit millimètres du canal sont ainsi rendus visibles; mais la vue ne peut pénétrer plus avant, à moins qu'il n'existe une dilatation morbide; car alors on aperçoit parfois, avec la plus grande facilité, toute la membrane du tympan. Mais lorsque le conduit présente le calibre normal, et, à plus forte raison, quand il est rétréci, il devient nécessaire, pour explorer la membrane du tympan, de recourir à un autre mode d'examen.

C'est à Fabrice de Hilden que l'on doit l'invention du *speculum auris* employé pour l'exploration des parties profondes du conduit auditif et de la membrane du tympan. D'une forme grossière et d'un usage incommode, dans les premiers temps, cet instrument a été successivement perfectionné par Wright, Saissy, et, en dernier lieu, par Itard. Celui qui est généralement adopté aujourd'hui, et qui porte le nom de ce dernier auteur, est composé d'argent ou d'un autre métal inoxydable, et formé de deux parties principales : un entonnoir et deux branches. La première représente un cône creux et tronqué, long de quatre centimètres, et formé de deux lames arrondies et divisées, selon leur longueur. Inférieurement, ces lames sont terminées par un bord mousse; en haut, elles se continuent, à angle ouvert, avec les branches. Convexes et lisses en dehors, ces lames sont couvertes, en dedans, d'un vernis noir, pour prévenir la diffraction des rayons lumineux, qui a lieu quand la surface reste blanche et polie. Deux branches de tenailles, unies par un écrou, complètent l'instrument. Il suffit d'exercer une pression modérée sur ces branches, pour séparer les valves de l'entonnoir au degré que l'on désire.

Le docteur Deleau a remplacé le *speculum* d'Itard par un entonnoir métallique, long de cinq à six centimètres, large de six millimètres en bas, et de dix en haut, lisse et poli sur toutes ses faces. Formé d'une seule pièce, et d'une extrême simplicité, cet instrument suffit dans la plupart des cas. Mais celui d'Itard est toujours préférable, quand le conduit est étroit ou très-courbé, et aussi quand ses parois sont tuméfiées.

C'est en face d'une fenêtre haute, bien éclairée et tournée vers l'orient ou vers le midi, que l'on doit explorer le conduit auditif. —Le malade est assis sur une chaise de moyenne hauteur, et l'oreille que l'on veut examiner est tournée vers le jour. Si c'est un enfant, on le place, de la même manière, sur les genoux d'une personne qui surveille et maintient ses mouvements. Debout, à côté et un peu en avant du patient, le chirurgien saisit, comme nous l'avons dit, la partie supérieure du pavillon, et la porte en haut et en arrière, pour redresser le conduit. Ce premier temps est exécuté avec la main droite, si l'exploration a lieu sur l'oreille gauche : la disposition du malade et celle de l'opérateur sont inverses, pour explorer l'oreille droite. Saisissant alors, avec la main restée libre, les branches du *speculum* d'Itard, ou, s'il le préfère, prenant comme une plume à écrire l'entonnoir du docteur Deleau, l'opérateur l'insinue, avec précaution, dans le méat auditif, la main légèrement inclinée en bas et en avant. Il la relève ensuite, doucement et sans secousses, jusqu'à ce que la ligne de direction de l'entonnoir forme, avec celle du corps, un angle de 40 à 45 degrés, dont le plus grand côté se trouve en bas.

Si ces divers temps ont été exécutés avec la dextérité et les précautions convenables, le malade n'a dû éprouver aucune douleur; et il suffit au chirurgien de rapprocher l'œil de l'extrémité libre de l'entonnoir, pour que le fond du conduit auditif et la membrane du tympan lui apparaissent en entier.

Bien que d'une exécution facile et prompte, en général, l'exploration du conduit auditif externe exige cependant une certaine habileté et des précautions que l'habitude seule rend familières. Chez quelques personnes, l'introduction d'un corps froid dans l'oreille cause une sensation pénible. On prévient cet inconvénient, en réchauffant l'entonnoir dans le creux de la main, avant de l'introduire. — Mais les difficultés augmentent, et quelquefois même elles deviennent insurmontables, quand les parties auxquelles on doit appliquer l'instrument sont le siége d'un état morbide. La sensibilité du conduit auditif est telle, dans certains cas d'otite et d'otalgie, que le plus léger contact du *speculum* est insupportable. Le rétrécissement du canal par gonflement de ses parois, la présence de corps étrangers, d'ulcères, d'éruptions, etc., augmentent également les difficultés de l'exploration. Il serait même imprudent de la tenter, dans plusieurs cas que l'habitude apprend à reconnaître ; et il convient alors de s'en tenir à un examen imparfait et aux indications fournies par les signes rationnels.

L'absence des rayons solaires est encore un obstacle à l'exploration de l'organe auditif. On a proposé plusieurs moyens pour y remédier. Cléland (1) employait un verre convexe derrière lequel il plaçait une bougie pour concentrer les rayons lumineux dans le conduit. — Borzini remplaça le verre convexe par un verre concave, mais la bougie était portée entre l'instrument et l'oreille. — M. Deleau, de son côté (2), renferma la bougie entre deux verres convexes que Buchanan (3) remplaça, plus tard, par deux lentilles doubles convexes. M. Kramer (4), après avoir blâmé ces divers appareils, en propose un lui-même, qu'il décrit ainsi : « La pièce principale est une lampe d'Argand avec une forte mèche cylindrique, dont le réservoir à huile se trouve derrière la caisse qu'on va décrire ; cette caisse en fer-blanc, noircie à l'intérieur pour écarter toute réflexion de la lumière, entoure complétement la flamme de la lampe et en laisse proéminer le cylindre de verre à travers une ouverture du couvercle. Dans la paroi intérieure et postérieure de la caisse se trouve un miroir concave poli, qui est placé à une distance convenable de la lampe et derrière elle,

(1) Transact. philosoph., tom. XLI, p. 848.
(2) Annales de l'industrie, tom. XII, 1823.
(3) Illustr. of acoust. surg. 1825.
(4) Ouvrage cité, p. 85.

tandis que dans la paroi antérieure est vissé un tuyau en fer-blanc, noirci à l'intérieur et long de quatorze pouces; à ses deux bouts, sont placés des verres doubles convexes, ayant deux pouces et demi de diamètre. La lampe d'Argand envoie ses nombreux rayons lumineux sur le miroir concave, qui les rejette sur le premier verre convexe et les conduit à travers le tuyau et le deuxième verre convexe, de manière qu'à une distance très-convenable pour l'éclairage du conduit auditif, ils se réunissent en un point lumineux très-vif, qui a la largeur d'une pièce de deux groschen. »

Pour apprécier convenablement l'utilité de ces divers appareils, constatons, d'abord, que leurs auteurs ne les conseillent que pour suppléer à la lumière solaire « qu'aucune lumière artificielle ne peut remplacer, » dit le docteur Kramer. Or, depuis plusieurs années que nous exerçons à Paris, nous n'avons trouvé que bien peu de jours où l'atmosphère fût assez obscure pour s'opposer à cet examen, au moins pendant une ou deux heures, et jamais encore, nous n'avons vu cette obscurité se prolonger pendant deux jours. Les cas où l'exploration complète du conduit auditif est nécessaire se rapportent, d'ailleurs, pour la plupart, à des affections chroniques, où l'examen de l'oreille peut être différé sans inconvénients. — Dans les cas d'otite et de douleurs vives, il y aurait au moins imprudence à insister sur l'introduction du spéculum, qui ne pourrait fournir aucun renseignement indispensable sur la nature de la maladie, et sur le traitement qui lui convient. Le rôle du médecin, dans les affections de cette espèce, consiste à combattre les accidents locaux et les symptômes de réaction, par les moyens appropriés à l'intensité et à l'étendue de la maladie. Nous n'accordons, en conséquence, qu'un intérêt fort secondaire à l'emploi de ces divers appareils; et, dans les cas peu nombreux, d'ailleurs, où l'on doit recourir à une lumière artificielle pour explorer le conduit auditif, nous préférons une simple bougie, dont l'emploi nous paraît à la fois plus sûr et plus commode. Après avoir introduit le spéculum dans le conduit auditif, comme nous l'avons indiqué, il suffit de maintenir, d'une main, cet instrument en place, et de prendre la bougie, de l'autre, en dirigeant les rayons lumineux vers l'orifice de l'entonnoir.

L'exploration de l'oreille externe est insuffisante quand la lésion organique s'étend à d'autres parties. Il faut alors porter son attention vers la gorge et vers l'oreille moyenne.

L'examen de l'arrière-bouche, qui fournit au diagnostic des maladies de l'oreille des renseignements si précieux, dans une foule de cas, est d'une exécution journalière et des plus faciles. Il suffit de placer le malade en face d'une fenêtre bien éclairée, et de lui faire ouvrir largement la bouche, en abaissant la langue, pour reconnaître les altérations que le gosier a éprouvées.— Nous nous bornerons, à propos de cet examen, à faire une seule recommandation, dans le but de prévenir les vomissements et les nausées, c'est de déprimer directement la base, et non la pointe ou le milieu de la langue.

On trouve quelquefois, dans l'arrière-bouche elle-même, la lésion organique qui produit la surdité. Celle-ci peut être due à la présence d'un polype qui prend racine dans le voisinage immédiat du pavillon ou sur ses parois; d'autres fois à l'existence d'ulcères siégeant au même point, à l'hypertrophie des amygdales, ou encore à des cicatrices d'anciens ulcères qui ont provoqué l'adhérence des parois du conduit guttural. — Dans ces divers cas, la cophose arrive, par le même mécanisme, c'est-à-dire par l'obstacle apporté au passage de l'air de la bouche dans l'oreille moyenne.

Il suffit du plus simple examen, pour reconnaître les lésions que nous venons d'indiquer. Mais, dans les cas beaucoup plus nombreux où l'altération pathologique s'étend jusqu'aux parties plus profondes de l'organe, et dans ceux où elle siége exclusivement dans l'oreille moyenne, cet examen ne suffit plus. Il faut recourir alors à certains procédés d'investigation qui demandent, de la part du chirurgien, une grande habitude et des précautions minutieuses : nous voulons parler du cathétérisme des trompes d'Eustache, soit seul, soit secondé de l'insufflation, ou de l'introduction dans la caisse du tympan d'une corde à boyau de très-petit calibre.

Ce fut, comme l'on sait, un homme étranger à la médecine, un maître de poste de Versailles nommé Guyot. qui inventa le cathétérisme des trompes d'Eustache. — Il avait lu, dans des livres de médecine, que l'obstruction des trompes d'Eustache pouvait produire la surdité, et il espéra guérir celle dont il était atteint en débouchant les conduits gutturaux. — Le succès justifia ses raisonnements et ses tentatives; et le maître de poste annonça, en 1724, à l'académie de médecine, la découverte qu'il venait de faire. — Une commission fut nommée pour vérifier les assertions du novateur que l'on combla d'éloges... et dont la découverte resta dans un oubli presque complet, jusqu'au commencement de notre siècle.

Guyot introduisait sa sonde par la bouche; mais Cléland ayant démontré, dès 1741, la supériorité du cathétérisme pratiqué par les fosses nasales, il n'y eut plus que quelques chirurgiens, Heuermann et Plenck entre autres, qui persistèrent à suivre la voie indiquée par l'inventeur. Aujourd'hui, la question est résolue; et le procédé opératoire de Cléland a complétement prévalu.

La forme du cathéter a, de son côté, subi des modifications nombreuses. L'inventeur se servait d'une sonde d'argent creuse et presque droite. J. L. Petit conserva l'instrument; mais il le fit recourber à son extrémité, pour en faciliter l'introduction. Saissy lui donna la forme d'un *S* italique, qu'Itard ne tarda pas à modifier; et, depuis longtemps, on ne se sert plus que de la sonde à courbure simple.

Quant à la matière dont l'instrument doit être composé, les otologistes ne sont pas tombés d'accord. Tandis que MM. Kramer et Menière ont conservé les sondes d'argent, le docteur Deleau et plusieurs autres chirurgiens se sont prononcés en faveur des bougies creuses en gomme élastique, soutenues par un mandrin de métal.

Placée sur le terrain où l'ont portée les dissidents, la question relative au choix du cathéter nous paraît insoluble. Les partisans des bougies en gomme élastique ont proclamé l'innocuité et la facilité d'introduction de leur instrument, pour le préconiser. MM. Menière et Kramer, de leur côté, ont invoqué les mêmes motifs en faveur de la sonde d'argent : et tous en ont appelé aux faits de leur pratique particulière. Un côté de la question a été omis dans le débat, bien qu'il nous semble concluant, du moins pour les praticiens : c'est celui de l'analogie. Si le cathétérisme des trompes d'Eustache est une opération que l'on pratique rarement, celui de l'urètre, au contraire, est exécuté chaque jour par tous les praticiens. Or, personne ne préfère la sonde rigide d'argent à la bougie douce et flexible de gomme élastique, lorsqu'il s'agit d'explorer le canal urinaire. Et, quand, au lieu d'être à l'état normal, ce conduit est le siége de quelque lésion, c'est encore, et surtout alors, aux bougies qui s'insinuent, en cédant à l'action constrictive des tissus, que l'on a recours. — Quel motif pourrait s'opposer à la même pratique, quand il s'agit du cathétérisme des trompes d'Eustache ? Il est vrai que cette opération est d'une exécution plus facile avec le cathéter d'argent, et nous n'hésiterions pas à lui accorder aussi la préférence, si c'était plutôt en vue des facilités du chirurgien que de l'utilité du malade que l'on dût choisir les procédés opératoires.

Le conduit guttural de l'oreille forme, dans son ensemble, un canal long de quatre centimètres environ chez l'adulte. — Ouvert dans l'arrière-gorge, par son extrémité libre ou interne, il se termine, par l'autre, dans la caisse du tambour. Il est dirigé de bas en haut, un peu d'avant en arrière, formant deux parties distinctes, l'une membraneuse, et l'autre osseuse. Une membrane muqueuse, qui va toujours en s'amincissant, tapisse toutes les cavités de l'oreille moyenne, depuis son orifice guttural jusque dans les cellules mastoïdiennes. L'ouverture libre de la trompe d'Eustache, située derrière les piliers du voile du palais, et dans la direction du plancher des fosses nasales, finit en un évasement connu sous le nom de pavillon. Deux cartilages, qui se continuent jusqu'à la portion osseuse, en forment la partie solide.

Il n'est plus aujourd'hui de chirurgien qui sonde les trompes d'Eustache par la bouche. Tous introduisent le cathéter dans les fosses nasales, et le font glisser sur le plancher de celles-ci, quand cette voie est libre, ou dans la concavité du cornet inférieur, ainsi que le recommande le docteur Kuhn (1), quand la voie d'élection est oblitérée.

L'instrument que nous employons, pour le cathétérisme des trompes d'Eustache, est une bougie en gomme élastique creuse et ouverte aux deux bouts, longue de 15 à 16 centimètres et de 10 à 12 millimètres de circonférence. La petite extrémité de l'instrument est percée d'une ouverture ronde exécutée avec le plus grand soin; un évasement propre à recevoir le bec du soufflet, termine l'autre, et remplace ainsi l'entonnoir métallique du docteur Deleau. Un petit mandrin d'argent très-flexible, ayant une pointe arrondie en avant, et un anneau en arrière, est destiné à fournir à la bougie le degré de résistance convenable et à maintenir la courbure nécessaire à l'opération. Ce mandrin doit être un peu moins long que le cathéter, pour prévenir toute lésion des parties molles qui pourrait résulter de la saillie de la pointe en dehors de sa gaîne.

Pour pratiquer le cathétérisme des trompes d'Eustache, le malade est assis en face du chirurgien, et sur un siége de même hauteur, si c'est un enfant; sur une chaise plus basse, si c'est un adulte. On lui recom-

(1) Rust magazin, B. D. 38.

mande de tenir la tête un peu élevée. Prenant alors, de la main droite, et comme une plume à écrire, la bougie préalablement enduite d'une solution de gomme, l'opérateur allonge l'index et le médius jusqu'à huit ou neuf centimètres de sa pointe; les quatre derniers doigts de la main gauche sont placés sur le front du malade, et le pouce, dirigé en bas, relève doucement la pointe du nez. Ce temps opéré, le chirurgien présente à l'ouverture libre des fosses nasales l'extrémité de sa bougie, dont la concavité regarde en bas, et la fait glisser rapidement sur toute l'étendue du plancher. Le défaut subit de résistance avertit quand l'instrument est arrivé dans la cavité buccale, et le malade n'éprouve qu'une sensation légère, quand ce premier temps est bien conduit. L'opérateur qui a dû retirer un peu les doigts en arrière, à la fin de cette manœuvre, relève alors la pointe du cathéter et la porte en haut et en dehors, en lui imprimant un léger mouvement de rotation, pour l'éloigner des piliers du voile du palais. Si ce second temps a été convenablement exécuté, on sent, avec la pointe du cathéter, dirigée en dehors et un peu en haut, le bourrelet muqueux qui revêt le pavillon. Il suffit alors de porter la main en dedans et dans le sens horizontal, pour faire avancer la bougie; et l'on reconnaît qu'elle est engagée, lorsqu'en imprimant au mandrin de légers mouvements, elle reste immobile. Pour faciliter la marche de l'instrument, on retire un peu la tige métallique, d'une main, en même temps que l'on maintient en place le pavillon, de l'autre.

Le cathétérisme, pratiqué comme nous venons de le dire, suffit pour constater l'état de la portion membraneuse de la trompe d'Eustache. Il faut y ajouter l'injection de douches gazeuses ou l'introduction d'une corde à boyau, pour reconnaître celui de la portion osseuse du conduit et de la cavité du tympan. Rien n'est plus simple que d'injecter une douche d'air dans l'oreille moyenne. Il suffit de maintenir, avec le pouce et l'index de la main gauche, le cathéter engagé dans le conduit guttural, et de presser, avec la droite, sur un soufflet de caoutchouc rempli d'air, et dont le bout a été préalablement engagé dans le pavillon du cathéter. Le gaz comprimé passe dans la bougie, et, de celle-ci, dans la caisse, en faisant entendre un bruit sec, lorsque ces cavités sont libres et saines. Le soufflet dont on se sert, pour ces injections, a un volume qui varie de la grosseur du poing à celle d'une petite tête d'enfant; il est terminé, à son embouchure, par un bec métallique destiné à s'engager dans le pavillon de la sonde.

Lorsqu'au lieu de pénétrer jusque dans la caisse, la douche d'air reflue dans la gorge, voici le procédé d'exploration que M. Kramer conseille (1), et que nous avons nous-même employé avec avantage : dans quelques cas: « on introduit une corde à boyau dans la bougie (préalablement engagée dans le conduit guttural), et l'on tâche de la glisser jusqu'à la membrane du tympan. Cette opération réussit le mieux 1° quand on prend le cathéter le plus fin possible; alors la corde ne peut pas prendre dans la courbure une direction qui la dévie de son axe lors de sa sortie de la sonde, sinon elle glisserait de la cavité de la trompe d'Eustache dans le pharynx du malade, et y exciterait des efforts gênants de toux et de déglutition ; 2° quand on dirige fortement le

(1) Voy. KRAMER, ouvrage cité, p. 95.

bec de la sonde en haut de manière qu'il s'accroche bien à l'angle supérieur de la trompe d'Eustache, qu'on ramollit un peu le bout de la corde en le mâchant, et qu'on la glisse surtout avec prudence dans la trompe, pour bien reconnaître chaque obstacle qu'elle peut rencontrer.

« Lorsque la corde a parcouru la trompe d'Eustache dans l'étendue de quatorze lignes, c'est-à-dire dans toute sa longueur, en y laissant une légère sensation de gerçure, le malade commence à sentir clairement qu'elle s'approche du centre de l'oreille, tandis que jusqu'alors il n'avait pas pu indiquer l'endroit où le bout de la corde se trouvait. Si alors on la glisse encore plus loin, elle s'avance entre le manche du marteau et l'enclume jusqu'à la membrane du tympan, et la sensation devient toujours plus vive jusqu'au moment où elle touche la membrane du tympan en produisant une douleur piquante. Le sentiment que le malade éprouve alors est si trompeur qu'il croit que la corde veut sortir par le conduit auditif et qu'il peut l'y saisir. »

Le cathétérisme des trompes d'Eustache, et l'injection gazeuse qui le complète, ne sont pas toujours d'une exécution facile et ne fournissent pas constamment les résultats que nous avons indiqués.

Certains malades, et ce sont ordinairement les enfants, sont d'une indocilité que raisonnements, prières et menaces ne peuvent vaincre. Un seul argument réussit quelquefois, c'est l'exemple. On simule, en leur présence, sur les personnes qui les accompagnent, les procédés explorateurs de l'oreille, ou mieux encore, on pratique sur un enfant de leur âge les manœuvres auxquelles on veut les soumettre eux-mêmes. D'autres personnes douées d'une irritabilité particulière, ne peuvent supporter l'introduction d'un corps étranger dans les narines. Nous n'avons pu, dans quelques cas, compléter un examen nécessaire qu'en portant fortement l'attention du malade sur un sujet étranger.

Les lésions organiques susceptibles d'apporter obstacle au cathétérisme des trompes d'Eustache sont de plusieurs sortes, et peuvent siéger sur tous les points, depuis l'ouverture libre des fosses nasales jusqu'à la portion osseuse du conduit. Elles tiennent, soit à l'altération des parties molles, comme les polypes, le gonflement et l'ulcération de la membrane pituitaire, soit à celle des parties dures, comme la déviation naturelle ou accidentelle de la cloison, une exostose, etc. Dans ces divers cas, il ne reste qu'un parti, et l'on doit le prendre sans balancer : c'est de sonder la trompe d'Eustache droite par la narine gauche, et *vice versà*, selon le côté où existe l'obstacle.

La position du malade et celle de l'opérateur sont les mêmes, pour le cathétérisme de droite à gauche que pour le cathétérisme direct ; la bougie que l'on emploie est aussi celle que nous avons décrite. Mais elle doit présenter une courbure de cinq à six centimètres, qui forme, avec la tige, un angle presque droit. Le premier temps de l'opération doit être exécuté comme le cathétérisme direct ; mais, au lieu de porter la pointe de l'instrument du côté où celui-ci a été introduit, le chirurgien la dirige de l'autre, en relevant un peu la main. Ce second temps doit être rapidement exécuté, pour prévenir les nausées qui résulteraient du titillement de la luette et du voile du palais ; en continuant ce mouvement de rotation et d'abduction, l'opérateur parvient à donner à la pointe recourbée de sa bougie une direction tout à fait horizontale, et il n'a plus qu'à porter la main un peu en dehors, pour trouver l'orifice qu'il recherche. Le reste de la manœuvre est exécuté comme dans les cas ordinaires.

Cette opération qui, au premier abord, paraît être très-compliquée, est, en réalité, d'une exécution assez facile. Nous l'avons pratiquée plusieurs fois, en présence de quelques confrères, sur une jeune malade qui portait une perforation de la cloison gauche du tympan. Le cathéter était introduit par la narine droite, et les douches d'air que nous poussions dans la bougie, venaient sortir, avec grand bruit, de l'autre côté, à travers la cloison déchirée.

Quand, au lieu d'être libre, l'orifice des trompes d'Eustache est oblitéré, le bec du cathéter s'engage dans les lacunes de la membrane muqueuse pharyngée, ou, heurtant les parois solides de l'œsophage, il semble repoussé au dehors. Si, dans ce cas, on injecte une douche d'air, elle reflue aussitôt dans la gorge, en faisant entendre le bruit particulier connu sous le nom du *bruit de trompe*. Celui-ci est moins fort, lorsque l'obstacle est situé à quelque profondeur, et quand la sonde a pu s'engager un peu dans le canal. Il est plus faible encore, lorsque l'oblitération est incomplète, et qu'une partie de l'air injecté peut pénétrer jusque dans la caisse. On entend alors deux bruits que l'on peut distinguer l'un de l'autre, avec de l'habitude et de l'attention : le premier est le bruit de trompe, dont nous venons de parler, et le second est désigné sous le nom de *gargouillement*. Celui-ci existe dans toutes les affections catarrhales et est dû à la présence, dans la caisse, de mucosités que l'air agite et fait bouillonner.

On conseille encore, pour l'exploration de l'oreille moyenne, un procédé beaucoup plus simple que ceux que nous venons de décrire; il consiste à recommander au malade une forte expiration, la bouche et le nez étant fermés. Si les trompes d'Eustache sont libres, l'air, comprimé de toutes parts, entre dans la seule voie qui lui soit ouverte, le conduit guttural, le parcourt dans toute sa longueur, et arrive dans la caisse du tambour. Le malade perçoit alors un bruit sec, qui est dû au choc de la colonne d'air qui vient frapper la membrane du tympan, et la soulève ; aucun phénomène semblable n'est produit, quand les conduits sont obstrués.

Le moyen que nous venons d'indiquer, et que M. Menière (1) regarde « comme le premier et peut-être le plus important des procédés d'exploration de l'oreille moyenne » ne nous semble pas mériter la confiance que lui accorde cet auteur. En effet, il ne peut être appliqué ni aux enfants qui sont hors d'état de rendre compte de l'effet qu'ils éprouvent, ni aux adultes d'une intelligence médiocre. Dans les cas si communs de rétrécissement des trompes d'Eustache, où l'on a beaucoup de peine à constater (même en s'aidant des moyens que nous avons décrits), l'état réel des parties, l'expiration forcée ne peut rien apprendre. Nous ne pouvons donc, pour notre part, accorder une grande confiance à ce mode d'exploration, et presque toujours, nous trouvons qu'il est utile de contrôler, par le cathétérisme et l'insufflation, les résultats qu'il fournit.

(1) Voy. Gazette médicale, 7 septembre 1841.

Lorsque la lésion fonctionnelle ne peut être rapportée à aucune des altérations organiques que nous venons de passer en revue, il faut rechercher ailleurs les éléments du diagnostic. L'exploration attentive des parties voisines de l'oreille, l'étude des idiosyncrasics, celle du commémoratif, finissent ordinairement par mettre sur la voie. Nous avons été consulté, il y a quelques années, par un jeune étudiant qui se plaignait d'une surdité ancienne pour laquelle on l'avait inutilement traité, à plusieurs reprises. Le pavillon, le conduit auditif externe, la membrane du tympan et la trompe d'Eustache étaient dans un état parfait d'intégrité; mais il existait, derrière l'oreille, une petite cicatrice adhérente à l'os. Le malade avait eu, en cet endroit, longtemps auparavant, une suppuration qui avait probablement entraîné la fonte d'une partie du rocher et produit une surdité incurable. Tel était encore le cas du malade cité par Bertrand, et qui portait au-dessus de l'oreille la cicatrice d'une ancienne fistule, par laquelle étaient sortis de nombreux fragments du rocher et les osselets de l'ouïe.

D'autres lésions organiques, tout à fait inappréciables, dans l'état actuel de la science, peuvent encore produire la surdité. Telles sont la rupture et l'épaississement du tympan secondaire, certains états morbides encore non décrits du nerf acoustique, l'altération de la lymphe de Cotugno, l'absence de ce liquide constatée par plusieurs auteurs et notamment par le docteur Scipion Pinel, etc.

Les considérations qui précèdent n'ont d'autre but que d'indiquer, d'une manière générale, les moyens de diagnostic communs aux affections de l'organe auditif en général. — C'est dans l'étude particulière de chaque maladie, que l'on trouvera les procédés spéciaux d'investigation qui lui sont propres.

CHAPITRE III.

De la marche et de la durée des maladies de l'oreille.

La marche de la plupart des maladies de l'oreille est lente ; la durée indéterminée. Dans neuf cas, sur dix, la surdité arrive d'une manière insensible, et souvent le malade ne s'aperçoit de son infirmité que quand on l'en avertit. C'est surtout chez les enfants, généralement inattentifs, et chez les personnes qui conservent une bonne oreille que l'on remarque ce fait. Et il arrive quelquefois, alors, que la triste découverte qu'ils viennent de faire, porte le découragement chez les malades.

Il est rare, quand les deux oreilles sont atteintes à la fois, que la maladie marche également de chaque côté. Le plus ordinairement, on remarque une notable différence sous ce rapport. Nous avons cherché à établir des statistiques, pour savoir quel organe la cophose affectait de préférence : nous n'avons, jusqu'ici, rien trouvé de bien positif à cet égard, si ce n'est que l'oreille gauche est, peut être, plus souvent prise que la droite, et que la marche de la surdité y paraît être plus rapide.

Les maladies qui nous occupent, affectent plus particulièrement la marche continue. On n'observe guère de véritable intermittence que dans certaines névroses. Mais, le type rémittent est assez commun : et la marche continue, avec exacerbations, forme le caractère distinctif de plusieurs affections importantes, du catarrhe et de l'otorrhée, entre autres. On retrouve encore des exacerbations dans quelques névroses ; et, dans ces espèces, comme dans les précédentes, l'aggravation a ordinairement lieu sous l'influence des mêmes causes qui ont déterminé l'invasion.

Il est bien rare que les phénomènes physiologiques de croissance et de grossesse entravent la marche de la surdité. L'apparition de la puberté, qui imprime à l'organisme entier des modifications si profondes, reste elle-même, pour l'ordinaire, sans action sur la marche des cophoses. Itard, dans sa longue et laborieuse pratique, n'a vu qu'une fois l'évolution sexuelle guérir la surdité. Nous avons bien vu, de notre côté, l'action curative des remèdes favorisée par la menstruation: mais jamais nous n'avons rencontré de guérison qui dût être attribuée exclusivement à cette cause.

Nous n'avons pas, non plus, remarqué que la marche des maladies de l'oreille fût enrayée ni même ralentie, dans la plupart des cas, par le fait de l'invasion d'autres maladies. Les affections qui ont leur siége dans le système nerveux font cependant, jusqu'à un certain point, exception à cet égard. Quelquefois, l'apparition d'une névralgie de la face, du cou ou des parois thoraciques fait disparaître l'otalgie la plus douloureuse. Nous avons traité une dame qui était débarrassée, presque instantanément, d'une douleur et de bruits intenses dans l'oreille gauche, chaque fois qu'une rhumatalgie, dont elle souffrait depuis longtemps, venait se fixer sur l'articulation scapulo-humérale. Nous avons donné nos soins à un autre malade atteint de surdité nerveuse, et qui recouvra l'ouïe, en devenant amaurotique. Les cas analogues ne sont pas, du reste, très-rares dans la science, où ils forment la substitution pathologique : mais on ne peut guère compter sur ce résultat dans les affections de l'organe auditif, et il est bien plus ordinaire de voir la névrose de l'oreille et celle d'une autre partie marcher et s'aggraver ensemble.

CHAPITRE IV.

De la terminaison et du pronostic des maladies de l'oreille.

La mort n'est que bien rarement la suite des maladies bornées à l'oreille : mais cette terminaison a trop souvent lieu, par suite de la propagation du désordre local aux méninges et au cerveau. C'est surtout dans les cas de carie et de nécrose du rocher que l'on a observé ce résultat. La paralysie plus ou moins complète est encore un fâcheux effet produit par la même cause. Nous avons en ce moment, sous les yeux, un adulte doué d'une vigueur peu commune et qui est devenu hémiplégique, par suite d'une carie du rocher, après avoir échappé à une mort imminente.

Mais les terribles résultats que nous venons d'indiquer ne sont heureusement qu'une exception, et même une exception rare, eu égard à la fréquence des maladies de l'organe auditif. L'aggravation lente et continue des lésions organique et fonctionnelle, se terminant par la cophose, est l'issue la plus ordinaire de ces affections abandonnées à elles-mêmes. Rien n'est plus rare que l'arrêt spontané des accidents ; et, quelle que soit l'intensité de la cophose, on peut presque toujours, au moyen de l'acoumètre, s'assurer que l'ouïe continue à faiblir, jusqu'à l'abolition complète du sens auditif.

D'après ce qui précède, le pronostic des maladies de l'oreille est rarement très-fâcheux. Mais aussi, l'intégrité du sens auditif est souvent menacée par elles. La circonstance qui influe davantage sur le pronostic, c'est l'époque où le malade a réclamé les soins de la médecine. Prises à temps, la plupart des affections d'oreilles sont susceptibles, sinon de guérison complète, au moins d'amélioration notable. Abandonnées à elles-mêmes, au contraire, la plupart se terminent, comme nous l'avons dit, par la perte complète de l'ouïe. Les conditions d'âge, de tempérament et autres, particulières à chaque malade, font varier le pronostic des affections de l'oreille, comme celui des autres maladies. L'enfance et la jeunesse, qui sont les époques de la vie où les ressources thérapeutiques sont le plus efficaces, conservent leur prérogative dans la classe particulière des lésions qui nous occupe. Les maladies d'oreilles, chez les enfants, sont, en général, plus curables que chez les adultes et surtout que chez les vieillards.

Le tempérament et les diverses idiosyncrasies exercent également une influence notable, non-seulement sur le caractère et sur la nature des maladies de l'oreille, mais encore sur leur curabilité. On doit donc en tenir grand compte dans le pronostic. On rencontre des sourds chez lesquels les remèdes semblent, en quelque sorte, glisser et sur qui l'action thérapeutique est à peu près nulle. Ces malades sont surtout les sujets lymphatiques et scrofuleux, dont les moindres affections donnent toujours lieu à un pronostic grave.

Quant au siège de la maladie, la surdité est d'autant

plus curable que la lésion affecte les parties plus superficielles et plus accessibles à l'action directe des remèdes. Ainsi, toutes choses égales d'ailleurs, les maladies de l'oreille externe sont plus curables que celles de l'oreille moyenne, et celles-ci, à leur tour, offrent plus de chances de guérison que les lésions du nerf acoustique. De plus, parmi les premières, le pronostic est moins favorable, quand la lésion siége sur la membrane du tympan ou au fond du conduit; et, quand l'orifice du conduit guttural est seul atteint, dans les secondes, le pronostic est moins fâcheux que quand la maladie s'étend jusque dans la caisse du tambour. Les enfants sont encore privilégiés sous ce rapport, puisque les maladies de l'oreille externe sont l'apanage presque exclusif de leur âge.

Il ne saurait être indifférent, quand on porte un pronostic sur les maladies de l'oreille, de savoir si le patient a subi des traitements antérieurs. Si ceux-ci ont été nombreux, ils indiquent l'ancienneté de la maladie et rendent, par conséquent, les chances de guérison moins favorables. Si, d'un autre côté, des tentatives de traitement habilement conduites sont demeurées sans résultat, il y a peu d'espérance à fonder sur un traitement ultérieur. Et les chances sont plus fâcheuses encore, quand les tentatives ont été dirigées par des mains malhabiles ou imprudentes.

Le docteur Kramer déclare (1) que « le degré de la surdité n'est pas une circonstance qui puisse servir au pronostic. » Nous ne pouvons partager cet avis, qui est en opposition directe avec toutes les données de la science,

(1) Ouvrage cité, p. 47.

et qui se trouve, d'ailleurs, contredit chaque jour par les faits les plus manifestes de la pratique. Ce qui est vrai, dans les maladies de l'oreille comme dans celles des autres parties, c'est que les altérations fonctionnelles répondent assez exactement en général aux altérations organiques; et quand la cophose survient, d'une manière brusque et rapide, elle est toujours le résultat d'une maladie grave de l'organe auditif. Nous pensons donc que le degré d'affaiblissement de l'ouïe doit entrer dans l'appréciation pronostique des maladies de l'oreille, et que celles-ci sont, en général, d'autant moins curables que la cophose est plus complète.

Les influences extérieures telles que l'habitation, le climat, etc., exercent une action puissante sur la marche de la maladie et en font singulièrement varier le pronostic. Les climats froids et humides et les saisons d'hiver sont contraires au traitement de la plupart des maladies d'oreilles. Par la raison contraire, les climats chauds et secs et la saison d'été favorisent l'action des remèdes. On ne pourrait citer que quelques névroses, très-rares d'ailleurs, qui fassent exception à cette règle. Tout le monde sait que le ciel de Naples est, en Europe, le séjour le plus avantageux à la guérison des cophoses, tandis que ces affections sont presque constamment incurables dans d'autres localités, dans quelques vallées de la Suisse, par exemple.

Les constitutions médicales et épidémiques qui exercent une influence si considérable sur l'invasion, la marche, etc., des maladies, doivent être sérieusement appréciées dans le pronostic des cophoses. Les otorrhées, les catarrhes et les autres maladies de l'oreille qui naissent au milieu des constitutions catarrhales ou des épidémies varioleuses, morbilleuses, etc., sont plus réfractaires aux remèdes que les mêmes affections sporadiques. Et, dans ce cas encore, nous voyons que les maladies de l'oreille ne s'éloignent pas sensiblement des affections des autres organes, du moins dans leurs caractères les plus généraux.

CHAPITRE V.

De l'étiologie des maladies de l'oreille.

S'il est important d'étudier les symptômes, la marche et les autres phénomènes qui caractérisent les maladies, il ne l'est pas moins de remonter aux causes pathogéniques, et de déterminer exactement le rôle qu'elles ont joué dans la production morbide. C'est surtout en vue du traitement que cette connaissance est nécessaire, puisque tous les praticiens reconnaissent la justesse de l'axiome : « *Sublatâ causâ, tollitur effectus.* »

Les étiologistes classent ordinairement les causes des maladies en *prochaines* et en *éloignées*. Nous pourrions, comme eux, adopter cette division pour les maladies de l'oreille; mais il nous semble plus facile et plus rationnel à la fois, de les considérer, selon qu'elles sont *inhérentes* ou *extérieures* au sujet.

Parmi les causes *inhérentes* au sujet lui-même, nous citerons, en première ligne, l'*hérédité*. On voit tous les membres de certaines familles devenir sourds. Chez les uns, la cophose ne survient qu'à quarante ou cinquante ans ; chez les autres, elle commence dès les premiers temps de la vie; et, lorsqu'à cette époque, elle acquiert quelque intensité, elle engendre inévitablement le mutisme. De nombreuses familles comptent le tiers, la moitié ou même les deux tiers de leurs enfants atteints de cette terrible infirmité; et, aux environs de Saint-Malo, sur neuf enfants d'un même lit, huit étaient sourds-muets (1); l'un d'eux existe encore. La prédisposition héréditaire va même si loin, dans certains cas, que l'on voit la surdité commencer du même côté chez tous les membres de la même famille. Dans quelques-unes, ce sont les garçons qui deviennent sourds, tandis que les filles conservent l'ouïe. Chez d'autres, c'est le contraire qui arrive. Un médecin allemand, M. Eshcke (2), a cru remarquer que la transmission de l'infirmité allait du père aux garçons, et de la mère aux filles. Des faits nombreux de notre pratique nous autorisent à être d'une opinion contraire; et, en cela, nous nous trouvons d'accord avec la théorie si bien établie des croisements physiologiques et morbides.

L'âge exerce une influence puissante sur la production et la nature de la surdité. Celle-ci survient, presque inévitablement, chez les vieillards, où elle présente un caractère tout particulier de ténacité. L'enfance, comme nous l'avons dit, est l'époque privilégiée des maladies de l'oreille externe. Les écoulements et les éruptions de diverses natures s'y montrent fort souvent, et passent, avec la plus grande facilité, d'un organe à l'autre. L'adolescence, de son côté, est

(1) Nous tenons ce renseignement de l'obligeance du savant et modeste instituteur des sourds-muets de Lamballe, M. l'abbé Garnier. Cet exemple est le plus extraordinaire de ceux qui ont été consignés jusqu'aujourd'hui.

(2) De auditus vitus. Berol, 1819, p. 8.

plus particulièrement menacée par les inflammations, les névralgies et les catarrhes, tandis que la vieillesse est l'âge presque exclusivement affecté à la dilatation anormale du conduit auditif, ainsi qu'aux névroses chroniques et aux dégénérescences.

Certains tempéraments et quelques idiosyncrasies prédisposent aux maladies d'oreilles, d'une manière tellement évidente, qu'aucun otologiste n'a omis de les mentionner. Les enfants d'un tempérament lymphatique très-prononcé, et, plus encore, ceux qui vivent sous l'influence d'une cachexie scrofuleuse, sont rarement épargnés par les écoulements d'oreilles et les catarrhes de la caisse du tympan. Les constitutions nerveuses et irritables, d'un autre côté, sont plutôt atteintes des névralgies et des troubles fonctionnels de l'audition, tandis que les inflammations franches n'attaquent guère que les sujets sanguins.

Certaines défectuosités innées ou acquises, dans la structure de l'oreille, rendent cet organe plus accessible à quelques maladies déterminées. La dépression du thragus, et l'aplatissement du conduit auditif qui en est la suite, prédisposent cette partie aux engouements cérumineux. Les personnes qui portent habituellement des coiffures serrées, comme les sœurs de charité; celles qui font un fréquent usage de bonnets de coton très-enfoncés sur la tête, comme un grand nombre de paysans du nord-ouest de la France, sont surtout exposés à cette espèce particulière d'engouement. On trouve aussi certaines personnes chez lesquelles tous les conduits muqueux ont une disposition des plus fâcheuses aux rétrécissements et aux oblitérations. Nous avons traité plusieurs malades affectés, en même temps, de rétrécissement des conduits muqueux des appareils urinaire et auditif. Chez d'autres, le rétrécissement de ce dernier conduit coïncidait avec celui des voies lacrymales.

Plusieurs états morbides exercent une action puissante incontestable, sur le développement des maladies d'oreilles. Les dartres et les autres affections cutanées, de nature contagieuse, dans les cas même où elles siégent dans des régions éloignées de l'organe auditif, sont souvent suivies de l'invasion de la cophose. Lorsque, surtout, elles sont accompagnées d'une cachexie scrofuleuse, elles causent des maladies d'oreilles, de la nature la plus grave.

Certains auteurs, Tiedmann et Bremser entre autres, ont accordé une grande importance étiologique à l'existence de certains états morbides siégeant dans des organes plus ou moins éloignés de celui de l'audition. Le premier de ces praticiens (1) affirme que les douleurs hépatiques, les coliques, les fièvres intermittentes, l'état de grossesse, etc., déterminent sympathiquement des cophoses, dont il décrit la marche et les symptômes. Le second (2) attribue la même maladie à la présence de vers dans les voies digestives. Mais les affirmations de ces deux savants ne nous semblent pas suffisamment justifiées, pour les admettre sans un examen ultérieur.

Au nombre des causes prédisposantes et efficientes de la cophose inhérentes au malade, nous devons tenir compte des affections tristes. Elles donnent lieu, en général, aux surdités nerveuses les plus complètes

(1) Voy. TIEDMANN, Zietschr. für die phys, tom. I, p. 272.
(2) Voy. BREMSER, Lebende Würmer im Leb. mensch, p. 128.

et les plus incurables. Leur action est quelquefois rapide comme la pensée, et l'on a vu des cophoses complètes, survenir tout à coup, sous l'influence d'un chagrin profond. Le plus ordinairement, cependant, l'invasion de la maladie est graduelle, ou même presque insensible.

Parmi les influences qui agissent en dehors des malades, et qui peuvent produire la surdité, nous devons mentionner d'abord le climat. Rien, comme on le sait, n'est plus contraire à l'intégrité de l'organe auditif que les brusques changements de température. Aussi les climats extrêmes renferment-ils le plus grand nombre de sourds. Après ceux-ci, viennent les pays à température froide et humide, ceux à température simplement humide et enfin les climats doux et tempérés. Dans ces derniers, les cophoses sont non-seulement plus rares, mais encore beaucoup plus curables que dans les précédents.

Indépendamment de l'influence des climats *sidéraux*, nous ne pouvons omettre celle qu'exercent les climats *réels* dans la production des maladies de l'oreille. Ce que nous avons dit des précédents s'applique, en tout point, et avec plus de précision encore, à ceux-ci.

La disposition et la nature du sol, le voisinage ou l'éloignement des montagnes, leur direction, leur élévation, la qualité des eaux et une foule d'autres circonstances géologiques et météorologiques impriment, comme on sait, aux caractères du climat et aux prédispositions morbides qui en sont la conséquence, des modifications considérables. Il nous suffira pour l'objet qui nous occupe, d'en citer un exemple : En Suisse, le nombre des sourds-muets est à celui de la population, comme

1 : 275 (1), tandis qu'à côté, et sous la même latitude, en Italie, la proportion n'est que de 1 : 1,800. Or, ce résultat tient évidemment, au moins en grande partie, à la différence des climats. Nous répéterons, à propos des saisons qui forment, en quelque sorte, des climats temporaires, les mêmes observations qui ont été faites, à propos des climats fixes. Partout où elles sont irrégulières et quand le froid humide prédomine, les maladies d'oreilles sont nombreuses et opiniâtres. Elles sont, au contraire, aussi rares et aussi bénignes que possible, dans les conditions opposées. En hiver, les otorrhées, les catarrhes et les otites règnent principalement, tandis que les névroses sont plus fréquentes en été et dans les temps secs.

L'habitation, sans avoir autant d'influence que les climats et les saisons dans la production des cophoses, exerce néanmoins une action réelle et dont on doit tenir compte. L'habitation dans les appartements bas, humides et mal aérés, prédispose surtout au développement des maladies propres aux saisons et aux climats froids.

Certaines professions, telles que celles des tanneurs, des lavandières, etc., agissent encore de la même manière, en forçant les individus à séjourner longtemps dans les lieux froids et humides. Les professions où l'on est exposé aux détonations, aux bruits stridents et au cliquetis continuel des machines, prédisposent également à la surdité. On sait que la plupart des canonniers deviennent sourds; et leur infirmité tient autant, peut-être, aux ruptures fréquentes de la membrane du

(1) Statistique des sourds-muets, par le docteur JOHN.

tympan, qu'à l'ébranlement nerveux produit par les explosions de l'artillerie. Les meuniers, les ouvriers employés aux métiers mus par la vapeur et au service des machines bruyantes, sont aussi, très-souvent, atteints de surdité nerveuse.

Nous devons enfin, parmi les causes de cophoses extérieures aux malades, mentionner les constitutions atmosphériques et les épidémies. Les constitutions catarrhale et inflammatoire, donnent lieu au développement d'affections de même nature dans l'organe auditif. Les épidémies de grippe de 1836-1837 ont été suivies de surdités catarrhales aussi nombreuses qu'opiniâtres ; et les épidémies de rougeole et de scarlatine, laissent après elles des cophoses de même caractère et en aussi grand nombre. Tous les grands praticiens, du reste, depuis Hippocrate (1) jusqu'à Huxham (2), Stoll (3), Pringle (4), Vaillant (5), etc., ont constaté la fréquence des maux d'oreilles dans les constitutions et les épidémies catarrhales et morbilleuses. Le docteur Fuster, enfin, dans son savant traité des maladies du climat de la France, signale les mêmes affections de l'organe auditif apparaissant sous l'influence des mêmes causes.

Quelque longue que soit l'énumération étiologique que nous venons de faire, nous pourrions y ajouter beaucoup encore, en suivant les auteurs. Nous indiquons, d'ailleurs, en décrivant chaque maladie, les

(1) Hippocrate, De Aëre, locis et aquis. Édit. de Foës, 53, 45, 16.
(2) Huxham, De Aëre et morb. epid.
(3) Stoll, Ratio medendi.
(4) Pringle, Maladies des armées.
(5) Vaillant. Tableau des épidémies catarrhales.

causes qui lui donnent plus particulièrement naissance. Nous nous bornerons à ajouter ici une seule observation qui sera la dernière ; c'est que, bien rarement, jamais peut-être, une maladie d'oreilles, de quelque gravité, ne naît sous l'influence d'une seule cause. Il faut, à peu près constamment, qu'à l'action d'une ou de plusieurs influences extérieures, se joigne une prédisposition morbide, et l'appréciation exacte de ces faits doit précéder nécessairement l'application rationnelle des remèdes.

CHAPITRE VI.

Du traitement des maladies de l'oreille.

Les investigations relatives au diagnostic, à la marche, à l'étiologie, etc., ne peuvent avoir qu'un objet en médecine, celui de conduire à une thérapeutique rationnelle. Or, aussi longtemps que l'on a ignoré la nature, le siége précis et les symptômes des diverses maladies de l'oreille ; aussi longtemps surtout que l'on n'a possédé qu'une connaissance imparfaite de la structure et des fonctions de chacune des parties qui la composent, la thérapeutique auriculaire est nécessairement demeurée soumise à l'empirisme. On reconnaît, en effet, en lisant les travaux de médecine antérieurs au dernier siècle, que l'on n'étudiait guère dans les maladies de l'organe auditif que le seul symptôme *surdité*, contre lequel on dirigeait tous les efforts du traitement.

Relativement au mode d'action qui leur est particulier, on peut distinguer les médicaments employés au traitement des maladies de l'oreille en trois ordres :

Les uns agissent plus particulièrement sur la masse des humeurs ou sur l'économie tout entière : ils constituent ce que nous nommons la *médication générale.* D'autres ne s'adressent qu'à l'organe auditif lui-même, et leur activité reste concentrée sur les tissus propres de cette partie ; ils forment la *médication locale.* Nous appelons, enfin, *médication mixte*, l'ensemble des moyens qui ne peuvent être considérés ni comme des agents thérapeutiques généraux, ni comme des agents purement locaux ; la cautérisation de la gorge et la vésication de la nuque sont dans ce cas.

1° Les *vomitifs*. — On les administre souvent avec avantage, plutôt pour combattre un état morbide de la gorge ou des premières voies, que pour guérir la lésion locale qui produit la surdité. Ils sont principalement utiles dans les dysécies catarrhales compliquées d'angine, et chez les sujets lymphatiques et mous. Rien ne peut, d'ailleurs, justifier leur emploi dans la surdité nerveuse où on les a conseillés.

2° On peut appliquer aux *purgatifs*, en grande partie du moins, ce que nous venons de dire des vomitifs. Ces médicaments sont, dans plusieurs cas de surdité, surtout chez les sujets lymphatiques, d'excellents auxiliaires ; mais plus rarement encore que ces derniers, peut-être, ils peuvent suffire seuls à la guérison. Hippocrate en avait beaucoup recommandé l'usage, et les médecins anglais ont encore renchéri sur ses prescriptions. Relativement à l'espèce de purgatif, ainsi qu'au mode d'administration qui convient le mieux, c'est à chaque médecin de l'apprécier d'après les règles connues de tous. Nous les prescrivons généralement, à doses faibles et répétées, et nous tirons du règne végétal la plupart de ceux que nous administrons aux enfants. A l'exemple d'Alibert, nous les enveloppons, le plus ordinairement, de miel.

3° On a souvent prescrit les *saignées générales* contre la surdité. Pour faire prompte justice de cette médication, il suffit de se rappeler que l'oreille est un des organes du corps qui contient le moins de vaisseaux sanguins, et que rien n'y est plus rare que les inflammations franches, tandis que les maladies chroniques y prédominent. La saignée ne peut donc guère y être utile que pour remplir une indication générale, et non pour combattre les symptômes locaux.

4° Les *sudorifiques*, qui sont préconisés par plusieurs, dans le traitement de la surdité, ont deux modes d'action bien distincts, et qu'il importe d'apprécier : les uns, qui sont les *sudorifiques* proprement dits, agissent de dedans en dehors, soit en vertu de propriétés particulières, comme l'ammoniaque et ses préparations, soit par le fait de la température élevée et de l'abondance du liquide ingéré. D'autres, comme les bains d'étuve, les bains de vapeurs, portent directement leur action sur l'organe cutané dont ils activent la circulation et les sécrétions. Les médecins du nord ont l'habitude de prescrire les bains russes dans toute espèce de surdité « et pourtant, dit M. Kramer, ils n'ont jamais produit, dans aucune maladie de l'oreille, je ne dis pas une guérison réelle, mais même un léger amendement (1). » Nous avons été plus heureux, dans notre pratique, que le médecin allemand, et nous croyons que l'insuccès des sudorifiques tient surtout au mode

(1) KRAMER, ouvrage cité, p. 57.

irrationnel de prescription qui en a été fait. Dans les cas nombreux de surdité, provoqués par le refroidissement subit du corps, rien n'est plus rationnel, à notre avis, que l'emploi des sudorifiques destinés à rappeler la sécrétion supprimée. Aussi, conseillons-nous, dans ce cas, et quelquefois avec grand succès, soit les boissons chaudes, soit les bains d'étuve, pris avec les précautions convenables. Quant aux bains sulfureux, iodés, etc., tout le monde comprend leur utilité, pour combattre les affections spéciales, contre lesquelles ils sont journellement employés.

Nous pourrions encore, au nombre des agents thérapeutiques généraux, conseillés contre la cophose, inscrire le *magnétisme* et *l'électricité;* mais, outre que ces moyens n'ont été prescrits que contre la surdité nerveuse, il n'entre nullement dans notre objet de réfuter l'empirisme, qui s'attache à la thérapeutique auriculaire. Nous nous bornerons à examiner, à la fin de ce chapitre, la valeur de l'électricité considérée comme moyen d'excitation vitale du nerf acoustique.

B. *Médication locale.* — L'oreille externe et l'oreille moyenne, sont seules accessibles aux agents thérapeutiques directs. Le nerf auditif ne peut être modifié que par les agents généraux, ou par voie de contiguité.

1° Les *injections* et les *fumigations* de diverses natures, sont prescrites, chaque jour, soit pour débarrasser simplement le conduit auditif externe des corps étrangers, soit pour y porter des agents curatifs de diverses sortes. On ne doit pas omettre, chaque fois que l'on pratique les premières, d'essuyer, avec soin, le conduit pour prévenir le refroidissement qui résulte de l'évaporation du liquide injecté. Il convient aussi de bien prendre garde à la température de la vapeur que l'on introduit dans le même canal. Il est fort difficile de l'obtenir à un degré assez bas, pour n'avoir pas à redouter les brûlures.

L'oreille moyenne ne communique avec l'extérieur, dans l'état normal, que par un conduit ouvert dans la gorge ; mais, à l'état morbide, la communication peut avoir lieu par deux autres voies, à savoir : à travers l'apophyse mastoïde, et à travers une rupture de la membrane du tympan. Riolan (1) décrit, de la manière suivante, la première de ces communications. « On voit joignant le tambour, du côté d'en haut, un petit trou fort étroit ; mais qui, s'élargissant peu à peu, forme une cavité fort ample, et toute pleine de petites fosses semblables aux logettes des abeilles. Cette cavité est renfermée dans l'étendue des procès mamillaires. Vésale en fait comparaison avec une mine d'une grande étendue, parce qu'elle est pleine d'une grande quantité d'air. Il arrive, lorsque cet air qui doit toujours être calme et en repos, est agité dans l'oreille par les secousses d'un vent nouveau, que les oreilles sifflent continuellement. » Dans un autre travail (2), le même auteur s'adresse la question suivante : « mais, quel moyen de donner issue à un vent si importun ? certes il n'y en a point, si ce n'est l'application du trépan sur l'apophyse mastoïde. » Plus tard, Duverney parle (3) d'abcès de l'oreille se faisant jour par la région mastoïdienne, et il cite la pratique de Deymier, qui les dilatait avec de

(1) RIOLAN, De l'anthropophagie, liv. IV, chap. VI.
(2) Voy. Manuel anatomique, liv. IV, chap. IV.
(3) Voy. Traité de l'organe de l'ouïe. Paris, 1683, p. 184.

l'éponge préparée. Huermann, de son côté, rapporte l'exemple d'un abcès dont le pus s'écoulait par la gorge, chaque fois que l'ouverture mastoïdienne se trouvait oblitérée, et J.-L. Petit, Morand, Martin, etc., rendent compte de faits analogues.

2° Ces observations répétées devaient naturellement conduire à proposer la *perforation* artificielle des cellules mastoïdiennes. Jasser, en effet, pratiqua bientôt cette opération pour guérir une simple surdité : Fiedlitz et Lœfler imitèrent cet exemple, et ce dernier auteur ajouta à l'incision des injections détersives. Mais, au moment où la perforation mastoïdienne tendait à passer dans la pratique chirurgicale, on apprit, tout à coup, que le docteur Bergier, médecin du roi de Danemarck, venait de succomber à cette opération pratiquée par Callisen et Kœlpin. Cependant, cet échec n'arrêta ni Prost, ni Arnemann, et, de nos jours même, le docteur Dezeimeris (1), la considère comme une ressource précieuse qu'on a tort de ne pas mettre plus souvent à profit.

3° Les abcès de la caisse se vident plus souvent encore à travers la membrane du tympan que par toute autre voie, et l'on ne tarda pas à reconnaître que plusieurs des malades qui avaient éprouvé cet accident, recouvraient un certain degré d'audition. Plemp, le premier, annonça positivement ce fait ; et Riolan publia, peu de temps après, l'observation d'un sourd-muet qui s'était guéri en s'enfonçant un cure-dent dans l'oreille, à travers la cloison. Ces observations étaient bien propres à encourager les chirurgiens, et bientôt, en effet, Callisen

(1) Voy. Journal l'Expérience, p. 497 et 513.

pratiqua la *perforation de la membrane du tympan* sur un condamné.

L'opération ne réussit pas; mais l'impulsion était donnée, et bientôt d'autres praticiens imitèrent le chirurgien danois. Nous ne chercherons pas à énumérer les divers instruments et les procédés opératoires qui ont été, tour à tour, préconisés pour perforer la membrane du tympan. Cette dissertation serait déplacée ici; et, d'ailleurs, nous l'avons faite dans un autre travail, que l'on peut consulter (1). Mais, ce que nous devons étudier, c'est la valeur réelle de cette opération et de la précédente, pratiquées dans le but de guérir la surdité.

On ne doit pas perdre de vue que la perforation des cellules mastoïdiennes, non plus que celle de la membrane du tympan, ne peut servir que dans deux cas. Quand l'ouïe est abolie par la présence d'un liquide qui remplit l'oreille moyenne et les cellules mastoïdiennes, l'ouverture pratiquée à l'apophyse sert d'émonctoire au pus, et favorise le retour de l'audition. La perforation de la membrane du tympan remplit encore le même office. La dysécie, due à l'absence d'air dans les cavités de l'oreille moyenne, peut être aussi améliorée par la perforation des cellules mastoïdiennes, ou par celle de la membrane. Mais, ces deux opérations demeurent sans influence aucune sur toutes les autres espèces de cophoses ; et, dans les deux cas même où elles peuvent réussir, on doit encore, à peu près constamment, leur préférer d'autres moyens que nous ferons connaître: le cathétérisme des trompes d'Eustache, par exemple.

(1) Mémoire sur l'abus de la perforation de la membrane du tympan, etc., chez Baillière.

4° Le *cathétérisme des conduits auditifs internes* fut, comme nous l'avons dit, pratiqué, pour la première fois, par un homme étranger à l'art de guérir. Abandonné, quelque temps après, puis étudié de nouveau, au commencement de ce siècle, il a été, enfin, définitivement introduit dans la pratique chirurgicale par les efforts de Saissy, d'Itard, du docteur Deleau, etc. Comme les opérations précédentes, celle-ci a pour résultats de donner issue aux liquides épanchés dans l'oreille moyenne, et de faciliter l'entrée de l'air dans cette cavité. Mais elle a sur les deux autres un avantage aussi incontestable que l'est celui du cathétérisme de l'urètre sur la paracenthèse de la vessie. Le cathétérisme, dans ces deux cas, rouvre aux liquides la voie normale, momentanément oblitérée; et, outre qu'il remédie aussi bien que la ponction à un accident actuel, il prévient encore les dangers ultérieurs. On sait, en effet, que la libre ouverture des trompes d'Eustache est nécessaire aux fonctions de l'ouïe, puisque c'est par cette voie que s'écoulent les liquides de la caisse, et que cette cavité est mise en rapport avec l'air extérieur. La ponction des cellules mastoïdennes, au contraire, n'est pas sans gravité, comme nous l'avons dit; et, quand elle est pratiquée pour renouveler l'air de l'oreille moyenne, il faut nécessairement entretenir, avec les plus grandes peines, l'infirmité toujours très-désagréable d'une fistule. La perforation de la membrane du tympan présente, de son côté, de graves inconvénients, des dangers même (ainsi que nous le prouvons page 59 de ce travail), et, quand elle persiste, elle est constamment suivie d'une diminution notable de l'ouïe, et d'une suppuration intarissable de la caisse.

Nous avons indiqué, dans un chapitre précédent, les règles qui doivent présider au cathétérisme des trompes d'Eustache. Nous nous bornerons à ajouter ici que quand on le pratique comme simple moyen de dilatation, il convient de commencer par des bougies très-fines; d'en augmenter graduellement le volume, et de les maintenir, chaque jour, plus longtemps en place. Il nous est arrivé, plusieurs fois, dans des cas de coarctation considérable du conduit, d'y laisser des sondes engagées, pendant une et deux heures, sans qu'il en soit jamais résulté d'inconvénients.

5° La *cautérisation des trompes d'Eustache* est quelquefois utile, dans certains cas d'engorgement chronique. Les divers instruments, conseillés jusqu'ici pour cet objet, nous ont paru grossiers et d'un emploi fort difficile. Après de nombreux essais, pour en trouver de meilleurs, nous nous sommes arrêtés à un porte-caustique, en tout point semblable à celui de Ducamp, sauf la longueur et le volume, qui sont proportionnés à l'étendue et au calibre du canal que l'instrument doit parcourir.

6° On ne s'est pas contenté de pratiquer les opérations que nous avons indiquées, pour donner jour aux abcès, ou pour permettre l'entrée de l'air dans les cavités de l'oreille; on a encore poussé, par ces voies, des *injections* liquides de plusieurs sortes, et l'on a introduit des corps dilatants pour maintenir ouvertes les fistules mastoïdiennes. Ceux-ci sont des bourdonnets, des tentes de charpie, des mèches, des bougies de plomb, etc. Les injections ont été, tour à tour, composées d'eaux simples, ou chargées de principes médicamenteux. Itard pratiquait des douches sulfureuses, par les trompes d'Eustache, ou à travers la membrane du tympan, spontanément ou artificiellement perforée. Mais l'introduction de corps solides et de substances liquides dans les cavités de l'oreille moyenne, présente le grand inconvénient de mettre les tissus délicats qui la revêtent en contact avec des corps irritants. La présence de corps étrangers dans les cellules mastoïdiennes, y détermine une douleur qui, souvent, se propage dans toute l'étendue de l'organe, et donne lieu à des phlegmasies très-dangereuses. Les injections liquides, poussées par la même voie, ou par celle de la membrane du tympan, provoquent souvent des vertiges, des syncopes, ou même des accidents plus graves encore.

7° Pour éviter les inconvénients et les dangers que nous venons d'indiquer, et conserver, en même temps, les avantages de la médication directe de l'oreille moyenne, Herpold, chirurgien de Copenhague, proposa, en 1792, de substituer l'air aux liquides dans les injections mastoïdiennes. « C'est, dit-il (1), le fluide le plus naturel pour la caisse du tambour; et il peut agir avec autant d'énergie que tout autre fluide que ce soit. »

Les motifs apportés par Herpold à l'appui de la préférence qu'il accorde aux injections gazeuses, sont très-logiques et justifiés par la pratique de chaque jour; mais la voie des cellules mastoïdiennes qu'il préfère est inacceptable. C'est par les trompes d'Eustache que les injections doivent être portées dans la caisse, comme nous croyons l'avoir démontré.

L'air simple, que l'on prescrit en injections dans l'oreille moyenne, n'est point par lui-même un médica-

(1) HERPOLD, in rode Arzncy Kœsdige, annales, n° 12, p. 50.

ment, et il ne peut pas plus guérir une maladie de cette cavité, que l'eau pure ne peut guérir une ophthalmie. Mais, de même que l'eau sert de véhicule aux substances médicamenteuses qui forment l'agent actif des collyres, de même, l'air atmosphérique tient en suspension les médicaments destinés à guérir les maladies de l'oreille moyenne.

On trouve dans les thèses de Haller (page 17), l'idée première d'employer l'air médicamenteux contre la surdité. Un chirurgien conseille de faire inspirer aux sourds des vapeurs d'hydromel, ou d'autres substances, et de les engager à faire une forte expiration, la bouche et le nez étant fermés, pour forcer le gaz médicamenteux à entrer dans les caisses à travers les trompes d'Eustache. Ce conseil, tout ingénieux qu'il soit, est rarement applicable. Dans la plupart des maladies de la caisse, le calibre des trompes d'Eustache est rétréci, et l'effort expiratoire demeure insuffisant pour surmonter la résistance qu'elles opposent à l'entrée du gaz. Dans les cas de cette espèce, il faut recourir au cathétérisme pour préparer la voie aux douches.

Des considérations qui précèdent sur la médication directe de l'oreille moyenne, il résulte que des trois voies qui ont été conseillées pour pénétrer dans les cavités de cette partie, une seule est rationnelle, et doit être suivie, celle des trompes d'Eustache. Il n'est pas moins évident que les substances gazeuses sont seules appropriées, par leur nature, à la sensibilité des tissus de l'oreille moyenne, et qu'elles doivent, par conséquent, être toujours préférées aux médicaments solides et liquides qui ont été conseillés dans les mêmes cas.

C. *Médication mixte.* Dans cette section rentrent les

nombreux moyens thérapeutiques qui ne peuvent être classés ni parmi les agents généraux de traitement, tels que les purgatifs et les sudorifiques; ni parmi les agents locaux, tels que les injections auriculaires et les douches de la trompe d'Eustache. Leur action médicatrice se propage surtout, par voie de contiguité. On les applique généralement, soit au voisinage de l'oreille externe, soit à celui de l'oreille moyenne. Parmi les premiers, sont les vésicatoires, les moxas, les sétons appliqués derrière l'auricule et à la nuque. La cautérisation des membranes muqueuses pharyngienne, buccale et nasale; les injections, pratiquées dans l'oreille moyenne, pour guérir les maladies de l'oreille interne, etc., rentrent dans les secondes.

1° Les *vésicatoires* derrière les oreilles et à la nuque, sont d'un usage tellement général, que nous ne voyons presque aucun sourd qui n'en porte les empreintes. Cependant, de tous les moyens employés contre les lésions de l'organe auditif, il n'en est peut-être aucun qui soit plus infidèle que cette « *application banale des vésicatoires.* » La vésication de la nuque est complètement inutile dans les engorgements et les autres affections de l'oreille moyenne, et elle est constamment nuisible dans les maladies de l'oreille interne, ainsi que le fait observer le docteur Kramer (1). Il n'y a qu'un seul cas où elle ait des avantages : c'est dans l'otorrhée purulente idiopathique, pour remplacer l'excrétion morbide du conduit auditif externe. Alors même, nous préférons l'emploi de la pommade stibiée, dont l'action est plus profonde, et en même temps plus efficace.

(1) Voy. KRAMER, ouvrage cité, p. 57.

2° Le *séton*, que l'on prescrit ordinairement lorsque l'inutilité des vésicatoires a été bien constatée, est appliqué à la nuque. L'activité de ce révulsif est plus puissante que celle des épispastiques, et l'on espère obtenir de son emploi, un effet que le premier a été impuissant à produire; mais, dans ce cas, ainsi que pour la vésication, on raisonne mal. Si l'on prescrit le séton à la nuque, comme agent de dérivation directe des maladies de l'oreille moyenne ou de l'oreille interne, il est trop loin du mal; et, si l'on espère obtenir la révulsion par voie sympathique, on a tort encore. Rien ne prouve jusqu'ici l'existence de sympathies actives entre la nuque et l'oreille, tandis que celles qui existent entre ce dernier organe et le larynx sont manifestes. C'est donc en agissant directement sur la gorge ou sur les côtés du cou que l'on peut opérer une révulsion favorable aux lésions profondes de l'organe auditif.

3° Le *cautère* qui, comme le vésicatoire et le séton, rentre dans les prescriptions banales de la thérapeutique auriculaire, est souvent préféré à ce dernier, lorsqu'on espère qu'une révulsion peu énergique, mais continue, suffira pour surmonter la maladie. Mais, dans ce cas, comme dans l'autre, le résultat pratique vient infirmer les données de la théorie, et le sourd ne guérit pas.

4° Le *moxa* et le *cautère actuel* ont été souvent employés dans les mêmes cas où l'on conseille les vésicatoires, le cautère ou le séton. Les reproches que nous avons adressés à ces derniers moyens tombent, de tout leur poids, sur les premiers. Quant aux cautérisations mastoïdiennes et ante-auriculaires, que l'on prescrit quelquefois dans la surdité nerveuse pour stimuler le nerf acoustique, nous avouons ne rien comprendre à cette médication ; nous l'accepterions cependant, comme on accepte d'autres moyens empiriques, si nous apprenions que quelques guérisons ont été obtenues par son emploi. Mais l'expérience a démontré l'inutilité de ce révulsif, comme elle s'est chargée de prouver celle du séton à la nuque.

5° Si la révulsion cutanée des régions mastoïdienne et temporale est rarement utile, la *cautérisation directe* de la partie supérieure du pharynx est, au contraire, souvent indiquée, surtout dans les surdités catarrhales accompagnées d'angine chronique.

M. Bonnet, de Lyon, dans deux articles remarquables, publiés dans le *Bulletin général de thérapeutique* (1), vante les vertus de l'azotate d'argent, appliqué dans ces circonstances, soit à l'état solide, soit à l'état liquide très-concentré. Le docteur Petrequin a publié, presque en même temps, de son côté (2), un autre travail pour prouver les avantages de la poudre d'alun dans des cas analogues. Dans un mémoire présenté à l'Académie des sciences (3), le docteur Ducros conseille de cautériser la partie supérieure du pharynx et les pavillons des trompes d'Eustache avec la teinture d'ammoniaque et la gomme laque, ou avec le nitrate acide de mercure. Ces cautérisations qui, dans quelques cas, doivent être répétées jusqu'à quatre-vingt-dix et cent fois, ont pour objet, selon l'auteur, de « détruire la phlegmasie de ces membranes qui déterminent l'atonie et la paralysie plus ou moins complète des nerfs auditifs. » Si nous ju-

(1) Tom. XIII, p. 177 et 206.
(2) Voy. Mémoire cité.
(3) Voy. Séances de l'Académie des Sciences, 8 novembre 1841.

geons la valeur pratique de la cautérisation de M. Ducros, par les deux seuls exemples que nous en ayons vus, nous ne pouvons lui être favorable. Dans l'un de ces cas, que nous rapportons dans notre ouvrage, le malade, ainsi traité par l'ammoniaque, éprouva une vive céphalalgie qui fut suivie d'un abcès de la caisse et d'une otorrhée qui dure encore. Dans l'autre cas, l'impression produite par le caustique fut si vive, que le malade perdit connaissance; et la cophose, momentanément dissipée, était plus intense que jamais, dès le lendemain. Quant « à l'atonie du nerf acoustique, déterminée par la phlegmasie des membranes muqueuses, » nous ne pouvons y voir qu'une erreur théorique de M. Ducros, qui ne devrait pas ignorer que la membrane muqueuse qui tapisse l'oreille moyenne, est aussi étrangère à l'oreille interne qui contient le nerf acoustique, que la conjonctive l'est à la rétine.

La cautérisation du pharynx, dans les maladies de l'oreille moyenne, est, du reste, parfaitement rationnelle et concorde, en tout point, avec ce que l'on sait de l'action des caustiques sur les membranes muqueuses. Sous l'influence de ces agents, un dégorgement favorable s'opère dans les tissus tuméfiés, et se continue, de proche en proche, jusqu'aux cavités de l'oreille moyenne.

6° Les *gargarismes* et les *sternutatoires* sont fréquemment employés dans le traitement des cophoses, pour modifier l'état des membranes pharyngo-laryngée et pituitaire. Les premiers sont en général de nature astringente, et l'alun en forme le principe actif le plus ordinaire. Les seconds sont des excitants *spéciaux* de la membrane pituitaire. Les poudres d'asarum, d'arnica, de bétoine, le calomélas, la poudre de Saint-Ange, etc., servent principalement pour cet objet.

7° Les *injections gazeuses* que l'on pratique dans l'oreille moyenne, pour guérir la surdité nerveuse, appartiennent encore à la médication mixte, puisque ce n'est que par l'intermédiaire des membranes des fenêtres ronde et ovale que les médicaments peuvent agir dans ce cas. Les vapeurs d'éther, conseillées par Itard et surtout par M. Kramer, ne nous ont pas aussi bien réussi qu'à ce dernier praticien, et nous avions prévu d'avance ce résultat, en étudiant avec soin l'action de ce diffusible dans les nevroses de l'œil et dans celles des autres sens. Itard projetait l'éther sur une pelle rougie au feu, et dirigeait les vapeurs dans la caisse au moyen de tubes terminés par un cathéter. Le docteur Kramer blâme, avec raison, ce procédé qui décompose complètement l'éther, au lieu de le volatiliser. Quant à cet auteur, il obtient sa vaporisation en plongeant un flacon de ce liquide dans un bain-marie chauffé par une lampe.

Nous avons, de notre côté, employé contre les névroses de l'oreille, les vapeurs d'huiles essentielles de labiées; celles d'extrait de valériane, d'absinthe; etc. Nous parlons de ces médicaments et du mode d'administration qui leur convient, dans le chapitre consacré aux névroses, qui réclament plus particulièrement leur emploi.

9° *L'électricité* a été appliquée à la guérison des diverses névroses, presque aussitôt après sa découverte. Les mémoires de l'académie des sciences, l'ancien journal de médecine et tous les recueils scientifiques du dernier siècle sont remplis d'observations concernant des paralysies du nerf auditif, guéries par ce moyen.

Cavallo, (1) par exemple, affirme que l'on peut guérir toutes les cophoses avec l'électricité; mais il se garde de le prouver. Lebouvyer-Desmortiers (2) croit avoir rendu l'ouïe à une sourde-muette en l'électrisant, et il constate, six mois après, qu'elle n'entend pas. Deux cas de guérison sont rapportés dans le journal d'Hufeland (3); mais ils ne sont pas suffisamment concluants : dans l'un, la surdité était récente, et, par conséquent, susceptible de guérison spontanée; dans l'autre, l'infirmité avait déjà plusieurs fois disparu d'elle-même.

A ces affirmations sur les vertus de l'électricité, nous devons d'abord opposer les dénégations de Haller (4), de Haën (5), et celles de l'abbé Nollet (6) qui, tous, assistèrent à un grand nombre d'expériences, et furent à même d'en bien apprécier les résultats. On trouve encore de nombreux exemples d'insuccès dans la bibliothèque chirurgicale de Richter, et même dans le journal de Hufeland. Itard s'exprime ainsi, à cet égard : « De nos jours, cette méthode de traitement a été abandonnée comme impuissante. Je pourrais confirmer cette inefficacité du traitement électrique, non-seulement par mes propres essais; mais en rapportant divers traitements qu'avaient déjà subis plusieurs personnes qui ont réclamé mes conseils. » Nous avons, comme cet auteur,

(1) A compl. treat. on electr. t. II, p. 146.
(2) Considérations sur les sourds-muets de naissance.
(3) Hufeland, Journal, t. VII.
(4) Haller, Opuscules pathologiques.
(5) De Haen, Ratio medendi.
(6) Encyclopédie méthodique, art. Électricité. 1755.

donné nos soins à plusieurs personnes qui avaient été inutilement traitées par l'électricité, et nous avons pu reconnaître que l'on s'était fort peu mis en peine de la nature et de l'espèce de dysécie dont elles étaient atteintes. L'agent inconnu électricité, avait été dirigé chez elles contre le symptôme cophose résultant d'un état morbide indéterminé. On peut, d'ailleurs, en consultant les Mémoires de l'académie royale de médecine, pour l'année 1778, l'ancien journal de médecine, celui de physique, etc., s'assurer que ce fut surtout entre les mains de physiciens et de personnes étrangères à la médecine, que l'électricité produisit ses merveilles. Nous terminerons ces considérations déjà trop longues par une dernière remarque, c'est que l'électrisation tant vantée contre les maladies chroniques du système nerveux, n'a encore pu trouver place dans la thérapeutique régulière des hôpitaux.

LIVRE DEUXIÈME.

PATHOLOGIE SPÉCIALE.

PREMIÈRE PARTIE.

LÉSIONS VITALES.

PREMIÈRE CLASSE. — Dermatoses.

CHAPITRE Ier.

Erysipèle.

Diagnostic. — L'oreille externe est assez souvent le siège de l'érysipèle, et on l'y observe, comme dans les autres régions du corps, sous les formes simple, phlegmoneuse, et œdémateuse. L'éruption n'occupe qu'une oreille ou les deux organes à la fois ; elle est bornée à l'auricule ou elle pénètre, en même temps, dans le conduit auditif. Enfin, elle s'étend quelquefois aux parties voisines.

1° L'érysipèle *simple,* ou *érythème,* est caractérisée par une rougeur vive, accompagnée de picotements, d'un sentiment de chaleur sèche et de démangeaisons. L'éruption reste assez souvent bornée à l'auricule, et, dans quelques cas même, celle-ci n'est atteinte que dans une partie de son étendue. Les troubles fonctionnels, quand il en existe, ne consistent qu'en une simple dysécie et en de légers bourdonnements.

2° L'érysipèle *phlegmoneux* attaque ordinairement, et d'emblée, tout le pavillon, et s'étend au conduit auditif. Tous les symptômes de la forme simple, rougeur, chaleur, tuméfaction et sécheresse douloureuse se retrouvent ici, mais à un plus haut degré. Une réaction fébrile, en rapport avec l'intensité et la profondeur de la lésion locale, et proportionnée aussi à l'irritabilité du sujet, se montre assez souvent, dès l'invasion du mal. Une surdité plus ou moins complète, et des bourdonnements continuels accompagnent ces divers symptômes.

3° L'érysipèle *œdémateux* de l'oreille n'a été décrit, à notre connaissance, dans aucun traité de pathologie; c'est pourtant, après l'érythème, la forme d'éruption qui est la plus commune, et nous avons eu occasion, pour notre part, de l'étudier souvent. L'érysipèle œdémateux diffère, d'ailleurs, des deux formes précédentes, sous le rapport des causes, de la marche et de la thérapeutique; il mérite, par conséquent, d'être décrit à part. La peau est rarement rouge dans cette maladie : d'ordinaire, elle est livide ou d'un blanc mat, quelquefois luisante, et rarement couverte de phlyctènes. Le pavillon infiltré et épaissi ne présente plus, pour ainsi dire, ni enfoncements ni saillies; tout est de niveau; et, pour peu que la tuméfaction s'étende à la base de l'auricule, le méat auditif se trouve complètement oblitéré. Une surdité intense, et des bourdonnements continuels accompagnent cet état.

Marche, durée, terminaison. — La marche de l'érythème est continue et très-rapide. Vers le troisième ou quatrième jour de l'invasion, la peau se couvre de phlyctènes, remplis d'une sérosité, qui bientôt devient louche, puis s'écoule en rompant ses enveloppes, ou est remplacée par une croûte jaunâtre qui tombe en écailles, au bout de quelques jours. Quelquefois même la maladie se termine par une simple desquamation de l'épiderme, sans apparition de vésicules.

Quand l'érysipèle phlegmoneux est de cause externe, et s'est développé chez un sujet bien portant, il dure de six à quinze jours. Il se termine, ou par la résolution qui a lieu quelquefois à la suite d'une crise naturelle ou provoquée, ou par la suppuration qui est annoncée par les signes bien connus de ce travail morbide. Mais si, au lieu de s'être développée dans les circonstances favorables dont nous venons de parler, l'affection a paru sous l'influence d'une idiosyncrasie; ou encore, si elle est due à une cause de nature très-irritante, la marche peut être intervertie, la durée prolongée et la terminaison funeste. Le siége du phlegmon n'est pas étranger à ces considérations; il occasionne, quand il est dans le conduit auditif, des phénomènes de réaction qui, plus d'une fois, ont été suivis de délire et d'accidents plus graves encore.

La marche de l'érysipèle œdémateux est lente et irrégulière, avec exacerbations fréquentes. La résolution est rarement franche. Presque toujours, il reste, après la disparition des accidents primitifs, un engorgement passif, un empâtement des tissus qui deviennent rouges et douloureux avec la plus grande facilité.

Le pronostic de l'érythème est presque toujours favorable, et il ne présente quelque gravité que quand l'éruption prend le caractère œdémateux ou phlegmoneux.

Le pronostic de l'érysipèle phlegmoneux circonscrit n'est pas fâcheux en général. Ce qui constitue la gravité de cette affection, c'est le voisinage du cerveau, et l'extrême facilité avec laquelle le mal se propage à la face, au cou et au cuir chevelu, d'où il gagne plus facilement encore les méninges et l'encéphale. Les terminaisons par gangrène ou par délitescence rendent encore le pronostic très-fâcheux, et celle par métastase ne l'est pas moins, surtout quand le transport de l'élément morbide a lieu sur un viscère important.

La gravité du pronostic de l'érysipèle œdémateux, tient surtout à la nature et à l'espèce des causes qui l'ont produit. Si l'éruption reconnaît pour cause un corps étranger introduit dans l'oreille, le pronostic sera favorable, en général. Il cessera de l'être dans les circonstances opposées, surtout quand la maladie prendra facilement le caractère phlegmoneux.

Étiologie.—Les causes de l'érythème sont superficielles comme la maladie qu'elles occasionnent. L'insolation est la plus ordinaire; puis viennent les brûlures, les contusions, les lésions traumatiques de diverses sortes, et surtout la piqûre des insectes.

Ce sont encore quelquefois les mêmes causes, mais agissant avec plus de force, qui déterminent l'invasion de l'érysipèle phlegmoneux. Le plus souvent cependant, le phlegmon ne paraît que sous l'influence de désordres intérieurs. L'embarras saburral des premières voies, qui est la cause prédisposante la plus ordinaire de l'érysipèle phlegmoneux, en général, conserve encore ce fâcheux privilége dans celui de l'oreille en particulier. Quelquefois aussi, c'est à la présence d'un corps étranger, venu du dehors ou développé dans le conduit auditif, que l'on doit attribuer la maladie.

On observe rarement l'érysipèle œdémateux chez les personnes fortes et d'une bonne constitution. C'est principalement chez les enfants et les vieillards, chez les sujets lymphatiques ou épuisés, et dans les pays et les habitations humides qu'on le rencontre. Presque toujours, il reconnaît pour cause directe la présence d'un corps étranger, soit venu du dehors, soit développé spontanément dans l'intérieur du conduit auditif.

Traitement. — Les règles du traitement de l'érysipèle de l'oreille sont celles que l'on suit dans la thérapeutique des affections érysipélateuses en général. L'érysipèle est-il dû à la présence d'un corps étranger, tel qu'un aiguillon, une épine enfoncée dans les tissus ; est-il dû à la présence d'un polype ou d'un corps étranger, introduit dans le méat auditif, c'est en enlevant cet aiguillon, ce corps étranger que l'on fera cesser les accidents qu'il entretenait. Si, au contraire, l'affection cutanée a son principe dans une cause intérieure, telle que l'état gastro-intestinal, c'est à cette lésion intérieure qu'il faut s'attaquer.

Il est cependant quelques préceptes généraux de thérapeutique importants à noter, en raison de la proximité de l'encéphale, et aussi, à cause de la structure propre de l'oreille et de la ténacité de quelques-unes des variétés de l'érysipèle qui y siégent. Le pavillon doué d'une circulation peu active et d'une médiocre vitalité, ne présente qu'une faible résistance à l'effort des causes morbides, et il se laisse aisément frapper de gangrène. C'est en s'attachant à maintenir l'afflux humoral dans de justes limites ; c'est en extrayant les corps étrangers, causes déterminantes de la maladie ; c'est en opérant franchement les incisions et les débridements convenables, que l'on pourra prévenir cette issue fâcheuse.

1° Le traitement de l'érythème est aussi simple que la maladie elle-même. Quelques lotions tièdes avec l'infusion de sureau, deux ou trois bains de pieds, une diète légère, et quelques tasses de limonade ou d'une autre boisson rafraîchissante, tels sont les remèdes qui suffisent, dans la plupart des cas, pour obtenir la résolution. Il est néanmoins de bonne pratique de ne pas laisser, sans la surveiller, l'éruption, même la plus légère en apparence ; et, ici, le précepte est de rigueur, car l'érysipèle passe de la forme simple aux formes phlegmoneuse et œdémateuse, avec une alarmante facilité. Il s'étend plus facilement encore aux parties voisines, et c'est surtout cette propagation qu'il faut prévenir. En un mot, le point essentiel dans le traitement de l'érythème de l'oreille, c'est de circonscrire le mal, d'une part, et de le contenir dans son état de simplicité, de l'autre. En remplissant ces indications, le médecin n'aura pas à recourir aux moyens de traitement qui vont suivre, et qui sont indiqués dans les cas graves et pour combattre les accidents.

2° Quand l'érysipèle phlegmoneux est dû à une cause purement locale, et qu'il ne présente avec l'érythème d'autre différence que celle de l'intensité, les mêmes moyens de traitement seront encore mis en usage. Il est quelquefois utile de débuter par une saignée, quand le sujet est pléthorique, et les phénomènes de réaction intenses. Les sangsues ne remplacent pas la phlébotomie ; cependant, quand un dégorgement local est jugé nécessaire, il faut recourir aux moyens de déplétion, et les appliquer non sur les points malades eux-mêmes, mais au voisinage. Lorsque l'érysipèle prend sa source dans un embarras intestinal, le traitement présente quelques indications particulières. Un vomitif est presque toujours utile au début. On doit le répéter, le lendemain, ou même au bout de douze heures, s'il reste insuffisant, et si la maladie ne paraît pas enrayée. C'est à l'émétique, prescrit à la dose de cinq à huit centigrammes, dans deux verres d'eau, ou à la poudre d'ipécacuanha, à dose vomitive, que l'on a recours pour cet effet. Quand le médicament, ainsi administré, n'a pas entièrement réussi, ou quand l'embarras intestinal et la lourdeur de tête persistent, il faut recourir aux purgatifs. L'émétique en lavage a le privilége d'une longue expérience et d'un succès presque constant; on doit donc le préférer. On l'administre à la dose de cinq ou six centigrammes dans un litre de petit lait, ou simplement d'eau miellée, que le malade doit prendre, par verres, d'heure en heure. Cette boisson excite parfois, comme on sait, le vomissement; mais, plus souvent encore, elle porte son action sur la peau et sur l'intestin, et provoque des sueurs et des évacuations alvines abondantes.

L'emploi judicieux de ces moyens, secondé des prescriptions hygiéniques et médicinales, généralement suivies dans les affections de quelque gravité, suffit, le plus ordinairement, pour se rendre maître de la maladie. On est averti de cet heureux résultat par la diminution d'intensité des symptômes généraux et locaux, et par le retour du malade et de l'organe à la santé.

Quand, au contraire, on n'a pu, malgré tous les soins, prévenir les suites fâcheuses de l'érysipèle, et qu'il s'est étendu à la face et au cuir chevelu; quand, surtout, il y a eu métastase sur quelque organe important, alors, toute préoccupation de l'affection locale s'efface devant la nouvelle maladie qui réclame les soins prompts et éclairés de la médecine. La première indication qui se présente alors, c'est de rappeler le mal à son siége primitif. L'application de cataplasmes irritants ou même d'un vésicatoire sur l'oreille, les frictions fortes, pratiquées sur cette partie, tels sont les moyens à employer dans ce but.

Quand on n'a pu réussir à arrêter l'intensité de l'inflammation, ou lorsqu'on a été appelé trop tard, et que la gangrène a frappé l'auricule, deux indications restent à remplir : la première consiste à arrêter les progrès du mal; la seconde a pour objet de favoriser la chute des escharres mortifiées. On obtient le premier résultat au moyen d'agents chimiques ou physiques propres à détruire les tissus, dans les limites de la maladie. Les divers caustiques, l'azotate d'argent surtout, et le cautère rougi à blanc, sont les agents conseillés dans ce cas; et leur action doit porter sur la limite des tissus gangrenés, pour séparer le mort du vif. L'application de plumasseaux, imbibés de teinture de myrrhe, ou recouverts d'onguents styrax ou populeum; les pansements méthodiques et un régime anti-septique seront indiqués, pour obtenir le second résultat.

Malgré l'apparente bénignité de l'œdème de l'oreille, et l'absence ordinaire des phénomènes de réaction, on ne doit pas se laisser abuser sur la gravité de la maladie qui passe, avec la plus grande facilité, d'une oreille à l'autre, et qui, plus souvent encore, revêt l'état phlegmoneux. Il faut donc s'attacher à découvrir la cause déterminante des accidents, pour la combattre avec promptitude et énergie. Le plus souvent, comme nous l'avons dit, on rencontre un polype ou un corps étranger qui, placés dans le méat auditif, ont servi de point de départ aux phénomènes morbides locaux et généraux. C'est alors, en enlevant ce polype, ce corps étranger, que l'on guérit le malade, ainsi que le prouve l'observation suivante, prise dans notre pratique :

Madame F., qui habite la banlieue, vint me trouver le 9 mai 1843, pour obtenir la guérison d'une surdité déjà grave, accompagnée de bruits continuels et insupportables.

Madame F., âgée de quarante-deux ans, avait toujours joui d'une assez bonne santé. Elle est d'un tempérament lymphatico-sanguin, et elle a eu plusieurs couches heureuses. La plus grande maladie qu'elle ait éprouvée, c'est celle pour laquelle elle vint me consulter. Madame F. s'aperçut, pour la première fois, d'une paresse de l'ouïe, en 1834; mais l'affection était si légère, qu'elle n'eût consulté personne, si les bruits qui accompagnaient la dysécie n'eussent été très-incommodes. Le médecin qui fut appelé le premier prescrivit un régime dépuratif et des injections auriculaires émollientes qui eurent un plein succès. Les années suivantes, Madame F. éprouva encore quelques atteintes de son mal ; et le traitement qui lui avait déjà réussi, fut encore employé avec le même succès.

Au printemps de 1841, la dureté d'ouïe, et les bourdonnements devinrent plus intenses et surtout plus opiniâtres ; car ils persistèrent, cette fois, malgré l'emploi des moyens qui avaient jusqu'alors réussi. L'oreille droite où avaient existé les plus forts bourdonnements, dans les atteintes précédentes, fut encore la plus affectée. Elle devint douloureuse au toucher, se gonfla, et la tuméfaction revêtit le caractère érysipélateux. Des purgatifs, des pédiluves, des vésicatoires derrière l'oreille, et divers autres moyens furent mis en usage;

la douleur et la turgescence de l'oreille diminuèrent, mais la surdité et les bourdonnements persistèrent.

Madame F. passa ainsi l'hiver de 1841-42 et le printemps suivant ; mais un nouvel érysipèle ayant paru au mois d'août, le médecin de la famille fut appelé. Il pratiqua une saignée, prescrivit plusieurs applications de sangsues, et ordonna des purgatifs. Cette médication énergique parut enrayer le mal ; mais un vésicatoire, appliqué sur la région mastoïdienne, devint le point de départ d'un nouvel érysipèle qui s'étendit à la face, et au cuir chevelu, et mit, pendant quelques jours, la vie de la malade en danger.

Ce fut, comme je l'ai dit, neuf mois après cet accident, que Madame F. vint me consulter. Elle se plaignait d'une surdité très-incommode, accompagnée de bruits continuels et de battements fréquents dans la tête. Les battements de ma montre n'étaient perçus qu'à dix centimètres de l'oreille gauche, et à deux de l'oreille droite. Les pavillons sont fortement tuméfiés ; le droit l'est plus que le gauche ; et le gonflement se continue dans les conduits auditifs. L'oreille est pâle, empâtée, et la peau conserve, sans changer de couleur, l'empreinte des doigts qui l'ont comprimée. Le méat auditif est réduit par le gonflement des tissus, à un simple pertuis à gauche ; il est complétement oblitéré à droite, et de ce côté, on trouve de nombreuses croûtes jaunes qui proviennent évidemment de pus désséché. La source de la suppuration est au fond du conduit, mais, il est impossible d'y faire pénétrer un stylet, et encore moins un *speculum* pour s'assurer de l'état des parties.

Je prescris, d'abord, à Madame F. les plus grands soins pour prévenir le retour de l'érysipèle ; et, comme elle n'a cessé d'éprouver des maux de tête et du dégoût depuis son accident, et qu'aujourd'hui encore, elle a éprouvé des nausées en se levant, je conseille cinq centigrammes d'émétique dans trois verres d'eau, pour le lendemain matin. Madame F. pratiquera dans les oreilles des injections avec de l'eau tiède et du lait, et reviendra me voir dans deux jours.

Le vomitif a produit beaucoup d'effet. La malade a rendu une grande quantité de bile, et elle se sent soulagée. Je prescris, pour le lendemain matin, deux verres d'eau de Pullna, la continuation des injections, et j'introduis dans l'oreille gauche un petit cylindre d'éponge préparée, que Madame F. devra retirer aussitôt qu'il lui causera de la douleur.

Madame F. a suivi exactement mes prescriptions, et l'état général et local se sont améliorés. Je puis introduire dans le conduit auditif droit un petit cylindre d'éponge préparée, long de deux centimètres. Madame F. le garde toute la nuit ; et, dès le dix-neuf, elle entend ma montre à vingt centimètres à gauche et à six à droite. Je puis, dès lors, commencer quelques tentatives d'exploration de ce côté, mais la douleur occasionnée par le stylet, me force d'y renoncer. Je me borne à laisser dans ce conduit une petite mèche de charpie qui élargit un peu l'ouverture.

Deux séances sont encore consacrées à des tentatives d'exploration ; mais la douleur, qui survient chaque fois, me force de les suspendre. Je puis cependant, à la troisième, constater la présence, dans ce conduit, d'un corps étranger dont il m'est impossible, d'ailleurs, de deviner la nature. Seulement, je reconnais, à l'absence des douleurs, que ce corps n'est pas un polype. J'en remets l'extraction à la prochaine visite, pour ne pas fatiguer davantage la malade qui, d'ailleurs, est contente de l'amélioration qu'elle a obtenue.

Le 27 mai, après avoir pratiqué dans l'oreille droite deux injections, j'introduisis jusqu'au corps étranger, que j'avais touché l'avant-veille, une petite pince à dents, dont j'ouvris les mors avec précaution. En les refermant, je saisis un corps étranger que j'attirai doucement, sans difficulté comme sans douleur, et après l'avoir extrait de l'oreille, nous reconnûmes Madame F. et moi, que ce corps était un morceau de linge très-fin, de forme ovale, grand comme un décime, et imbibé de cérumen. Madame F. ni moi ne pûmes nous expliquer la présence de ce corps dans le fond de l'oreille. Celle-ci se dégonfla, et l'oreille gauche reprit en quelques jours, toute sa finesse. La tuméfaction diminua beaucoup, ainsi que les bourdonnements dans la droite, mais la maladie avait duré trop longtemps pour que l'organe reprît promptement sa forme et ses fonctions.

Huit jours après l'extraction dont j'ai parlé, je revis Madame F. Elle entendait ma montre au-delà d'un mètre de l'oreille gauche qui était parfaitement belle ; mais elle n'entendait encore qu'à trente-cinq centimètres de la droite.

Je prescrivis quelques remèdes qui, sans doute, furent utiles ; car Madame F. n'est pas revenue me consulter depuis cette époque ; mais j'ai su, par des malades, qu'elle m'a envoyés, que sa guérison est complète.

CHAPITRE II.

Variole.

La scarlatine, la rougeole, etc., sont ordinairement accompagnées de coryza, d'angine, de bronchite et de catarrhe de l'oreille. La variole présente aussi des symptômes de même nature. Mais, en outre, elle détermine dans l'oreille externe d'autres lésions qui exigent un traitement à part. Nous parlerons des affections de la membrane muqueuse aux chapitres 5 et 6 de ce livre. Nous allons nous occuper plus particulièrement des lésions de la peau dans celui-ci.

Tous les médecins ont constaté la fréquence des cécités et des cophoses qui succèdent à la variole; mais, préoccupés avant tout, de sauver le malade, ils consacrent leurs efforts à la médication générale, considérant, avec raison, comme secondaires, les lésions accidentelles des organes des sens. Les ophthalmologistes ont rempli la lacune qui existait pour l'organe visuel. Les otologistes ne l'ont pas fait pour l'organe auditif.

Lorsque la variole présente une certaine intensité; lorsque surtout elle est confluente, il arrive parfois que la tuméfaction de l'auricule et celle du conduit sont portées assez loin pour intercepter l'entrée des ondes sonores, ainsi que l'a observé Itard (1), et que nous l'avons vu nous-même.

Une surdité plus ou moins complète, et des bourdonnements qui passent, le plus souvent, inaperçus au milieu du danger que court le sujet, sont la conséquence

(1) Itard, ouvrage cité, t. I, p. 278.

de ce gonflement. Dans quelques cas, cependant, l'éruption pustuleuse s'étant propagée dans toute la longueur du canal, y détermine un sentiment de tension et des douleurs très-vives. La souffrance acquiert surtout une cruelle intensité, lorsque quelques boutons siégent au voisinage de la membrane du tympan, ou sur cette cloison elle-même.

Un autre ordre de lésions a été signalé par M. Guersent (1) : il consiste dans des abcès qui apparaissent quelquefois dans le conduit auriculaire, pendant la variole, et qui ont leur siége entre la membrane cutanée et la membrane fibreuse qu'elle recouvre. Bien qu'ils se forment très-probablement pendant la période de suppuration, on ne paraît pas les avoir observés avant celle de dessication. Ils s'ouvrent ordinairement à travers un bouton qu'ils déchirent, en laissant à nu une petite partie d'os. Ce n'est pourtant pas, d'ordinaire, aux seules altérations de l'oreille externe qu'il faut attribuer les surdités si fréquentes qui persistent après la petite vérole : c'est encore, comme nous l'avons indiqué, par la voie des membranes muqueuses que la maladie exerce ses ravages. Ainsi, tandis que, d'une part, la lame cutanée du tympan, abreuvée de sucs, et tuméfiée, a perdu de sa force de cohésion, la membrane muqueuse, de l'autre côté, n'a pas souffert de moins profondes atteintes, par sa participation à la phlogose et au ramollissement de la membrane pharyngo-laryngée. Il est fort probable, d'ailleurs, que les boutons varioleux, qui ont été suivis jusque dans les bronches et les intestins, s'étendent, dans certains cas, à l'oreille

(1) Dictionnaire de médecine, t. XXI.

moyenne. La lame fibreuse de la cloison reste donc seule intacte entre deux membranes affaiblies.

Or, la sécrétion de la membrane muqueuse de l'oreille moyenne augmentant en même temps que sa tuméfaction, le mucus s'amasse dans les caisses du tympan, et ne peut plus s'écouler par ses voies naturelles, les trompes d'Eustache, dont le diamètre est rétréci et même complètement effacé dans certains cas. Le liquide fait donc effort contre les parois qui le retiennent, et, comme la membrane du tympan est la partie la plus faible, c'est celle qui cède et se rompt. Le mucus s'écoule par la voie qu'il s'est ouverte, et le malade se trouve soulagé; mais l'ouïe est perdue, ou, du moins, elle est notablement diminuée. Tel est le mécanisme auquel il faut rapporter la plupart des surdités signalées, par les auteurs, à la suite de la variole.

Marche, durée, etc. — Pour bien suivre, dans l'organe auditif, la marche de la variole, et pour porter un pronostic précis, on ne doit pas perdre de vue que cette maladie agit, à la fois, sur la membrane muqueuse de l'oreille moyenne et sur le prolongement cutané du conduit auditif. Dans cette dernière partie, l'éruption suit, d'ordinaire, la marche qui lui est propre, et, quand les phases se succèdent avec régularité, le conduit auditif est débarrassé à la fin du troisième ou même du second septennaire. La marche du catarrhe est plus lente dans l'oreille moyenne que dans la gorge et dans les bronches. Dans ces dernières cavités, quand la suppuration pustuleuse est bien établie, toute trace de maladie cesse d'ordinaire, tandis qu'elle persiste encore, le plus souvent, dans l'oreille, où elle a aussi paru en dernier lieu.

La gravité du pronostic, dans la surdité varioleuse, est généralement en rapport avec celle de la maladie. Il devient surtout inquiétant quand la suppuration persiste dans le conduit auditif, et lorsque le catarrhe a acquis une grande intensité dans l'oreille moyenne. La formation d'abcès dans le conduit, la persistance du gonflement de la membrane muqueuse de la caisse, l'embarras et la lourdeur dans cette région, après que l'éruption a disparu, toutes ces circonstances sont défavorables au pronostic.

Traitement. — Le traitement de la variole rentre dans la thérapeutique générale. Les règles en sont connues et suivies par tous les praticiens ; et nous n'avons à considérer ici que les soins particuliers que réclame l'organe auditif dans cette maladie.

Quel que soit le jugement que l'on porte sur la valeur de la *méthode ectrotique,* considérée comme procédé général de traitement dans la variole, on ne peut méconnaître que la cautérisation des pustules varioliques ne soit une précieuse ressource pour prévenir la désorganisation des tissus délicats et complexes de l'oreille. Quant au mode de cautérisation, celui du docteur Bretonneau nous paraît préférable à celui de M. Serres, si l'éruption est discrète; alors, nous ouvrons préalablement les pustules avec la pointe d'une aiguille pour toucher le fond même de la petite plaie. Cette cautérisation, qui est d'une exécution facile pour les boutons de l'entrée du conduit, devient très-difficile, souvent impossible, pour ceux du fond, lorsque surtout la tuméfaction a rétréci le diamètre du canal. Il est également impossible d'appliquer ce procédé aux varioles confluentes; il faut, de toute nécessité, dans ces cas, recourir au procédé du docteur Serres, et il vaut mieux employer alors une dissolution caustique du premier degré (15 centigrammes d'azotate d'argent, pour 32 grammes d'eau).

Quant aux soins particuliers que réclamerait l'oreille moyenne dans la variole, on ne peut malheureusement que les indiquer, sans espérer qu'ils seront appliqués. Le catarrhe de l'oreille est un épiphénomène dans une maladie aussi grave que la variole, et, le plus souvent même, il passe inaperçu. On ne peut donc que conseiller l'application des remèdes qui conviennent au catarrhe aigu de l'oreille moyenne, dans le principe, et celle des remèdes du catarrhe chronique, dans une période plus avancée. Dans les cas assez fréquents où un abcès de la caisse s'est fait jour à travers la cloison du tympan, il ne reste d'autres ressources que celles que nous conseillerons plus tard, en traitant de la perforation de cette membrane.

CHAPITRE III.

Dartres de l'oreille chez l'enfant ou gourmes herpétiques.

Nous nous proposons d'étudier, dans ce chapitre, les diverses espèces et variétés de l'achore, de la porrigine, du favus, etc., en tant qu'elles attaquent l'organe auditif. Ces dermatoses constituent, à proprement parler, les dartres des enfants, ou gourmes, et nous les aurions étudiées, en même temps que celles de l'adulte, si elles n'offraient avec elles de notables différences, surtout au point de vue thérapeutique. Cette dernière considération, plus importante à nos yeux que toutes celles qui ont servi à Willan, à Batteman, et à Alibert, etc., pour faire leurs classifications, nous a engagé à étudier séparément la dartre de l'oreille, à ces deux âges de la vie.

Un caractère commun aux diverses affections que nous avons réunies dans ce chapitre, c'est qu'elles n'attaquent que les enfants, et se développent, presque constamment, à l'époque de l'une ou de l'autre dentition. Elles ont pour siége primitif la face ou le cuir chevelu, et ce n'est que par extension qu'elles atteignent l'organe auditif. La variété de l'achore, désignée sous le nom d'oreilles *suppurantes,* ne fait pas exception à cette règle. Avant de se fixer derrière les pavillons, l'éruption avait attaqué la peau du crâne. Le plus souvent même, elle marche sur les deux points en même temps. Que les produits de la gourme soient une *furfuration,* des *vésicules,* ou simplement une *excrétion* exagérée de l'organe cutané, ces produits ont un caractère commun, l'odeur, qui est toujours acide ou rance; une démangeaison continuelle, qui porte le petit malade à se gratter et à se mettre en sang, est un autre symptôme particulier à ces affections, et qui ne manque pas plus que le précédent.

Marche, durée, etc. — La marche de la gourme est en général fort lente dans l'organe auditif comme au cuir chevelu, et l'éruption dure quelquefois fort longtemps sans affaiblir notablement l'ouïe. Dans d'autres cas, au contraire, tout l'effort morbide semble s'être concentré dans le conduit auditif, et la destruction plus ou moins complète de la membrane du tympan est la conséquence de la maladie. En général cependant, le pronostic est favorable, et l'ouïe affaiblie pendant la durée de l'éruption, reprend sa force et sa finesse, après que celle-ci à disparu.

Causes. — L'hérédité, la mauvaise nourriture, le défaut de propreté et de soins, l'habitation dans les lieux bas et humides, toutes les causes débilitantes, en un mot, prédisposent les enfants à l'éruption des gourmes, et, par conséquent, à l'extension de celles-ci à l'oreille.

Traitement. — Une première question se présente, c'est celle de savoir s'il faut guérir la gourme ou la respecter. Dans un mémoire, récemment écrit sur ce sujet (1), le professeur Trousseau conclut ainsi :

« A. Lorsqu'un enfant est bien portant, les gourmes ne sont jamais nécessaires ; comme elles peuvent être nuisibles, il faut, à tout prix, les arrêter dès leur début.

« B. Lorsque, par malheur, les gourmes se sont établies chez un enfant bien portant, et que la santé reste bonne, les gourmes doivent être guéries, mais lentement et avec de grandes précautions.

« C. Lorsqu'un enfant était habituellement mal portant, et qu'une florissante santé est survenue depuis l'explosion des gourmes, celles-ci doivent être respectées, entretenues ; et l'on ne doit songer à les guérir que lorsque la santé est depuis longtemps raffermie, et que la disparition ou la diminution spontanée des gourmes n'a pas semblé troubler la bonne santé de l'enfant.

« D. quand les gourmes s'accompagnent d'inflammation ou de suppuration excessive, il faut modérer leur violence.

(1) Voy. Journal de médecine. Octobre 1845.

« E. Si elles envahissent quelques parties importantes telles que les yeux, les fosses nasales, le conduit auditif, il faut s'opposer, par tous les moyens, à leur extension. »

Nous adoptons complétement les conclusions qui précèdent ; et comme il ne peut entrer dans notre sujet d'indiquer les règles générales du traitement qui convient aux gourmes, nous nous bornerons à signaler les indications curatives que présente cette maladie, quand elle est fixée dans l'organe auditif.

Dans la thérapeutique de la gourme des oreilles, on a deux accidents à prévenir : la difformité qui résulte, dans certains cas, des oreilles suppurantes, et les lésions organiques nombreuses du conduit auditif et de la membrane du tympan, qui succèdent trop souvent à un travail morbide, intense et prolongé.

Les prescriptions générales de l'hygiène et les soins de propreté les plus minutieux, conseillés dans l'achore du cuir chevelu et de la face, conviennent également dans celui des oreilles. Cependant, lorsque la suppuration se prolonge pendant longtemps derrière l'auricule, ces moyens de traitement restent insuffisants pour prévenir les cicatrisations difformes de la région mastoïdiennes, semblables en tout point, à celles que laissent après eux des vésicatoires trop longtemps entretenus. Il faut alors recourir à l'emploi des styptiques pour diminuer l'écoulement auriculaire. En procédant avec prudence et douceur, on n'aura pas à craindre de répercussion. L'écoulement amoindri ou supprimé dans un point, la région mastoïdenne, augmentera, en compensation, sur les autres parties de la tête, que l'on nettoiera avec plus de soin encore qu'auparavant. Les simples lotions d'eau tiède, légèrement blanchie avec une faible quantité de sous-acétate de plomb liquide ; puis, si l'écoulement persiste aussi fort, le pansement avec des plumasseaux imbibés du même liquide, ou même avec du linge recouvert d'une couche de cérat saturné ; ces simples moyens réussiront dans la plupart des cas; s'ils restent inutiles, il suffira d'augmenter la dose du principe actif, pour obtenir le résultat désiré.

La propreté et les injections auriculaires fréquentes sont d'autant plus nécessaires, dans le traitement des suppurations du conduit auditif, que l'écoulement négligé chez l'enfant, est, comme nous l'avons dit, une cause fréquente de cophose persistante dans un âge plus avancé. Trois ou quatre injections d'eau et de lait tièdes, chaque jour, d'abord ; ensuite, les mêmes lotions et injections avec une solution d'acétate de plomb; enfin, si ces moyens restent insuffisants, quelques frictions derrière l'oreille avec une pommade irritante seront prescrites. On aura soin, dans tous ces cas, de favoriser l'éruption du cuir chevelu, et d'opérer une déviation douce sur le tube intestinal, au moyen des minoratifs.

CHAPITRE IV.

Dartres chez l'adulte.

La dartre est une des maladies les plus communes de l'oreille externe. L'éruption reste bornée à l'auricule, ou pénètre dans le conduit auditif, et jusqu'à la membrane du tympan, et elle n'attaque qu'une oreille ou les deux organes à la fois. L'affection se présente, dans ces diverses parties, avec les caractères bien connus de la dartre : la rougeur de la peau, l'apparition de vésicules ou de phlyctènes, puis la formation de poussière, d'écailles ou de croûtes.

Les phénomènes organiques sont accompagnés d'un sentiment de sécheresse, de prurit et de démangeaisons plus ou moins intenses. Des bourdonnements et la diminution de l'ouïe coïncident avec cet état. Les bruits n'ont, d'ordinaire, aucun caractère déterminé ; ce sont des bourdonnements, des sifflements, des sons de cloches, etc., qui augmentent avec la démangeaison. L'intensité de la dysécie est assez généralement en rapport avec celle de l'éruption. Lorsque la dartre est fixée depuis longtemps sur l'organe, ou encore, lorsqu'elle s'accompagne d'un gonflement considérable de la peau, ou d'une sécrétion assez abondante pour remplir le conduit auditif, l'ouïe est très-affaiblie, ou même complétement éteinte. Elle n'est que diminuée dans les cas moins graves.

La marche de la dartre est, comme le savent les praticiens, essentiellement lente ; la durée indéterminée. Elle présente dans l'oreille un caractère particulier de ténacité, et résiste, dans plusieurs cas, aux moyens de traitement les plus rationnels et les mieux suivis ; la terminaison a lieu, soit par résolution, soit par déplacement, et le pronostic n'est jamais sans gravité.

La plupart des malades qui sont atteints de dartre de l'oreille rapportent leur infirmité à l'irritation qu'ils ont déterminée dans le conduit auditif, en y portant, sans cesse, des curettes ou d'autres corps durs. Ces manœuvres ont bien, à la vérité, hâté, chez plusieurs, le développement de la maladie, qu'elles entretiennent chez un plus grand nombre ; mais en remontant à la source de l'affection, on trouve, le plus souvent, qu'elle est congéniale ou héréditaire, circonstance qu'il importe de ne pas perdre de vue, pour proportionner la puissance des moyens curatifs à l'intensité de l'éruption que l'on a à combattre.

Traitement. — Les règles de traitement de l'herpès s'appliquent, en tout point, à la dartre de l'oreille. Il convient, avant tout, de prescrire un régime hygiénique convenable, des saignées, s'il y a pléthore, des purgatifs, des sudorifiques, des sulfureux à l'intérieur et à l'extérieur, etc., en un mot, l'ensemble des moyens qui constituent la méthode *dépurative*, dont les règles sont tracées dans tous les traités de thérapeutique.

Concurremment avec la médication générale, le praticien emploiera quelques moyens locaux, qui devront varier, selon la nature de la dartre, et selon l'intensité des lésions organiques et fonctionnelles dont elle sera accompagnée. Si l'éruption est légère, et n'occupe que l'auricule, de simples lotions sulfureuses, et les soins de propreté, suffiront, avec le traitement général, pour guérir la maladie. L'ouïe, d'ailleurs, n'aura guère souffert, dans ce cas. Mais, quand, au lieu d'être simple, l'éruption a le caractère squammeux ou croûteux, et lorsqu'elle s'étend au conduit auditif, et y détermine un gonflement considérable, des agents plus énergiques doivent lui être opposés. Après avoir enlevé, au moyen de lotions savonneuses ou chlorurées, les excrétions qui obstruent le conduit auditif, on doit s'attacher à rendre à cette cavité son calibre normal. On y parvient, en y introduisant d'abord, si la sensibilité est vive, une mèche de charpie, enduite légèrement de cérat soufré. Lorsque l'irritabilité est éteinte, ou, dès le début du traitement, quand elle n'a pas existé, on remplace la mèche par un petit cylindre d'éponge préparée, qui, en s'imbibant d'humidité, exerce sur les tissus œdématiés une compression douce et graduée, qui provoque le dégorgement, et, par suite, la dilatation du canal. Une seule introduction d'éponge ne suffit pas habituellement ; il faut recourir, d'ordinaire, plusieurs fois à ce moyon, en augmentant progressivement le calibre du cylindre. Dans certaines dartres furfuracées, la sécheresse du conduit est telle qu'on en retire parfois, au bout de douze ou même de vingt-quatre heures, le cylindre aussi sec que quand on l'y a introduit. Il faut, dans ce cas, verser d'abord quelques gouttes d'eau tiède dans l'oreille malade, pour favoriser l'imbibition de l'éponge , et entourer celle-ci d'une légère couche de coton.

Les moyens locaux suffisent pour remplir l'indication que l'on a en vue. Il serait contraire à toutes les règles de la médecine, et même à celles du simple bon sens, de vouloir tuer sur place, et par des moyens purement locaux, une maladie dont les racines sont dans l'organisme tout entier. Le seul objet que l'on doive se proposer, dans ce cas, c'est de rendre, autant que possible, aux organes conducteurs du son, le calibre et les dimensions normales.

Quand la dartre, fixée sur une partie plus ou moins éloignée de l'oreille, est venue tout à coup envahir ce dernier organe, en abandonnant son siége primitif, on doit s'efforcer, presque toujours, de la rappeler sur celui-ci. Les vésicatoires, appliqués au siége primitif de l'éruption réussissent quelquefois, et l'on doit y recourir d'abord, sans toutefois trop compter sur leur efficacité. Il y aura d'autant plus de chances d'obtenir ce déplacement, que la maladie sera moins ancienne et moins profonde, mieux limitée, et plus récemment fixée sur l'organe auditif. Dans un cas où une dartre de l'oreille avait résisté à tous les moyens de traitement, continués pendant plusieurs années, Itard réussit à guérir la dame qui en était atteinte, en prescrivant des fumigations sulfureuses. Nous avons eu, de notre côté, à nous louer de l'emploi de ces vapeurs, dirigées vers l'oreille, et administrées en bains entiers. Les préparations d'iode à l'intérieur et à l'extérieur, réussissent aussi quelquefois, même quand les autres moyens ont échoué, surtout lorsque la dartre existe sur un sujet scrofuleux.

DEUXIÈME CLASSE. — Catarrhe de l'oreille moyenne.

CHAPITRE V.

Catarrhe aigu de l'oreille moyenne, fluxions d'oreille d'Hippocrate.— Abcès de la caisse. — Otite interne aiguë de Pinel et d'Itard. — Catarrhe interne du docteur Alard. — Inflammation de la membrane muqueuse de la caisse de Kramer, etc.

Le catarrhe est, sans contredit, la maladie la plus fréquente de l'organe auditif. Presque toujours il accompagne le coryza et l'angine, et il est lié, d'une manière à peu près constante, à la scarlatine, à la rougeole et aux autres fièvres éruptives.

Lorsqu'il est très-léger, ou quand le malade est inattentif, le catarrhe de l'oreille passe quelquefois inaperçu.

Un sentiment de gêne dans l'organe, une sorte de crachotement dans le trajet des trompes d'Eustache, chaque fois que le malade fait des efforts d'expuition ou de moucher, telles sont, en y joignant une dysécie et des bourdonnements peu intenses, les symptômes du catarrhe de moyenne intensité. L'affection, du reste, est bornée à une oreille, ou occupe les deux organes à la fois.

Au lieu de se présenter avec les caractères bénins que nous venons de décrire, le catarrhe de l'oreille s'accompagne, dans quelques cas, d'un redoutable appareil de symptômes locaux et généraux. Hippocrate avait désigné, sous le nom de « fluxions d'oreille occasionnées par la pituite, » les lésions de cette nature. La douleur, dans ces cas graves, n'est plus superficielle et passagère; elle est profonde et persistante. Elle n'est plus bornée à un point; elle s'irradie à tout le côté de la tête, de la face et du cou: nous l'avons vue, dans un cas, s'étendre jusqu'à l'épaule, au bras, et à toute la paroi du thorax. Les mouvements généraux et locaux, la déglutition, l'éternuement et la toux exaspèrent constamment les souffrances du malade. Le passage des boissons dans le pharynx détermine un sentiment douloureux d'érosion, à l'origine des trompes d'Eustache. La cophose est ordinairement complète, et des bourdonnements incommodes et sans interruption contribuent encore à ôter tout repos au malade.

De graves symptômes généraux accompagnent cet état local. Un accès de fièvre a, le plus souvent, ouvert la marche; mais toujours le frisson survient dans le cours de la maladie, et il est assez ordinairement suivi de sueurs. Une céphalalgie constante, opiniâtre existe depuis l'origine jusqu'à la terminaison. Une soif vive s'allume; la peau est aride, le pouls fréquent, la respiration pressée et souvent bruyante, les yeux brillants et injectés. La langue est couverte d'un enduit limoneux, la bouche amère, et le ventre est presque toujours tendu et douloureux à la pression, surtout dans la zône épigastrique. Une constipation opiniâtre, des nausées et des vomissements bilieux accompagnent assez souvent cet état, ainsi qu'un sentiment d'anxiété, qui ne permet aucun repos. Chez les enfants et chez les sujets très-irritables, on a quelquefois observé des convulsions, du délire, et tout un appareil nerveux, à l'occasion de ces vives douleurs.

A cette période d'invasion, accompagnée d'un état de grande sécheresse de la gorge et du nez, succède la période *d'hydorrhée* des auteurs. Elle s'annonce par le retour de l'humidité de la gorge et des narines, qui a lieu au bout de quinze ou vingt heures dans les catarrhes légers, au bout de trois à cinq jours dans le catarrhe grave. Le mucus excrété, qui est d'abord ténu et en petite quantité, ne tarde pas à devenir visqueux et à refluer dans la bouche. Si le conduit guttural de l'oreille est libre, la sécrétion coule dans la gorge, d'où elle est rejetée par le cracher et par le moucher. Elle pénètre quelquefois dans les voies aériennes, et détermine de pénibles efforts de toux. Mais, quant au lieu d'offrir aux mucosités un écoulement facile, la trompe d'Eustache est oblitérée, ou même très-rétrécie, un nouvel ordre de phénomènes morbides se produit. Le mucus, continuant à s'amasser dans la caisse, fait effort contre les parois de cette cavité, et refoule en dehors la cloison du tympan. C'est à la distension qu'éprouve alors cette membrane, que le docteur Alard attribue les accidents nerveux qui surviennent dans cette période de la maladie. Quand le liquide, ainsi accumulé, ne peut forcer la résistance que lui opposent les trompes d'Eustache rétrécies, sa présence ne tarde pas à produire l'un des effets suivants : ou il s'échappe, en déchirant la membrane du tympan et entraîne avec lui les osselets de l'oreille : ou, brisant les cellules mastoïdiennes, il vient former un vaste abcès derrière l'oreille.

A cette seconde période, succède la dernière, dite de *pyorrhée*, en raison de la sécrétion purulente qui est produite. Une rémission notable de la douleur locale et des symptômes généraux a lieu dans cette dernière phase de la maladie. En même temps que ses qualités changent, la quantité de la sécrétion morbide diminue sensiblement. D'aride et brûlante, la peau devient moite et se couvre de sueur ; la diarrhée succède souvent à la constipation, et le malade peut enfin goûter quelque repos. Qu'il existe d'ailleurs à l'état le plus bénin, ou qu'il présente le caractère de gravité que nous venons de décrire, le catarrhe peut n'occuper qu'une oreille, ou siéger sur les deux organes à la fois. Il peut exister seul, ou être compliqué de quelque autre affection, de l'otorrhée, par exemple.

M. Kramer, qui accorde, en général, fort peu de confiance aux observations qui ne lui sont pas personnelles, accuse hautement Itard d'avoir exagéré l'intensité des symptômes du catarrhe grave. Il nous suffirait, pour justifier ce dernier, de rapporter le pronostic fâcheux d'Hippocrate sur les « fluxions d'oreille, causées par la pituite », et de citer les cas rapportés par

Valentin (1), Vaillant (2), le docteur Alard (3), Itard, etc. Nous donnerons ici trois observations de catarrhe aigu-grave, consignées dans les travaux de ces derniers auteurs; une quatrième est empruntée à un médecin allemand, qui décrit ce qu'il éprouva lui-même; et une cinquième enfin contient l'histoire d'un catarrhe de l'oreille, qui fut suivi de la mort. Nous croyons que personne ne pourra méconnaître, dans ces exemples, la nature et les principaux caractères de la maladie si bien décrite par l'ancien médecin des sourds-muets.

Le catarrhe aigu de l'oreille moyenne se rapproche, par plusieurs points, de quelques affections du même organe; et cette similitude contribue à maintenir la confusion qui existe à ce sujet dans la nosologie auriculaire. L'otalgie, l'otite et la carie du rocher sont les maladies qui se rapprochent le plus du catarrhe aigu de l'oreille, et avec lesquelles, par conséquent, on serait le plus exposé à le confondre. On peut néanmoins, avec quelque attention, éviter ces méprises.

L'otalgie cause, comme le catarrhe grave, de très-vives douleurs, et provoque souvent des phénomènes de réaction; mais, au lieu de s'attaquer, de préférence, aux tempéraments lymphatiques, c'est presque constamment chez des sujets nerveux qu'elle se développe. Souvent, l'otalgie remplace une odontalgie ou une autre névrose, et quelquefois même, les deux affections marchent en même temps. Dans tous les cas, la douleur apparaît brusquement et disparaît de même, après un temps indéterminé. La dysécie et les bourdonne-

(1) Journal complémentaire, de sciences médicales, tom. XIX, p. 173.
(2) Voy. Tableau des épidémies.
(3) Alard, ouvrage cité, p. 23, observation 10°.

ments qui accompagnent le catarrhe de l'oreille sont, au contraire, très-rares dans l'otalgie. Cette névrose, enfin, ne présente rien de semblable aux périodes d'hydorrhée et de pyorrhée du catarrhe aigu.

L'otite, que l'on a si souvent confondue avec le catarrhe de l'oreille, mérite cependant une place à part, et les considérations relatives à l'origine, à la marche et surtout à la thérapeutique des deux maladies, exigent leur séparation. A moins qu'elle ne soit d'origine traumatique (cas qu'il est toujours facile de déterminer), l'otite s'attaque presque constamment aux sujets sanguins ; jamais peut-être aux lymphatiques. Le catarrhe naît, en général, sous l'influence du froid humide, et l'otite se montre dans les temps de chaleur sèche ou de froid vif. L'inflammation de l'oreille ne présente pas la période d'hydorrhée qui est la plus longue et la mieux caractérisée dans l'autre maladie. Enfin, le traitement antiphlogistique, qui aggrave presque toujours le catarrhe de l'oreille, soulage, au contraire, et guérit l'otite.

La carie du rocher, lorsqu'elle n'est pas d'origine traumatique, ne se rencontre guère que chez des sujets scrophuleux ou syphilitiques. Elle ne présente ni la période de sécheresse, ni celle de flux muqueux, si constantes dans le catarrhe; et, au lieu de suivre la marche régulière de cette dernière maladie, elle présente des alternatives remarquables d'amélioration et d'aggravation. Si la carie est d'origine syphilitique, on observe, tous les soirs, une augmentation notable des douleurs. Au lieu du mucus douceâtre, qui est sécrété dans le catarrhe, la carie fournit un liquide sanieux, âcre, et présentant les caractères bien connus du pus osseux. Enfin, la carie persistante du rocher amène, presque toujours, les symptômes assignés par les auteurs à l'otorrhée cérébrale secondaire, tandis que le catarrhe aigu ne provoque jamais de symptômes de cette nature.

Durée. — Terminaison. — Pronostic. — La durée du catarrhe aigu de l'oreille qui, dans les cas très-bénins, n'est parfois que de vingt-quatre ou de quarante-huit heures, peut se prolonger pendant un ou deux septenaires, et même au delà, dans les formes moyenne et grave de la maladie. La résolution est la terminaison la plus commune et, en même temps, la plus favorable du catarrhe de l'oreille. Elle a lieu naturellement, ou est provoquée par l'art, et s'annonce par l'excrétion nasale ou buccale d'un mucus purulent, et par la cessation des symptômes locaux et des phénomènes généraux de réaction. Après la résolution, le passage de la maladie à l'état chronique est la terminaison la plus commune. On est prévenu de ce résultat, par la cessation des douleurs coïncidant avec la persistance de la surdité et des bruits.

Le pronostic, presque toujours favorable dans le catarrhe léger, devient quelquefois très-grave dans la forme intense, surtout à cause des phénomènes de réaction qu'il provoque. La vie n'est que rarement compromise; mais la diminution de l'ouïe, et même l'abolition complète de ce sens, sont des suites très-fréquentes des formes moyenne et grave de la maladie.

Causes. — Parmi les causes prédisposantes de la surdité catarrhale, l'hérédité joue un rôle très-important. On voit des familles entières affectées de cette maladie;

et cette prédisposition va si loin, dans quelques cas, que le catarrhe commence du même côté chez tous les sujets. Nous avons été appelés dans une famille où la surdité catarrhale avait débuté, par l'oreille gauche, chez cinq enfants. L'existence antérieure d'une affection catarrhale de l'oreille dispose singulièrement à en contracter une nouvelle, et cette prédisposition augmente, à mesure que le malade a subi un plus grand nombre d'atteintes. Nous avons été consulté par quelques personnes qui passaient rarement une semaine sans éprouver quelque rhume de l'oreille ou du nez.

Bien qu'aucun âge de la vie ne soit à l'abri du catarrhe de l'oreille, il est plus commun chez les enfants que chez les adultes; les femmes en sont plus fréquemment atteintes que les hommes, et le tempérament lymphatique y prédispose évidemment ceux qui en sont doués. Les pertes sanguines et séminales, les vices dans la digestion et dans les principales fonctions de la vie, exercent encore sur la production du catarrhe la même influence que les causes précédentes. Les privations de toute espèce, la mauvaise nourriture, tous les agents de débilitation, en un mot, concourrent également au même résultat. Les influences du climat et de l'habitation ne sont pas moins marquées que celles que nous venons d'indiquer; les climats froids et humides, comme la Hollande, l'Angleterre, etc., sont ceux où l'on observe le plus grand nombre de ces maladies; de même que le printemps et l'automne sont les saisons de l'année les plus favorables à leur production.

C'est au refroidissement subit de la totalité ou d'une partie du corps qu'il faut, sans contredit, rapporter la plus grande partie des surdités catarrhales. Après cette cause, viennent les cas où le catarrhe des fosses nasales, de la gorge ou des bronches se propage, par continuité de tissus, jusque dans les cavités de l'oreille moyenne. D'autres fois, le catarrhe, primitivement fixé dans une partie éloignée telle que la membranc muqueuse de l'intestin ou de la vessie, se porte tout à coup dans la caisse du tambour, en abandonnant son premier siége. Dans quelques cas même, la maladie suit sa marche dans les deux organes à la fois. Nous avons observé, à plusieurs reprises, ce déplacement morbide.

Les fièvres éruptives, la scarlatine, la rougeole, etc. sont, comme l'on sait, accompagnées presque constamment d'un catarrhe de la gorge ou des bronches qui, le plus souvent, se propage jusqu'aux cavités de l'oreille. Le catarrhe de l'oreille est encore un symptôme presque constant des fièvres muqueuses et typhoïdes. La forme adynamique de cette dernière maladie est surtout rarement exempte de lésions de l'organe auditif, ainsi que l'a fait observer M. Chomel (1).

Stoll (2), Syndenham (3), Baillou (4), le Pecq-de-la-Clôture (5), et tous les médecins épidémistes, ont reconnu la fréquence des maux d'oreilles coïncidant avec les constitutions catarrhales du printemps et de l'automne. Les épidémies de grippe laissent encore, après elles, de nombreuses surdités catarrhales; et nous avons été consulté par un grand nombre de malades

(1) Considérations pratiques sur les fièvres typhoïdes, clinique de janvier 1845.

(2) Ratio medendi, tom. I, II et IV, an 1776-7 et 9.

(3) Epidemior. et ephemer. liber. I et II.

(4) Liber secund. epidemiorum.

(5) Des maladies épidémiques du gros-peil.

qui avaient perdu l'ouïe dans celles qui eurent lieu à Paris en 1831–32 et 1837. Les épidémies de fièvres éruptives provoquent, de leur côté, des affections catarrhales de l'oreille plus intenses et plus tenaces que celles qui sont dues à l'action des causes précédentes. Nous devons encore insérer, au nombre des causes occasionnelles du catarrhe aigu de l'oreille moyenne, la suppression brusque d'écoulements naturels ou accidentels, la répercussion d'un exanthème, d'un suintement, etc. Nous rapportons, à la fin de ce chapitre, l'exemple d'un catarrhe de l'oreille dû à la suppression d'une gourme, et suivi de mort chez un enfant de dix ans. Mais, c'est surtout dans la production du catarrhe chronique, que les causes de cette nature agissent d'une manière plus particulière, comme nous le verrons au chapitre suivant :

Traitement. A.— Quels que soient la nature et la gravité du catarrhe aigu de l'oreille, les premiers moyens de traitement qu'il réclame doivent être tirés de l'hygiène. Seules, les prescriptions hygiéniques suffisent, dans la plupart des cas, pour guérir les catarrhes légers, et toujours leur emploi judicieux favorise la curation des affections les plus graves. Il suffit, quelquefois, de placer le malade dans un air sec et pur pour obtenir presque spontanément la guérison d'affections qui avaient résisté à l'emploi des agents curatifs les plus rationnels. Un air salubre, une température douce et uniforme, l'application de vêtements chauds et une alimentation saine, telles sont, d'une manière succincte, les conditions hygiéniques dont il est désirable d'entourer le malade.

Les prescriptions médicamenteuses, proprement dites, ont pour objet, soit de combattre l'idiosyncrasie et les conditions morbides inhérentes au sujet lui-même, soit de s'opposer aux influences fâcheuses des intempéries, des constitutions médicales, etc. Quand le catarrhe s'est développé chez un sujet scrofuleux ou rachitique, on doit s'attacher à modifier sa constitution au moyen des agents thérapeutiques conseillés en pareil cas. Les sudorifiques sont très-souvent indiqués dans le traitement du catarrhe aigu de l'oreille. Ces agents réussissent surtout quand la maladie est récente et due à un refroidissement. Les bains de pieds, les gargarismes émollients, et l'inspiration de vapeurs de même nature sont encore des moyens qui concourent au traitement des catarrhes simples de l'oreille. On doit, dans la période de résolution de la maladie, substituer les gargarismes légèrement astringents aux gargarismes simples.

Dans la forme grave du catarrhe de l'oreille, quand cette affection est compliquée de bronchite ou d'angine de mauvaise nature ; quand elle s'est montrée dans le cours d'une constitution ou d'une épidémie catarrhale ou éruptive, il faut recourir à des moyens plus énergiques. Nous commençons d'ordinaire le traitement du catarrhe grave par l'administration d'un vomitif, à moins de contre-indication positive et nous donnons la préférence à l'hipécacuanha en poudre. La dose ordinaire, pour les adultes, est d'un gramme, en quatre prises égales, de demi heure en demi heure. La première dose fait ordinairement vomir, et l'on favorise cette évacuation par les boissons chaudes et abondantes; la seconde provoque encore, le plus souvent, des vomissements bilieux, mais les troisième et quatrième sont, sauf de rares exceptions, digérées par l'estomac, et vont porter leur action sur les intestins. La diaphorèse accompagne presque toujours le vomissement; et la sueur continue, après que celui-ci a cessé. Le mal de tête qui avait été aggravé par les efforts du malade, diminue alors et est remplacé par des coliques, bientôt suivies d'évacuations alvines plus ou moins copieuses.

Cette simple médication suffit quelquefois pour enrayer la marche de la maladie. Lorsque cet heureux résultat a lieu, on en est averti par la diminution rapide de tous les symptômes. A la céphalalgie et à l'agitation, succèdent le calme et le bien-être ; et le malade, fatigué par l'insomnie, peut jouir d'un sommeil réparateur. Le pouls tombe et reprend sa régularité, la peau devient moite, et l'aridité des narines et de la gorge est remplacée par une sécrétion abondante qui fait cesser la tension de ces parties.

Si, au lieu de diminuer d'intensité, les symptômes du catarrhe persistent ou s'aggravent, il faut s'attacher à découvrir la cause de cet état. Quelquefois alors, l'affection cérébrale, développée sympathiquement, a acquis un tel degré d'intensité, qu'elle est devenue la maladie principale. Quand il en est ainsi, on le reconnaît à l'augmentation croissante de la céphalalgie, à l'agitation du malade, aux rêvasseries, au délire, aux soubresauts des tendons, aux spasmes, etc., etc., en un mot, à l'appareil des symptômes caractéristiques des affections cérébrales. Ces graves symptômes doivent être combattus, sans retard, par les moyens appropriés ; et, c'est souvent à l'intelligence et à la promptitude apportées dans leur emploi, qu'il faut rapporter le salut du malade.

Dans d'autres cas, l'angine qui accompagne le catarrhe de l'oreille moyenne, au lieu de marcher régulièrement vers la guérison, revêt un mauvais caractère et prend l'aspect gangréneux. Les antiseptiques et les gargarismes détersifs sont indiqués alors; et, si le malade est menacé de *collapsus*, on doit s'attacher à relever ses forces par l'usage des toniques.

B.— Quand, à l'aide des moyens qui viennent d'être indiqués, on est parvenu à arrêter les progrès de la maladie, un nouvel ordre d'agents thérapeutiques doit être employé. Au lieu de s'adresser, comme la précédente, à l'économie en général, et de n'agir sur l'oreille que par l'intermédiaire des sympathies, la médication nouvelle est surtout appliquée au voisinage de l'organe auditif. Les fumigations émolientes dirigées vers le nez et vers la bouche, au début, les gargarismes, légèrement astringents d'abord, puis rendus plus actifs, par la suite, les sternutatoires, et enfin les fumigations résineuses, et le cathétérisme des trompes d'Eustache pour compléter la cure, tels sont les agents que l'on doit mettre en œuvre.

L'appareil connu sous le nom d'*appareil Richard,* ou celui de *Gannal,* sont ceux auxquels nous donnons la préférence, pour l'administration des vapeurs médicamenteuses. Ils sont, comme on sait, composés tous deux d'un flacon à double tubulure, dont l'une porte un tuyau de verre destiné à conduire la vapeur au nez ou à la bouche, tandis que l'autre sert pour l'introduction du liquide médicamenteux que l'on veut vaporiser. Le flacon est placé dans une caisse de fer-blanc où il baigne dans l'eau chauffée par une lampe à esprit-de-vin, ce qui permet de continuer la fumigation aussi longtemps que l'on désire. Celle-ci doit durer vingt à vingt cinq minutes d'abord, puis une demi-heure, trois quarts d'heure, et enfin une heure. On emploie des fleurs de mauve ou de guimauve pour les premières, puis des sommités de lavande, de thym et d'autres espèces aromatiques pour les suivantes; et l'on peut continuer à les prescrire, avec avantage, pendant six à huit jours.

Les gargarismes seront composés d'eau d'orge miellée, tenant en dissolution de *un* à *quatre* grammes de sulfate d'alumine, pour 250 grammes de liquide. En commençant par la dose d'alun la plus faible, on peut, sans danger, arriver jusqu'à la plus forte en quatre ou cinq jours; mais il y aurait plus d'un inconvénient à dépasser cette proportion ou à trop insister sur l'emploi de ce moyen; car l'usage des gargarismes prescrits d'après la méthode de Benati, à produit, à notre connaissance, chez plusieurs malades, la perte du goût et même celle de l'odorat.

Les errhins, en déterminant un afflux de liquides à la surface de la membrane pituitaire, et en changeant le mode vicieux de sécrétion de cette partie, secondent l'action des gargarismes astringents. Les poudres de muguet, d'asarum, de bétoine, le sucre candi et la poudre de saint-ange, sont les sternutatoires que l'on emploie le plus communément à cet effet.

Les fumigations résineuses et balsamiques constituent la médication résolutive, par excellence, des engorgements chroniques de l'arrière-bouche. Nous devons, en conséquence, en parler avec quelque détail.

Les substances qui servent à ces fumigations sont, comme leur nom l'indique suffisamment, des résines et des baumes résines réduits, par la chaleur sèche, à un état de division suffisant, pour que l'air fixe leur serve de véhicule.

L'appareil que nous employons, pour dégager ces vapeurs médicamenteuses et les porter jusqu'au siége du mal, est celui que nous avons décrit dans notre mémoire sur le catarrhe de l'oreille. Il se compose de plusieurs parties : Un ballon de verre tubulé, contenant une certaine quantité de sable, constitue la première. La seconde est formée par une tige métallique verticale, sur laquelle est fixée, au moyen d'une vis, une autre tige horizontale et mobile destinée à porter le ballon. Un plateau sur lequel est plantée la tige, soutient, en même temps, une lampe à esprit de vin placée sous le bain de sable qu'elle doit chauffer. Un tube de verre recourbé en S, traversant un bouchon d'un côté, et terminé, de l'autre, par un évasement approprié à la forme de la bouche ou à celle du nez, complète l'appareil.

Pour procéder à la fumigation, on doit projeter d'abord dans ce ballon échauffé par la lampe, le médicament que l'on veut volatiliser. Celui-ci, dont la dose varie, selon l'activité qu'il possède, et aussi selon l'effet que l'on veut obtenir, entre bientôt en fusion ; et l'air, chargé de particules médicamenteuses, sort du ballon imprégné de l'odeur propre au corps soumis à l'action dissolvante du calorique. Peu chargé d'abord, il se sature, de plus en plus, à mesure que l'expérience marche, jusqu'à ce que la source des principes volatils soit épuisée.

Le malade aspire ces vapeurs, soit par la bouche, soit par le nez. Le temps consacré à chaque fumigation, est ordinairement de vingt à trente minutes. Les effets que l'on obtient sont les suivants : un sentiment d'astriction et de démangeaison se manifeste, d'abord, dans les fosses nasales et dans la bouche ; et de là, se propage dans la gorge et jusqu'au larynx où naît un chatouillement suivi, dans quelques cas, d'efforts de toux et de raucité dans la voix. A la démangeaison succède, au bout de quelques minutes, un sentiment de sécheresse et d'aridité qui, quelquefois, persiste tout le temps que dure la fumigation ; qui, d'autres fois, est remplacé vers la fin, par une excrétion assez notable de mucosités.

Quand cette excrétion n'a pas lieu immédiatement, on peut compter qu'elle arrivera bientôt après. Un liquide plus ou moins copieux, mêlé parfois de stries sanguinolentes, est rejeté, par le moucher et par le cracher. L'excrétion qui ne dure, d'ordinaire, qu'une ou deux heures, persiste, dans quelques cas, pendant un ou deux jours.

Sous l'influence de ces fumigations, la voix se fortifie et devient plus claire, en même temps que l'ouïe s'améliore ; et quelquefois même, le premier résultat est plus rapide et plus remarquable que le dernier. Ce fait s'explique de lui-même : deux causes concourent, dans ce cas, à l'amélioration de la voix : la diminution de la surdité, d'une part ; et l'action curative directe des molécules résineuses sur les organes laryngés, de l'autre.

Les médicaments que nous prescrivons, de cette manière, sont, en commençant par les moins actifs : le benjoin, le goudron, l'encens, les baumes de Judée, du Canada et du Pérou, la myrrhe et enfin, les résines animé et élemi. La dose de médicament qui, d'ailleurs, doit être progressivement augmentée, s'élève de 25 à 75 centigrammes pour le benjoin et à 10 ou 20 centigrammes pour la résine élemi, dans chaque fumigation. Celles-ci sont souvent prescrites avec avantage, pendant toute la durée du traitement et même après qu'il est terminé, dans quelques cas, pour consolider la guérison.

Il convient, pendant que l'on poursuit cette médication, d'insister sur l'usage des purgatifs destinés à entretenir une dérivation permanente à la surface du tube intestinal ; et, quelque soit le résultat du traitement, il est de la plus haute importance de ne point l'abandonner, avant que la guérison soit complète.

Parmi les complications qui s'opposent à la résolution du catarrhe, une des plus fréquentes, et en même temps des plus graves, est l'accumulation de mucus dans les cavités de l'oreille moyenne, qui a été désignée, par les anciens auteurs, sous le nom d'*abcès de la caisse du tambour*.

Alard, Itard, et la plupart des otologistes, ont conseillé et pratiqué, dans ce cas, la perforation de la membrane du tympan, pour donner issue au liquide dont la présence dans la caisse détermine, comme nous l'avons vu, un sentiment de tension et des douleurs déchirantes. Le but de ces auteurs était de soustraire le malade à un danger sérieux, au prix d'une infirmité durable, celle qui résulte de l'ouverture de la cloison. Ce moyen, rationnel avant que le cathétérisme des trompes d'Eustache fût connu, à cessé de l'être depuis. La voie d'excrétion du mucus est bouchée, il s'agit de la rouvrir ; et, dans les cas nombreux où ce résultat peut être atteint, le chirurgien ne serait pas plus autorisé à ouvrir la membrane du tympan, qu'il ne le serait, dans un cas de rétention d'urine, à ponctionner la vessie lorsque l'urètre peut livrer passage au liquide. Le cathétérisme de la trompe d'Eustache est indiqué alors. On doit le pratiquer à l'aide d'une bougie très-fine, et agir avec la plus grande douceur, en raison du gonflement et de la sensibilité morbide des tissus. La douche d'air que l'on a conseillé d'injecter, dans ces cas, pourrait déterminer instantanément l'accident que l'on veut prévenir. Il faut, au contraire, si le mucus ne sort pas par la voie que lui a ouverte la bougie, aspirer fortement le liquide accumulé au moyen d'une pompe aspirante, ou simplement avec le soufflet à injection, dont on aura préalablement chassé l'air, et qui, adapté au pavillon de la bougie, tend à se remplir par le retrait de ses parois, en déterminant une forte succion. On a encore proposé de faire éternuer le malade, pour provoquer ainsi l'écoulement du mucus ; mais il est évident que le mouvement brusque produit par cet acte, expose à une rupture presque certaine de la membrane du tympan, comme on en voit, au reste, des exemples chez les auteurs.

La tuméfaction de la gorge qui, restreinte dans de justes limites, ne peut être considérée comme une complication du catarrhe de l'oreille moyenne, est quelquefois portée au point de mettre les jours du malade en danger : il faut alors insister sur l'emploi des moyens généraux de traitement indiqués déjà, sacrifier les amygdales, et même les réséquer, s'il y a menace de suffocation.

Les constitutions catarrhales du printemps et de l'automne et les épidémies de même nature, dont nous avons signalé l'influence dans la production du catarrhe de l'oreille, n'exercent pas une action moins puissante dans la thérapeutique de cette maladie. Le catarrhe du printemps participe presque toujours de la nature des affections hivernales; et les minoratifs, avec un régime antiphlogistique, sont le plus souvent utiles. «En automne, dit le docteur Fuster (1), l'affection catarrhale est toujours compliquée avec une affection bilieuse: d'ailleurs elle est pernicieuse et d'une longueur désespérante... Son traitement très-difficile se compose, en général, d'une combinaison habile des évacuants saburraux avec les stimulants et les toniques. »

Quant aux affections catarrhales de l'oreille qui apparaissent dans le cours d'une épidémie de grippe ou de fièvres éruptives, le traitement est celui qui est indiqué dans les cas de catarrhe simple, sauf l'énergie plus grande des agents thérapeutiques, et les indications curatives particulières que l'expérience apprend à reconnaître.

Première observation. — Mademoiselle... (2) avait l'hatude de travailler pendant l'été de 1802, auprès d'une porte vitrée qui donnait sur un jardin. Vers les premiers jours de l'automne, le vent changea tout à coup, se tourna de l'est au sud-ouest, le ciel se couvrit de nuages et l'athmosphère s'imprégna d'une grande humidité. Cependant, comme la chaleur se trouvait peu diminuée, et que le temps était au contraire ce que l'on nomme vulgairement lourd, mademoiselle *** se tint toute la journée en corset et les bras simplement revêtus d'une toile fine et légère. Le lendemain, elle ressentit dans l'intérieur de l'oreille gauche (celle qui se trouvait du côté du jardin) une tension douloureuse qui oc-

(1) Voy. Ouvrage cité, p. 202.

(2) ALARD, Essai sur le catharre de l'oreille. — Observation 10e.

casionnait un sentiment pénible d'inquiétude, sans qu'il fût porté jusqu'à la douleur, proprement dite; l'organe semblait éprouver un étourdissement, si je puis m'exprimer ainsi.

Le second jour, ce n'était plus ce sentiment vague de tension et d'engourdissement, mais des élancements très-vifs que la malade comparait à ceux que l'on ressent pendant la formation d'un abcès. Le troisième jour, il y eut un peu d'amendement. Le quatrième, les douleurs lancinantes avaient bien disparu, mais l'oreille était revenue dans le même état qu'à l'époque de l'invasion; et cette fois, la tension douloureuse se propageait jusque dans la gorge.

Le lendemain, céphalalgie, raideur des muscles de la partie postérieure de la tête; douleur aiguë, suivant la direction du canal d'Eustache, et gênant les mouvements de rotation du cou, comme si une aiguille à deux tranchants les arrêtait par sa présence; enfin, sentiment d'érosion produit par chaque déglutition au côté gauche du pharynx.

Les jours suivants, l'inflammation se porta sur l'arrière-bouche et les bronches; mais, quoique l'oreille ne fût plus douloureuse, elle ne cessa néanmoins de faire éprouver quelques élancements, et une certaine confusion dans la perception des sons, qu'au bout de quatorze ou quinze jours.

Deuxième observation (*quinzième* du même auteur). A. S. âgé de douze ans, a eu, depuis sa naissance, une sensibilité remarquable de la membrane muqueuse de l'oreille. Chacune de ses maladies a été marquée par une lésion sympathique de cette partie, de telle sorte que, non-seulement la dentition, mais même la petite vérole et la fièvre ataxique, ont été précédées chez lui d'une inflammation plus ou moins grande des oreilles. Il y a trois ans, un prise de manne lui occasionna des coliques atroces qui durèrent près de quarante-huit heures. L'irritation des intestins cessa, même assez promptement, mais presque aussitôt il se plaignit d'une douleur insupportable dans l'oreille droite. La douleur devint si violente, que cet enfant, d'ailleurs courageux, se roulait par terre et faisait mille contorsions qni exprimaient ses souffrances. Deux jours se passèrent ainsi : à la fin du second, on lui administra une potion, avec le laudanum qui parvint à l'assoupir. Une quinte de toux le réveilla ; elle dura longtemps, mais il était soulagé. Nul écoulement ne parut au dehors. Les jours suivants, on s'aperçut d'une dureté d'ouïe, et le malade moucha beaucoup plus qu'à l'ordinaire. Sa mère le disait enrhumé du *cerveau* ; mais je n'observai aucun des signes de l'affection de la pituitaire, qui, chez lui, ne s'est jamais enflammée. Au bout de quinze jours, tout était rétabli.

Depuis cette époque, ce jeune homme a eu plusieurs rechutes du même mal aux oreilles, qui, s'il n'a pas toujours été de la même violence, a du moins toujours été de la même durée. La dernière fois seulement, il a paru vouloir prendre un caractère chronique.

A ces deux observations, nous en ajouterons une troisième empruntée à Itard, et désignée, par lui, sous le nom d'otite purulente interne, la voici :

Troisième observation. — Mademoiselle Viotte, couturière, âgée de vingt-sept ans, rachitique, convalescente d'une affection catarrhale fébrile, ayant passé plusieurs heures assise sur l'herbe, dans la soirée du 21 prairial an XIII, fut prise le lendemain d'un accès de fièvre, avec froid, céphalalgie, douleurs dans les membres et bourdonnement dans l'oreille gauche. La fièvre ne dura que vingt-quatre heures, mais le bourdonnement augmentant rapidement, dégénéra en une douleur des plus violentes, qu'exaspéraient le moindre bruit, et même les mouvements de la mâchoire dans la mastication. Enflûre de la joue du même côté, pesanteur de la tête, perte du sommeil, de l'appétit, surdité complète.

Même état à peu près pendant une semaine, au bout de laquelle je vis la malade pour la première fois. La douleur d'oreille était moins aiguë, c'était plutôt un sentiment de plénitude dans toute la région temporale. La malade assurait qu'elle avait un dépôt dans la tête, et qu'elle sentait même la pesanteur du liquide. L'examen du conduit auditif ne me montra aucune lésion sensible. La parotide du côté affecté était visiblement tuméfiée. Lorsque la malade se mouchait, elle sentait dans l'oreille *comme une matière qui remontait au cerveau*. Il n'y avait point de fièvre, quoique la figure fût très-animée, l'anxiété extrême, les yeux cernés et douloureusement tiraillés au fond de leur orbite. Je prescrivis des fumigations émollientes, dirigées dans le conduit auditif et dans la bouche, et une potion narcotique.

Le lendemain, qui était le dixième jour à dater de l'invasion de l'accès fébrile, pendant que la malade renouvelait ses fumigations, il survint une quinte de toux, dont les efforts déterminèrent l'issue, par la trompe d'Eustache, d'une matière puriforme, sans goût et sans odeur, assez abondante pour remplir une tasse ordinaire. Dès ce moment la douleur disparut, mais non la surdité.

Pendant un mois, l'écoulement par la trompe continua avec abondance ; la matière puriforme était quelquefois mêlée avec les mucosités de l'arrière-bouche, d'autres fois presque pures. Pendant la nuit elle fluait dans la trachée-artère ; alors la malade s'éveillait en sursaut, tourmentée par un chatouillement au larynx qui la faisait tousser. Peu à peu cette sécrétion muqueuse diminua, mais au détriment de la malade, qui commença à ressentir de nouveau dans l'oreille une pesanteur douloureuse, et par intervalles un bourdonnement qui ne l'incommodait pas moins que la douleur. Pour désobstruer la trompe d'Eustache, et redonner issue à la matière dont la rétention me paraissait causer tous ces accidents, je conseillai des gargarismes irritants, des vaporisations acéteuses, et l'usage de la pipe. Aucun de ces moyens ne réussit. Cependant la douleur allait croissant, et se compliquait d'insomnie, de fièvre, de céphalalgie violente ; la malade, réduite à un état de maigreur squélettique, trouvait son existence pire que la mort, et me demandait du soulagement à quelque prix que ce fût. Je lui proposai l'ouverture de la membrane du tympan ; elle n'attendit pas que je lui eusse expliqué ma proposition pour y adhérer, et me pressa de la mettre sur-le-champ à exécution.

Ce fut le lendemain matin, quarante-huitième jour de la maladie, que je pratiquai cette opération au moyen d'un simple poinçon d'écaille, tel que je le décrirai en parlant ailleurs de cette perforation. Avant de l'introduire, j'examinai de nouveau le fond du conduit auditif, et je vis que la membrane était d'un blanc mat, et nullement transparente. En la perçant de part en part je n'entendis point le bruit de déchirement que rend cette cloison dans le cas où elle est saine, et la caisse vide; je sentis la pointe de mon instrument s'enfoncer dans une matière que je jugeai, d'après l'espèce de résistance qu'elle offrait, avoir à peu près la consistance du fromage. Aussi, l'opération faite, il ne s'écoula rien d'abord, et ce ne fut qu'après avoir injecté, avec beaucoup de force, quelques onces d'eau tiède dans le conduit auditif, que la matière qui était contenue dans l'oreille interne commença à se faire jour au dehors. C'était un liquide puriforme, sanguinolent, très-fétide inégalement consistant, et du reste peu abondant. Néanmoins le soulagement n'était qu'imparfait. Je l'attendais d'un dégorgement complet, et pour l'obtenir je conseillai de fréquentes fumigations et injections. Ces moyens suffirent en effet. Pendant douze jours l'écoulement fut considérable, et entraîna au dehors les osselets de l'ouïe, et plusieurs concrétions de la consistance et de la couleur du savon. Les liquides injectés, qui d'abord ressortaient en totalité par le conduit auditif, passèrent en partie, au bout de quelques jours, par la trompe d'Eustache; et ce ne fut qu'alors que disparurent complètement, et sans retour, les bourdonnements, la douleur d'oreille et la céphalalgie. Je crus pouvoir alors substituer aux injections émollientes des décoctions toniques et un peu astringentes, avec la précaution de purger fortement et fréquemment. A l'aide de ces moyens, je vins à bout de tarir tout à fait l'écoulement. Cependant l'oreille resta privée de ses fonctions, et la nature de cette surdité ne laissant aucun espoir de guérison, je conseillai de s'abstenir de tout remède inutile.

Quatrième observation. — Il y a quelque temps, dit un médecin allemand, que je fus atteint par suite du froid, d'une fluxion de l'oreille gauche. L'otite interne, très-violente dès son début, se termina par suppuration. La membrane du tympan fut rompue et livra issue à un pus sanguinolent. Au bout de trois semaines de séjour forcé dans ma chambre, j'eus l'imprudence de sortir, et de m'exposer de nouveau au froid. L'écoulement purulent, qui n'avait pas tout à fait cessé, se supprima subitement, et dès-lors apparut une série de symptômes complétement insolites.

Le soir du même jour, je m'aperçus en rentrant que mes mouvements étaient incertains ; j'avais une peine extrême à régler ma marche, et plus d'une fois je trébuchai, et je faillis perdre l'équilibre. La nuit se passa dans le sommeil le plus paisible ; mais le matin, en m'éveillant, lorsque je voulus me mettre sur mon séant, il me sembla que j'avais une tendance à tourner, et j'eus besoin de me tenir au bord du lit pour m'empêcher d'y obéir. La tête était entraînée violemment de droite à gauche et *vice versa*. Je me levai, et j'essayai de faire quelques pas dans ma chambre ; mais alors tout tournoya autour de moi ; le parquet me parut mal assuré, j'étais comme sur le pont d'un navire agité par un violent roulis, je vacillais, et bientôt des nausées, des vomissements, en un mot un véritable mal de mer se déclarèrent.

Quand j'ébranlais la tête, soit en la tournant brusquement, soit en me mouchant, soit en toussant, mes jambes se dérobaient de dessous moi, et je tombais comme terrassé par la foudre. Cette impossibilité de me rendre maître de mes mouvements et de les coordonner, me mettait dans les conditions d'un homme ivre, mais avec la connaissance parfaite de tout ce qui se passait au dedans et au dehors de moi; en vain ma volonté se raidissait contre mes membres rebelles, il semblait qu'ils ne m'appartenaient plus, et tout ce que j'obtenais c'était des mouvements irréguliers, dans lesquels j'avais la plus grande peine à conserver mon équilibre.

Une circonstance digne d'attention, c'est que les extrémités supérieures ne partagèrent pas le dérèglement des extrémités inférieures, et que pendant tout le temps que dura ma maladie, elles conservèrent une intégrité et une précision parfaite dans les mouvements.

Fatigué de lutter, je rentrai au lit; avec la position horizontale, tous les symptômes disparurent. Je crus alors que j'avais été sous l'empire de quelque hallucination; mais, voulant de nouveau me relever, le trouble dans les mouvements reparut. Cependant la tête restait parfaitement libre; la vue, l'odorat, le goût, l'ouïe même, à part un bourdonnement et un sifflement incommode dans l'oreille malade, n'étaient pas altérés; le pouls et la respiration étaient réguliers, l'émission des urines facile. Mon ami, le docteur Moke, qui me vit dans cet état, ne sut à quoi attribuer l'altération de mes facultés locomotives; toutefois, pensant que la brusque suppression de l'écoulement de l'oreille n'y était pas étrangère, il s'appliqua à la rappeler. Des sangsues me furent apposées autour du conduit auditif, et remplacées immédiatement par des cataplasmes légèrement aromatisés. Il me prescrivit également une mixture d'asa-fœtida. Sous l'empire de ce traitement, l'écoulement reparut, et peu à peu les mouvements reprirent leur régularité. Cependant, durant plus d'un mois, je conservai une certaine indécision dans mes mouvements, surtout quand je tournais brusquement la tête. »

(Observation de catarrhe de l'oreille moyenne consécutif à la répercussion des gourmes, chez un sujet de 13 ans — mort (1).)

Rombault Relier, 13 ans, tempérament lymphatique a eu, dans son enfance, des éruptions au cuir chevelu qui offrirent un caractère d'intermittence remarquable, disparaissant par intervalles de quelques mois pour revenir ensuite, mais avec moins d'intensité, de sorte qu'il y avait amélioration graduelle avec les progrès de l'âge ; du reste, sa santé était satisfaisante, et jamais elle n'était meilleure que lorsque l'affection pustuleuse était dans toute sa force. Il y a un an environ, une nouvelle éruption s'étant manifestée, on la combattit par des lotions avec de l'eau de son, et elle disparut en quelques jours. Bientôt après, le malade ressentit de vives douleurs dans l'oreille droite, au point de lui arracher des cris perçants. Ces douleurs s'irradiaient dans tout le côté correspondant du cuir chevelu ; sous l'influence de quelques émollients, la douleur diminua sans disparaître toutefois complètement.

L'été dernier, l'éruption reparut à l'endroit accoutumé, et l'oreille ainsi que la santé générale s'améliorèrent beaucoup, mais des onctions faites avec un onguent conseillé par un pharmacien, firent disparaître l'éruption au bout de quelques jours ; peu de temps après, les douleurs de l'oreille revinrent avec une nouvelle intensité, et le malade entra à l'hôpital Saint-Jean

(1) Archives de la Médecine Belge. Octobre 1840.

de Bruxelles, le 29 février 1840, dans l'état suivant : douleur atroce dans le côté droit de la tête ; otorrhée, surdité, face congestionnée ; pouls fréquent ; chaleur à la peau et légers frissons alternant ; soif ; perte d'appétit et grand amaigrissement. Le lendemain, il fut pris de délire, avec céphalalgie, convulsions, contracture, et opisthotonos, et malgré des sangsues appliquées aux tempes et aux apophyses mastoïdes, un vésicatoire sur le cuir chevelu, et des purgatifs, il mourut le 4 mars.

CHAPITRE VI.

Du catarrhe chronique de l'oreille moyenne.

Diagnostic spécial et différentiel. — *Marche.* — Le catarrhe chronique de l'oreille est, sans contredit, la maladie la plus commune de l'organe auditif. « C'est cette affection (catarrhe chronique de l'oreille), dit un auteur, qui cause la plus grande partie des surdités si répandues dans la société, et que l'on regarde comme incurables (1). » « Cette espèce de cophose, ajoute Itard (2), est une de celles que j'ai recontrées le plus souvent dans ma pratique, et sur laquelle je puis donner un plus grand nombre d'observations. » Ces témoignages nous imposent le devoir d'étudier cette maladie avec un soin particulier.

Le catarrhe chronique de l'oreille est, en général, exempt de douleurs ; la surdité et les bourdonnements sont, d'ordinaire, les seuls phénomènes morbides fonc-

(1) ALARD, ouvrage cité, p. 40.
(2) Ouvrage cité, tom. II, p. 120.

tionnels qu'il présente. Ces symptômes, dont le premier surtout persiste, sans interruption, depuis le commencement jusqu'à la fin de la maladie, s'aggravent constamment sous l'influence du froid et de l'humidité.

Le catarrhe chronique, comme le catarrhe aigu, présente divers degrés d'intensité, et, comme ce dernier aussi, il est simple ou compliqué, et n'existe que dans une oreille ou dans les deux organes, à la fois. Une dysécie peu intense, qui souvent même reste inaperçue, et des bourdonnements passagers, indiquent seuls l'existence du catarrhe chronique très-léger. La membrane du tympan est belle et transparente, et la gorge est, le plus souvent, en parfait état d'intégrité. L'air, pressé dans l'arrière-bouche, par un effort d'expiration, les lèvres et le nez demeurant clos, pénètre facilement jusque dans les caisses du tympan, et y fait entendre ce bruit de soupape que nous avons déjà indiqué. Il est rare que les malades consultent le médecin pour ces surdités légères, surtout quand elles n'attaquent qu'une oreille.

Le catarrhe chronique de moyenne intensité succède quelquefois au précédent; mais, quelquefois, il se déclare d'emblée. Dans ces deux cas, il peut n'exister que dans un organe; toujours, du moins, il est plus intense d'un côté que de l'autre. Les mêmes lésions fonctionnelles qui accompagnent la forme légère, la dysécie et les bourdonnements, se trouvent encore ici, mais avec une intensité plus grande, et toujours ces deux symptômes s'aggravent par l'action du froid et de l'humidité. La portée auditive a diminué de la moitié ou des deux tiers, et les bourdonnements deviennent plus fréquents et plus forts, ou même ils persistent sans aucune interruption. Le malade, d'ailleurs, n'accuse aucune souffrance, ni dans l'oreille, ni au voisinage, et jamais il n'existe de symptômes de réaction.

L'exploration fournit, dans ce cas, des renseignements précieux. L'air pénètre encore dans la caisse, quand le malade aspire fortement, le nez et la bouche étant fermés; mais le passage est déjà plus difficile. La membrane du tympan conserve, assez généralement, sa transparence; mais, en l'examinant avec soin, on lui reconnaît une teinte violacée qui, sans aucun doute, dépend de la turgescence sanguine de la membrane muqueuse placée derrière elle. Il est rare que les amygdales et le voile du palais ne participent à la tuméfaction du conduit guttural, au moins du côté le plus affecté. Quelquefois même, chez certains enfants surtout, l'engorgement est porté au point de nuire, en même temps, à la phonation, à la respiration et à la déglutition. Le cathétérisme des trompes d'Eustache présente déjà, dans ce cas, quelques difficultés, et l'on ne peut l'exécuter qu'avec des bougies de petit calibre. L'air injecté dans le cathéter ne pénètre pas toujours, du premier coup, jusqu'à la caisse. Dans les cas ordinaires, il n'y arrive qu'au moyen d'une pression assez forte; d'autres fois même, il reflue dans la gorge, en faisant entendre le *bruit de trompe*. L'ouïe éprouve ordinairement une amélioration momentanée de ces tentatives de cathétérisme.

Dans le catarrhe chronique très-grave, on retrouve encore, mais à un degré plus élevé, les phénomènes morbides fonctionnels et organiques de la forme précédente. L'ouïe, dans ces cas, est affaiblie au point que le malade a cessé d'entendre la montre, ou qu'il ne l'entend plus qu'au contact. Les trompes d'Eustache, complétement oblitérées, ne laissent plus passer l'air de la gorge dans l'oreille moyenne. L'influence des variations atmosphériques, si notable dans les degrés précédents, se fait encore sentir dans celui-ci. Néanmoins, selon la remarque d'Itard (1), « ces fréquentes variations deviennent plus rares, et cessent même de se faire remarquer quand la surdité date de plusieurs années. » La sécrétion du conduit auditif externe diminue en général, quelquefois même elle disparaît dans les catarrhes chroniques très-intenses, et la membrane du tympan présente ordinairement une teinte mate, surtout lorsque la maladie est très-ancienne.

La gorge et la membrane pituitaire, de leur côté, participent ordinairement à l'état morbide de l'organe auditif. Les amygdales, les piliers du voile du palais, sont le siége d'une tuméfaction notable, et souvent le gonflement se continue dans le pharynx. Dans d'autres cas plus rares, la gorge conserve son état normal. Il est toujours difficile, et quelquefois impossible alors, d'exécuter le cathétérisme des trompes d'Eustache, et la douche d'air injectée reflue en entier dans les cavités buccales.

En déterminant, au précédent chapitre, le diagnostic différentiel du catarrhe aigu de l'oreille et de la carie du rocher, nous avons sommairement indiqué les symptômes de cette dernière affection, qui, d'ailleurs, est décrite à part. C'est en comparant cette description à celle du catarrhe chronique, que l'on peut apprécier les différences qui portent sur l'origine, la marche, la durée, etc., de ces maladies. La surdité catarrhale

(1) Itard, ouvrage cité, tom. II, p. 121.

chronique présente plusieurs points de ressemblance avec la *surdité nerveuse* des auteurs (hypocousie); ce n'est que par un examen attentif de l'origine et du caractère particulier des symptômes *propres* à ces deux affections, que l'on peut les distinguer l'une de l'autre. On trouve presque toujours des convulsions ou des hydropisies intra-crâniennes à l'origine de la *surdité nerveuse* chez les enfants, tandis que c'est après des chutes, des fièvres ataxiques, cérébrales, ou à la suite d'affections morales tristes et prolongées, etc., que l'on observe la même maladie chez les adultes. La surdité catarrhale s'aggrave d'une manière constante, au moins dans les premiers temps, sous l'influence du froid et de l'humidité, tandis que les mêmes changements de température restent sans influence sur la surdité nerveuse. Jamais non plus, excepté dans quelques cas tout à fait exceptionnels, la cophose due au catarrhe, n'est aussi complète que la surdité nerveuse, et, enfin, tandis que le catarrhe chronique n'arrive jamais à son *summum* d'intensité que graduellement, et en passant par les phases que nous avons indiquées, la cophose nerveuse atteint très-souvent, tout à coup, ce point extrême.

La *surdité par pléthore,* qui survient, soit à l'occasion d'une violence extérieure, comme dans le cas rapporté par Littre (1), soit par suite d'un état pléthorique local ou général, n'offre, ainsi que la précédente, aucun rapport d'origine avec la maladie qui nous occupe. Les variations de température n'apportent aucun changement dans l'audition, tandis que les exercices violents, et

(1) Voy. Histoire de l'Académie des Sciences. Année 1705.

toutes les causes qui activent la circulation, augmentent la surdité et les battements que le malade perçoit dans les oreilles.

On trouve quelquefois chez le même sujet les surdités catarrhale et nerveuse. Nous avons cité, dans un autre travail (1), un exemple remarquable de cette singulière coïncidence.

« Un ecclésiastique étranger avait été atteint, au séminaire, vers l'âge de vingt-deux ans, d'un commencement de surdité, à la suite de plusieurs rhumes de cerveau et de poitrine, qu'il gagna pendant l'hiver. Ce commencement de surdité, qui ne l'empêcha pas de continuer ses études et de recevoir les ordres, resta stationnaire pendant plusieurs années ; mais, à la suite de grandes fatigues, éprouvées dans l'exercice de son ministère, l'ouïe baissa tellement qu'en quelques mois il se trouva hors d'état de confesser. Un bourdonnement, léger et intermittent dans le principe de la maladie, était devenu, à cette époque, très-incommode et continuel. Des saignées locales et générales, des vésicatoires à profusion et un cautère à la nuque, entretenu pendant un an, n'arrêtèrent pas même les progrès de la surdité. Le malade, qui avait alors trente-cinq ans environ, se trouvant, par suite de son infirmité, hors d'état de vaquer aux fonctions actives du ministère, se livra aux travaux de cabinet avec une grande énergie. Bien résigné à vivre avec son infirmité, puisque tous les remèdes étaient demeurés inutiles, il avait abandonné tout traitement, et dès lors, il commença à acquérir de l'embonpoint. Une nuit, après avoir veillé

(1) Mémoire sur le catharre de l'oreille moyenne.

plus tard que d'habitude, il fut éveillé tout à coup par des battements qu'il éprouvait dans toute la tête, et surtout dans les oreilles. Ces battements, parfaitement isochrones à ceux du pouls, ne l'ont pas abandonné depuis, et aujourd'hui, cet ecclésiastique, qui a quarante-cinq ans, éprouve sans cesse deux sortes de bruits bien distincts. L'un, qui a coïncidé avec l'affection catarrhale, est un bourdonnement continuel; l'autre, qui a commencé depuis, consiste dans des battements isochrones à ceux du pouls. Les premiers bruits augmentent sous l'influence du froid et de l'humidité, pour diminuer dans les circonstances de température opposées; les seconds n'éprouvent de variations que sous l'influence des causes qui activent ou ralentissent la circulation générale.

Le catarrhe peut-il rester isolé dans une partie de l'organe auditif, comme le pense le docteur Alard, ou occupe-t-il constamment toute l'étendue des cavités de l'oreille moyenne, ainsi que le veut M. Kramer? Si la question est susceptible de controverse pour le catarrhe aigu, on ne peut, du moins, douter de la possibilité ni même de la fréquence des faits énoncés par M. Alard, quand il s'agit du catarrhe chronique. Dans les perforations anciennes de la cloison, la caisse du tambour est constamment le siége d'un catarrhe, tandis que les trompes d'Eustache demeurent, le plus souvent, libres. D'un autre côté, les conduits gutturaux de l'oreille sont quelquefois engorgés, tandis que la membrane muqueuse de la caisse reste intacte, ainsi que le prouve une observation que nous rapportons à la fin de ce chapitre.

La tuméfaction des amygdales et des parties constituantes de l'arrière-gorge, qui accompagne si souvent le catarrhe aigu de l'oreille, n'est pas moins commune dans le catarrhe chronique. On l'y rencontre quelquefois bornée à l'amygdale du côté le plus malade; mais, le plus souvent, les deux glandes sont hypertrophiées en même temps.

L'otorrhée purulente complique encore assez souvent le catarrhe chronique de l'oreille. Bien que le docteur Kramer ait signalé cette coïncidence comme très-commune, on ne la rencontre presque jamais chez les adultes, et moins souvent encore chez les vieillards; mais elle existe assez fréquemment chez les enfants scrofuleux, ainsi que nous en rapportons un exemple à la fin de ce chapitre.

Une complication fréquente, ou plutôt une conséquence habituelle du catarrhe chronique de l'oreille, c'est l'altération de la voix. Les personnes âgées; celles surtout qui ont l'habitude de la parole, conservent encore la liberté de prononciation, même dans un degré avancé de cophose; mais, chez les enfants, l'altération et l'affaiblissement de la phonation suivent constamment la diminution de l'ouïe, de telle sorte que l'on voit, pour ainsi dire, arriver le mutisme chez quelques-uns, à mesure que l'ouïe baisse. Nous avons observé ce phénomène dans une foule de cas; et nous avons également suivi le phénomène contraire dans plusieurs autres. Nous avons, au moment où nous écrivons ces lignes, plusieurs jeunes sourds en voie de guérison; et, chez la plupart, les progrès de la voix sont plus marqués encore que ceux qui ont lieu dans l'ouïe.

Durée. — La durée du catarrhe chronique de l'oreille est indéterminée. Jamais nous n'avons vu cette maladie rester stationnaire pendant longtemps. Le plus ordinairement, on observe une aggravation lente et continue des phénomènes morbides, qui persiste sans causer de souffrances.

La *Terminaison* naturelle du catarrhe chronique de l'oreille est donc la cophose qui devient complète et incurable.

Le *Pronostic* est, par conséquent, fâcheux, quand la maladie est abondonnée à elle-même, mais il en est autrement quand on lui applique, à temps, les secours de la médecine. Toutes choses égales d'ailleurs, l'enfance présente plus de chances favorables au traitement que les autres âges de la vie. La guérison du catarrhe très-ancien est, en général, fort lente et très-difficile à obtenir. On ne doit cependant pas regarder comme incurables tous les catarrhes de l'oreille, par cela qu'ils sont anciens; nous avons obtenu, avec de la persévérance, des succès sur lesquels nous n'osions plus compter.

Parmi les complications qui s'opposent à la curation du catarrhe de l'oreille, une des plus fâcheuses, sans contredit, est la perforation de la membrane du tympan. Cette lésion, comme nous l'avons dit, est toujours incurable, et il en est de même du catarrhe de la caisse qui l'accompagne. L'engorgement des tissus muqueux de l'arrière-bouche, qui est la complication la plus ordinaire du catarrhe, n'est pas un obstacle à la guérison, aussi longtemps qu'il reste enfermé dans de justes limites; mais il n'en est plus de même quand il est considérable, et surtout, quand il a gagné toutes les parties de cette cavité. L'hypertrophie des tissus pharyngo-laryngés devient alors, en quelque sorte, le foyer d'alimentation du catarrhe de l'oreille, qu'il rend ainsi trop souvent incurable.

Etiologie. — Contrairement à l'opinion du docteur Alard, qui pense que le catarrhe chronique de l'oreille, afflige ordinairement les personnes qui ont passé l'âge de quarante à cinquante ans, nous croyons que cette affection est beaucoup plus fréquente dans l'enfance et dans l'adolescence qu'aux autres époques de la vie. En remontant, avec soin, à l'origine de l'infirmité, chez l'adulte, il arrive presque constamment que l'on en trouve le point de départ dans une affection catarrhale des premières années. Les considérations théoriques les plus simples expliquent, du reste, suffisamment ce fait. Le tempérament lymphatique, la faiblesse de constitution et le défaut de résistance au froid extérieur, sont les causes prédisposantes les plus ordinaires du catarrhe de l'oreille; or, à aucun âge de la vie, le système lymphatique ne prédomine comme dans l'enfance, de même qu'à aucun âge, on ne prend moins de précautions pour se garantir des intempéries. Il en résulte que les rhumes de l'oreille sont aussi fréquents, peut-être, chez l'enfant, que ceux du nez et des bronches.

Les influences atmosphériques et les intempéries, que nous avons précédemment signalées comme des causes prédisposantes du catarrhe aigu, agissent encore de la même manière dans la production du catarrhe chronique.

Le catarrhe de l'oreille débute quelquefois sous forme chronique, surtout chez les sujets très-faibles, et dans des conditions hygiéniques défavorables; mais, plus souvent encore, il a commencé par l'état aigu, avant de prendre le caractère chronique qui devient ainsi secondaire. Cette transformation a lieu, du reste, de deux manières bien distinctes : dans l'une la période d'hydorrhée ou de pyorrhée se prolonge indéfiniment, et le catarrhe revêt ainsi, et sans transition, le caractère chronique. Dans l'autre, qui est la plus ordinaire, le malade, après avoir éprouvé une série de catarrhes aigus, est atteint d'un dernier plus tenace que tous les autres, et qui reste en permanence dans l'organe.

Traitement. — La médication générale qui, comme nous l'avons vu, joue le principal rôle dans la thérapeutique du catarrhe aigu de l'oreille, n'a qu'une importance secondaire dans celle du catarrhe chronique, où la médication locale tient, en réalité, le premier rang. Les différences qui existent dans l'origine et dans le caractère de ces maladies, entraînent cette modification dans le traitement. Ainsi, tandis que la cause déterminante du catarrhe aigu est présente, et, pour ainsi dire, palpable, et alors que les symptômes de réaction sont les plus graves, la même cause a, depuis longtemps, cessé d'agir, ou est passée inaperçue dans le catarrhe chronique, où les phénomènes morbides généraux sont à peu près nuls. Nous commencerons donc l'étude du traitement, par l'examen de la *médication locale* et de la *médication mixte* qui conviennent au catarrhe chronique.

Le traitement local présente deux indications : la première consiste à dilater le conduit guttural de l'oreille, pour lui restituer son calibre normal; la seconde, à porter directement sur les tissus malades les agents destinés à en modifier la vitalité.

Les règles que nous avons tracées pour l'introduction du cathéter explorateur sont, en tout point, applicables au cathétérisme curatif : le but seul diffère. Dans le catarrhe chronique, le chirurgien se propose d'obtenir la résolution de l'engorgement, au moyen d'une compression douce et continue, exercée sur les tissus malades. Il y parvient, en laissant la bougie exploratrice engagée, pendant un certain temps, dans le point rétréci, et en augmentant, peu à peu, le calibre de l'instrument, ainsi que la durée de son séjour dans le conduit guttural. Nous commençons, d'ordinaire, le traitement, par l'introduction de bougies en gomme élastique, d'un millimètre de diamètre. On laisse l'instrument en place, cinq minutes seulement, la première fois, et on le maintient soi-même, ou on le fixe au moyen des petites *pinces à fil d'argent* du docteur Deleau. Dans la séance suivante, qui a lieu ordinairement le surlendemain, on emploie encore la même bougie, mais on l'engage plus avant, et on la maintient en place dix minutes. A chaque introduction nouvelle, on laisse le cathéter engagé quelques minutes de plus et, en même temps, on en augmente graduellement le volume. Dans toutes ces tentatives, la règle constante est de ne jamais exercer de violence sur les tissus, par une introduction forcée, et de ne jamais porter dans le conduit guttural des bougies de plus de trois millimètres de diamètre. Cette conduite pourra paraître timorée, si on la compare surtout à celle de quelques opérateurs ; mais elle est prudente seulement, et justifiée par l'analogie et par l'expérience. Il n'est, en effet, aucun chirurgien, ayant quelque pratique du cathétérisme de l'urètre, qui n'ait observé souvent des accès de fièvre, à la suite de l'introduction de bougies dans ce conduit, tandis que rien n'est plus rare que le même accident après la cautérisation. Les accès de fièvre et la céphalalgie sont aussi des suites trop communes du cathétérisme forcé de la trompe d'Eustache; et la mort d'un peintre distingué de la capitale a offert, il n'y a pas longtemps encore, un triste témoignage des dangers attachés à d'imprudentes manœuvres d'introduction de bougies dans les trompes d'Eustache.

Il arrive, dans certains cas, que le cathétérisme simple suffit pour amener une guérison durable du catarrhe chronique de l'organe auditif; mais, d'autres fois, les tissus engorgés, momentanément réduits par la compression, se gonflent de nouveau, et reviennent à leur premier état en très-peu de temps. Il faut alors recourir à la cautérisation du conduit, avec l'azotate d'argent.

Les instruments conseillés jusqu'ici pour exécuter cette opération sont tous plus ou moins imparfaits, et la plupart, d'une application impossible. Après de nombreux essais, nous nous sommes arrêté au suivant : une bougie creuse, en gomme élastique, de 16 centimètre de longueur, et de trois millimètres de diamètre, sert de chemise à un mandrin flexible, d'un centimètre plus long que la bougie, terminé, d'un côté, par un anneau, de l'autre, par une cuvette porte-caustique d'un centimètre de long. Cet instrument en tout point semblable au porte-caustique de Ducamp, sauf les dimensions, qui sont plus faibles, ne peut être introduit directement, c'est-à-dire de la narine droite dans la trompe d'Eustache du même côté. La courbure qu'il forme alors est trop brusque, et la résistance qu'elle présente à la progression du mandrin ne peut être vaincue. Il faut, pour cautériser la trompe d'Eustache gauche, introduire la sonde par la narine droite, et *vice versa*, en suivant les règles qui ont été indiquées au chapitre 2 du premier livre. La bougie ayant été engagée dans le conduit guttural de l'oreille, et le mandrin métallique ayant été retiré, on introduit, à la place, le mandrin porte-caustique et on le porte jusqu'au centre de la coarctation. Deux ou plusieurs cautérisations sont quelquefois utiles, et en usant des précautions convenables, on peut toujours les exécuter sans danger.

Les gaz, comme nous l'avons dit, sont les seuls agents médicamenteux appropriés, par leur nature, à la sensibilité et à la vitalité des tissus de l'oreille moyenne. Nous portons dans cette cavité ceux qui servent aux fumigations gutturales ; et le procédé employé pour les obtenir est aussi le même que nous avons fait connaître. Outre les gaz balsamiques et résineux, nous injectons encore dans les cavités de l'oreille, ceux qui proviennent de la vaporisation des huiles essentielles de thym, de romarin et de lavande. Nous obtenons ces vapeurs, avec la plus grande facilité, en versant quelques gouttes d'huile sur le sable échauffé.

Quelles que soient, du reste, les vapeurs que l'on emploie, le mode d'administration est le même : on introduit, dans la tubulure du ballon l'extrémité ouverte du soufflet de caoutchouc, qui sert pour les douches d'air simple. Ce soufflet, d'abord vidé par la pression, se remplit aussitôt du gaz contenu dans la cloche, par le retrait de ses parois, momentanément affaissés. Adaptant alors son extrémité au pavillon de la bougie, préalablement engagée dans la trompe d'Eustache, on pousse le gaz dans la caisse, qui se trouve aussitôt remplie. La première injection ne produit pas ordinairement d'autre effet que la douche d'air simple ; mais la seconde, et surtout les suivantes, excitent des chatouillements et des démangeaisons qui souvent se propagent jusque dans le conduit auditif externe, où le malade porte le doigt, comme pour se débarrasser d'un corps étranger. Le picotement qui, dans quelques cas, cesse en même temps que les injections, persiste, dans d'autres, pendant une, deux, ou même plusieurs heures; et cette prolongation du chatouillement est de bon augure.

Le résultat immédiat le plus ordinaire de chaque insufflation médicamenteuse est, comme après la douche d'air atmosphérique, une diminution de l'ouïe. Mais cette diminution n'est que passagère, et, une heure après, la fonction a recouvré au moins sa force, et, plus souvent encore, elle a gagné. Le bénéfice obtenu après chaque séance est constamment le même, dans quelques cas; dans d'autres, le résultat, nul pour les premières administrations, devient très-notable dans les séances suivantes.

On emploie, pour chaque douche, de 10 à 30 centigrammes de benjoin ou de résine. Nous n'administrons jamais moins de deux douches d'air médicamenteux en une séance; nous n'en administrons jamais non plus au delà de huit ou dix en une fois.

Presque toujours, dans le catarrhe chronique de l'oreille moyenne, les amygdales et les tissus membraneux de l'arrière-bouche et des fosses nasales, participent à l'engorgement des trompes d'Eustache, et il est nécessaire de modifier cet état, pour obtenir une guérison complète et durable. L'excision des amygdales, les scarifications, l'application des caustiques et des styptiques, les fumigations et les gargarismes astringents et détersifs, les sternutatoires, les sialagogues, les révulsifs cutanés, etc., sont les moyens que l'on a conseillés et appliqués dans ce cas, et dont l'ensemble forme la *médication mixte* ou *par contiguité*.

1° Il est quelquefois utile de commencer le traitement du catarrhe chronique de l'oreille par la résection des amygdales, lorsque ces glandes hypertrophiées sont devenues un véritable corps étranger, une épine au milieu des parties saines. Itard conseillait de les enlever en plusieurs fois, afin d'éviter les accidents, et d'obtenir un dégorgement progressif. Mais personne ne suit cette pratique. Quel que soit, du reste, le procédé d'ablation que l'on emploie, il convient de laisser le malade en repos huit ou dix jours. Le dégorgement qui s'opère pendant cette période, est assez ordinairement suivi de l'amélioration du sens auditif; il prépare, dans tous les cas, le succès du cathétérisme et des autres moyens thérapeutiques qui doivent être employés plus tard.

2° Les scarifications ont pour objet principal d'opérer le dégorgement des tissus infiltrés. On les pratique avec la pointe d'une lancette ou avec celle d'un bistouri, et l'on a soin de favoriser l'écoulement du sang, en prescrivant des gargarismes émollients et tièdes. L'indocilité que l'on rencontre chez certains malades, et surtout chez les enfants, force quelquefois à préférer l'incision des amygdales à leur résection. On doit alors donner aux incisions une certaine étendue, et cautériser ensuite les plaies avec l'azotate d'argent.

3° La cautérisation des membranes muqueuses, où siége le catarrhe, a été souvent conseillée par les otologistes. Itard la pratiquait souvent; Perrin, de Lyon, la recommande dans les notes ajoutées aux mémoires de

Saissy, et le docteur Bonnet a publié un long mémoire pour en préconiser l'usage (1). Tous ces auteurs donnent la préférence à l'azotate d'argent, et notre expérience personnelle est en tout point d'accord avec leurs vues. Pour cautériser les amygdales et la partie supérieure du pharynx, nous employons, de préférence, le caustique solide, taillé en crayon. Une dissolution concentrée d'azotate d'argent, convient mieux pour toucher la membrane pituitaire, ou quand on ne veut agir que très-légèrement sur les tissus de l'arrière-gorge. On se sert, pour cet objet, d'une mèche de charpie, imbibée du liquide caustique que l'on porte, à l'aide d'une pince à pansements, sur les parties que l'on veut cautériser.

4° M. Pétrequin préfère à l'emploi de l'azotate d'argent celui des *styptiques*, et entre autres de l'alun. Il pense que ce sel, appliqué aux tissus muqueux malades, suffit pour modifier les conditions de leur vitalité, et pour déterminer la résolution des engorgements chroniques les plus rebelles. Nous prescrivons souvent nous-même ce médicament. Comme le médecin de Lyon, nous faisons quelquefois insuffler la poudre ; et, d'autres fois, nous employons une solution concentrée du sel. Mais l'application de l'alun ne peut remplacer celle de l'azotate d'argent, quand on veut obtenir un effet prononcé.

5° Les gargarismes et les fumigations sont très-souvent employés, avec avantage, pour modifier l'état morbide de la gorge, dans le traitement du catarrhe chronique de l'oreille. L'alun, dissous dans l'eau d'orge ou dans l'eau simple, forme la base la plus ordinaire des

(1) Voy. Bulletin général de Thérapeutique, tom. XIII, p. 177 et 206.

premiers; les résines et les gommes-résines réduites, par la chaleur, à l'état de gaz, constituent les secondes. Nous avons indiqué, au chapitre qui précède, la composition de ces gargarismes et de ces fumigations, ainsi que le mode d'administration qui leur convient; nous n'y reviendrons pas ici.

6° Les *Sialagogues* qui, soumis à la mastication, excitent directement les glandes salivaires, comme les baies de genévrier et la racine de pyrèthre, ont un mode d'action analogue à celui des gargarismes astringents. Le mercure, qui a été prescrit dans le même but, est un agent à la fois infidèle et dangereux : infidèle, en ce qu'au lieu d'opérer le dégorgement des tissus, il y appelle souvent un afflux de liquides; dangereux, à cause des accidents qu'il provoque, chaque jour, quand son administration est poussée jusqu'au ptyalisme.

7° C'est aussi en déterminant, à la surface de la membrane muqueuse, un afflux de liquides que les *Errhins* sont utiles, et secondent l'emploi des autres moyens, dans le traitement des surdités catarrhales. L'excitation qu'ils produisent à la surface de la membrane de Schneider, modifie avantageusement, dans plusieurs cas, le mode de sécrétion de cette muqueuse, et contribue au dégorgement général que l'on veut obtenir. Nous prescrivons, d'ordinaire, les poudres de muguet, d'asarum, de bétoine et de Saint-Ange, soit seules, soit combinées entre elles. La poudre sternutatoire la plus faible est composée de sucre candi pulvérisé et de poudre de muguet P. E. La plus forte est la poudre de Saint-Ange. Celle qui contient parties égales de fleurs de muguet et de feuilles d'asarum mêlées, et grossièrement pulvérisées, tient le milieu pour l'activité entre les précédentes, et mérite le plus souvent la préférence. Le malade prend trois ou quatre de ces prises par jour. Nous ne considérons pas comme un symptôme fâcheux l'épistaxis qui survient quelquefois après l'emploi de ces poudres.

8° Les *révulsifs cutanés*, les vésicatoires, les sétons et les moxas, sont d'un usage aussi général qu'inutile dans le traitement du catarrhe chronique de l'oreille. Jamais nous ne les avons vus, dans cette circonstance, produire le moindre effet curatif, bien que des centaines de malades soient venus nous consulter, après avoir été soumis à leur emploi...

C. La *médication générale*, ainsi que nous l'avons dit, doit être regardée comme auxiliaire des moyens locaux et mixtes de traitement du catarrhe chronique de l'oreille. On prescrit souvent les purgatifs dans le but d'obtenir une dérivation favorable sur la membrane muqueuse de l'intestin. Chez les enfants lymphatiques, nous faisons alterner assez ordinairement l'emploi des purgatifs et celui des toniques, en laissant un jour d'intervalle entre chaque prise de médicaments ; nous employons presque exclusivement, à cet effet, les purgatifs végétaux auxquels nous associons quelquefois le calomel. Les aloétiques sont préférables aux autres drastiques, quand on peut attribuer à la suppression d'un flux hémorrhoïdal, la persistance du catarrhe.

Le docteur Kramer nie à tort, selon nous, l'utilité des sudorifiques dans le traitement du catarrhe de l'oreille. Nous les avons souvent prescrits, avec avantage, non-seulement contre le catarrhe aigu de cet organe, mais encore contre le catarrhe chronique. Quand on a lieu de croire que la maladie est due à la suppression d'une transpiration de la tête, par suite de calvitie, il faut recourir aux moyens connus de tous, pour garantir cette partie du froid extérieur. Dans les cas plus nombreux où l'on peut rattacher le catarrhe à la cessation d'une sueur habituelle des pieds, nous recommandons l'usage de chaussures imperméables; et nous faisons saupoudrer, chaque matin, les bas de nos malades avec une cuillerée à café du mélange suivant :

Hydrochlorate d'ammoniaque pulvér.	1 p.
Chaux délitée.	2 p.
Poudre d'iris de Florence.	2 p.

On peut, au besoin, activer la force du mélange, en augmentant la proportion du sel ammoniacal. Quand, au lieu d'agir sur un point limité du corps, on veut rappeler la transpiration générale, il faut prescrire les sudorifiques ou les bains d'étuves, de la manière que nous avons indiquée.

L'aménorrhée et la dysménorrhée qui causent tant de maladies chez les femmes, déterminent par fois l'invasion du catarrhe de l'oreille et entretiennent, plus souvent encore, cette maladie. On doit s'attacher, dans les cas de cette espèce, à rappeler, par les emmenagogues, l'écoulement supprimé ou simplement diminué. Chez les femmes mal réglées, il est d'observation que le retard du flux menstruel s'accompagne toujours de l'aggravation de la surdité; et la même aggravation a lieu, bien qu'à un degré moindre, chez les femmes saines, à l'approche de leurs époques.

Quand il pouvait rapporter à la répercussion de la *gourme* l'invasion du catarrhe, l'ancien médecin des sourds-muets pratiquait sur la tête, préalablement rasée, des frictions avec une flanelle imbibée de fumées résineuses. Ce moyen qui peut convenir, quand l'affection est légère, est insuffisant quand elle a acquis quelque gravité. Nous prescrivons, dans ce cas, des lotions savonneuses, chaque jour, pour nettoyer le cuir chevelu. Après chaque lotion, la tête est séchée soigneusement, avec des morceaux de flanelle, et recouverte d'un serre-tête de taffetas ciré. Si l'excitation produite par ces lotions reste insuffisante, on prescrit des frictions avec un mélange de deux parties d'huile d'olives et d'une partie d'essence de térébenthine. On peut élever graduellement la dose de cette dernière substance, et arriver à prescrire un mélange de parties égales de chacune. Jusqu'ici ce moyen nous a réussi, pour rappeler l'éruption supprimée; mais, s'il fût demeuré insuffisant, nous n'aurions pas balancé à prescrire les frictions de pommade stibiée. Une révulsion sur le tube digestif, au moyen de purgations douces et fréquentes, seconde avantageusement cette médication.

Tels sont les moyens thérapeutiques généraux et locaux qui doivent être employés contre le catarrhe chronique de l'oreille. La durée de leur administration, subordonnée, d'ailleurs, à une foule de circonstances, sera généralement en rapport avec l'ancienneté de la maladie.

Lorsqu'au bout de huit ou douze jours d'un traitement méthodique, on n'a obtenu aucun résultat, on doit procéder à un nouvel examen du malade. On reconnaîtra quelquefois alors que l'on a commis une erreur de diagnostic, en considérant comme catarrhale, une surdité nerveuse ou d'une autre nature; et l'on dirigera contre la nouvelle maladie le traitement qui lui convient. On constatera, dans d'autres cas, une complication qui était restée inaperçue d'abord; et c'est en attaquant cette complication que l'on guérira la surdité.

Les observations suivantes comprennent à peu près toutes les espèces de catarrhe chronique de l'oreille. Nous avons commencé par la forme la plus simple, celle où la lésion est bornée à l'engorgement des trompes d'Eustache; et nous avons cherché à réunir toutes les complications possibles, depuis la plus légère, jusqu'à la plus grave de toutes, celle qui attaque l'intelligence.

PREMIÈRE OBSERVATION.—Engorgement catarrhal des conduits gutturaux de l'oreille chez un adulte; dysécie et bourdonnement augmentant sous l'influence du froid et de l'humidité. — Dilatation simple des trompes d'Eustache au moyen de bougies en gomme élastique. — Guérison en trois jours.

M. R.., d'un tempérament lymphatico-nerveux, est âgé de 47 ans. Il est blond et pâle, jouit d'ailleurs d'une santé généralement bonne, et personne n'est sourd dans sa famille. Les indispositions les plus fréquentes chez M. R. sont les coryzas; mais il en contracte avec la plus grande facilité, et il a toujours froid aux pieds.

M. R., qui exerce une fonction dans la magistrature, s'est aperçu de sa dureté d'ouïe, il y à peine six mois; ses collègues l'en ont prévenu, d'abord, et il a pu lui-même s'assurer de cette infirmité qui, bientôt, s'est compliquée de bourdonnements. Ceux-ci, qui augmentent chaque fois que le temps devient humide, augmentent encore d'avantage quand M. R. s'enrhume, ce qui, comme je l'ai dit, lui arrive fort souvent. La dureté d'oreille augmente également dans ces circonstances.

M. R., cédant aux instances de sa famille, vint me consulter en 1843... Il entend, à 50 centimètres de chaque côté, le bruit de ma montre que les personnes saines entendent de 120 à 150 centimètres. Les conduits auditifs externes sont beaux et bien conformés ; la membrane du tympan est transparente, nacrée et intacte. Toutes les parties qui constituent l'arrière-bouche sont légèrement injectées. M. R. fait cependant passer de l'air dans les cavités du tambour, en expirant fortement, la bouche et le nez étant fermés ; l'introduction d'un cathéter flexible d'un millimètre de diamètre est exécutée, sans difficulté, des deux côtés. Je laisse l'instrument en place quelques minutes et j'introduis, le lendemain, une nouvelle bougie plus forte que la première et que je laisse plus longtemps engagée.

Après la troisième séance, M. R. entend à 150 centimètres, de chaque côté, la montre qu'il n'entendait qu'à 50 au commencement du traitement. M. R. n'a rien perdu depuis cette époque, et jamais il n'avait entendu aussi bien avant son traitement.

SECONDE OBSERVATION. — Surdité catarrhale simple chez une femme de 42 ans. — Bourdonnements continuels. — Tristesse. — Usage d'huiles et d'injections dans le conduit auditif sans résultat ; purgatifs inutiles.

Dilatation des trompes d'Eustache. — Injections de gaz résineux et balsamiques dans l'oreille moyenne. — Guérison en cinq semaines.

Madame V., qui fait le sujet de cette observation, habite Paris depuis son enfance. Elle s'y est mariée, et est devenue mère de plusieurs enfants. Elle a toujours joui d'une bonne santé, et n'a jamais gardé le lit qu'à l'époque de ses couches. Personne, d'ailleurs, n'est sourd dans sa famille.

Madame V. n'a commencé à éprouver son infirmité que depuis trois ou quatre ans, bien que l'on croie que l'ouïe eût déjà baissé avant cette époque. Ce sont les personnes de sa famille qui l'ont avertie alors qu'elle devenait sourde ; et, presque en même temps, elle a eu des bourdonnements. Ceux-ci augmentent sensiblement dans les temps froids et humides, et diminuent dans les circonstances de température opposées. Ils augmentent surtout, d'une manière notable et constante, quand la malade mange chaud. Ces bruits, auxquels madame V. attribue son infirmité, peuvent être comparés quelquefois à ceux de l'eau en ébullition ; dans d'autres circonstances, à ceux du vent sifflant dans une forêt ; et plus souvent encore, au murmure d'une eau courante. Madame V., du reste, n'a éprouvé ni douleurs, ni démangeaisons dans les oreilles. Elle s'est aperçue, seulement, d'une diminution sensible dans la sécrétion du cérumen.

Madame V., qui longtemps avait refusé de croire à son infirmité, devint fort triste quand il lui fut impossible de la méconnaître ; et elle commença à s'exagérer la gravité de son mal avec autant de passion qu'elle en avait mis auparavant à le nier. L'avenir surtout l'inquiétait extrêmement, depuis qu'elle avait remarqué qu'elle n'entendait plus les battements de sa pendule, et d'autres bruits qui auparavant lui étaient familiers. Lorsque madame V. vint chez moi, elle m'aborda en pleurant, et me dit que ce n'était que pour faire plaisir à sa famille qu'elle venait me consulter ; et qu'elle était bien persuadée que sa surdité était incurable, et ne ferait que s'accroître avec le temps. Elle avait employé, sans le moindre succès, plusieurs remèdes, entre autres l'huile acoustique de M. Mène-Maurice. Je la consolai de mon mieux.

Madame V. n'entend qu'à 15 centim. de l'oreille droite, et à 25 centim. de la gauche, la montre de poche qui me sert pour toutes mes expériences, et que les personnes saines entendent à la distance de 1 mètre 20 centim. à un mètre et demi. Rien, à l'extérieur, n'explique l'infirmité de madame V. Les pavillons de l'oreille sont sains et bien conformés, ainsi que le conduit auditif, et la membrane du tympan est nacrée, brillante et parfaitement intacte. La seule lésion, de ce côté, est celle que la malade m'a indiquée, une diminution dans la sécrétion cérumineuse, d'où résulte la sécheresse des conduits. La gorge est assez belle, mais lorsque la malade fait un effort d'expiration, la bouche et le nez étant fermés, l'air ne passe pas dans les oreilles, du moins madame V. ne le croit pas.

La seule lésion organique qui puisse expliquer la surdité, dans ce cas, c'est donc l'obstruction des trompes d'Eustache, par gonflement de la membrane muqueuse; et ce gonflement est de nature catarrhale, puisqu'il augmente, ainsi que la surdité, et les bourdonnements qui en sont des symptômes, sous l'influence du froid et de l'humidité.

L'indication thérapeutique est, dans ce cas, de la plus grande simplicité. La maladie est purement locale, et le traitement qui doit être également local, n'offre que deux indications : élargir le conduit auditif interne pour permettre le passage de l'air, d'une part; modifier l'état catarrhal des tissus, de l'autre, pour rendre la guérison durable. Je pratiquai donc, immédiatement, chez madame V., le cathétérisme des trompes d'Eustache, que je trouvai rétrécies de chaque côté, surtout à gauche. Je fis même parvenir un filet d'air dans les deux caisses du tympan ; et madame V., qui se montra très-confiante et vint assidûment pendant quelques jours, m'apprit, dès la troisième visite, et avec de grandes démonstrations de joie, qu'elle avait entendu, de son lit, la pendule de sa chambre. Elle entendait ma montre à 20 centim. de l'oreille droite, et à 35 centim. de la gauche. A sa cinquième visite, elle entendait à 22 centim. à droite et à 45 à gauche. A la huitième visite, elle entendait à droite à 50 centim., à gauche à 60 centim. Madame V. fit une absence de trois semaines, et, quand elle revint me voir, j'obtins encore une nouvelle amélioration qui permit à la malade d'entendre ma montre à 75 centim. de l'oreille gauche, et à 90 centim. de la droite. J'engageai madame V. à ne pas rester en si beau chemin, et à revenir ; elle me le promit, mais je n'en ai plus entendu parler depuis lors, et il y a près de deux ans, d'où j'ai conclu qu'elle se trouve suffisamment guérie.

Dans une affection aussi simple et purement locale, je n'ai employé que des moyens également simples et locaux : la dilatation des trompes d'Eustache, à l'aide de bougies en gomme élastique, et l'injection dans l'oreille moyenne du gaz benzoïque. Si ces moyens fussent restés insuffisants, j'aurais eu recours à ceux qui m'ont servi dans les observations suivantes :

TROISIÈME OBSERVATION. — Surdité catarrhale simple à gauche, compliquée de perforation de la membrane du tympan, à droite, sans perte des osselets, chez un sujet de 12 ans et demi. — Maladie datant de six ans. — Inutilité complète des fumigations et des injections dans les conduits auditifs. — Amélioration momentanée de l'infirmité par l'application de vésicatoires derrière l'oreille droite. — Récidives constantes de la surdité après leur suppression.

Traitement par la dilatation des trompes d'Eustache combinée avec les injections de gaz résineux. — Guérison de l'oreille gauche. — Amélioration de la droite, en vingt-sept jours.

M. C. R. (de la Moselle) est âgé de douze ans et demi, grand, frêle et d'une constitution très-délicate ; il contracte des coryzas et des rhumes avec la plus grande facilité, malgré les soins assidus dont il est l'objet. Le jeune R. est né d'une mère qui est morte phthisique, il y a un an ; et sa famille n'a rien négligé pour le soustraire aux chances funestes dont on le croit menacé. Des médecins consultés ont prescrit divers remèdes qui ont été exécutés, et l'enfant est allé passer un hiver dans le midi.

On avait bien cru s'apercevoir, dès la première enfance du jeune R., qu'il avait l'oreille un peu paresseuse ; mais on attribuait à l'étourderie ordinaire à cet âge, le silence qu'il gardait souvent lorsqu'on l'interrogeait. A la suite d'un rhume qu'il contracta, à l'âge de six ans, le jeune R. éprouva, dans l'oreille droite, de vives douleurs qui furent suivies d'un écoulement copieux de pus par le conduit auditif ; et à la suite de cet accident, pour lequel plusieurs médecins furent appelés, on fut forcé de reconnaître que le jeune R. était sourd. Depuis cette époque jusqu'aujourd'hui, le conduit auditif n'a cessé de couler qu'à de rares intervalles, toujours marqués par l'exaspération des douleurs. La matière de l'écoulement est purulente et plus abondante en hiver, d'une odeur rance habituellement, et quelquefois fétide.

On a appliqué, à plusieurs reprises, des vésicatoires qui ont été suivis de diminution de l'écoulement et d'amélioration de l'ouïe. Les accidents sont revenus chaque fois qu'on a supprimé l'exutoire, et toujours, on a dû le supprimer de bonne heure, à cause de l'irritabilité du malade. La surdité, du reste, a graduellement augmenté chaque année, et le professeur de la classe que suit le jeune R. a dû faire mettre cet élève tout près et à droite de sa chaire. Le malade assure que, malgré ces précautions, et bien qu'il ait des répétiteurs, il ne peut plus suivre les cours publics.

C'est dans ces circonstances, et après avoir passé par les diverses phases qui ont été indiquées, qu'une parente du jeune R. vint me le conduire, pendant les vacances de 1843. Aux renseignements qui précèdent, le jeune R. ajouta qu'il avait presque toujours des bourdonnements qui augmentaient, ainsi que sa surdité, dans les temps humides et surtout quand il s'enrhumait. J'appris aussi que son père était un peu sourd ; et, plus tard même, je fus assez heureux pour le guérir, en dilatant les trompes d'Eustache qui, chez lui, étaient rétrécies.

M. R. entend le battement de ma montre à 10 centim. seulement de l'oreille droite et à 30 centim. de la gauche. Les pavillons auditifs sont larges et aplatis, mais cette structure, bien que peu favorable à l'audition, n'est pas néanmoins une cause de surdité. Le conduit auditif est en bon état à gauche, et la membrane du tympan offre un aspect assez satisfaisant. A droite, au contraire, le conduit auditif est rouge et baigné de pus, et le malade le tient constamment bouché avec une boule de coton. La suppuration coule, par une ouverture ronde, à bords tuméfiés et rouges, située à la partie antérieure et inférieure de la membrane du tympan. Cette ouverture, qui n'a guère qu'un millimètre de diamètre, est placée au-dessous et un peu en avant du point d'attache du marteau, qui conserve sa position et ses adhérences. La gorge est le siége d'une phlogose chronique, et toutes les parties qui la constituent sont tuméfiées. L'engorgement se propage dans les trompes d'Eustache, de chaque côté, comme je puis m'en assurer, en y introduisant un cathéter flexible.

M. R., qui est très-irritable, souffre d'abord du contact de la bougie dans les fosses nasales ; mais il finit par s'y accoutumer, et dès sa quatrième visite, il entend la montre à 20 centim. de distance à droite, et à 50 centim. à gauche. L'amélioration continue les jours suivants, et au dixième, il entend à 25 centim. à gauche et à 60 à droite.

Je n'ai prescrit, pendant cette période, que des gargarismes alumineux (trois par jour), un bain de pieds, chaque matin, et deux onces de manne, en une fois ; et je n'ai employé, pour le traitemeut local, que les vapeurs de benjoin et de résine élémi.

Tout faisait espérer une guérison complète et prochaine, lorsque le malade fut pris tout à coup d'une violente otalgie (15e jour du traitement), à la suite d'un refroidissement qu'il éprouva, dans une partie de campagne que j'avais interdite. La crainte qu'il eut de voir revenir sa surdité le rendit sage ; et ses douleurs furent calmées par quelques bains de pieds et des fomentations émollientes sur l'oreille. Je recommençai, le surlendemain (18e jour du traitement), le cathétérisme et les douches gazeuses, toujours des deux côtés, et le vingt-septième jour, à compter de sa première visite, M. R. quittait Paris, entendant au delà d'un mètre à gauche, et à 40 centim. à droite.

Je n'insistai pas pour retenir M. R. plus longtemps. J'avais obtenu, pour l'oreille gauche, une guérison complète, et je savais que la perforation du tympan diminue, au moins, quand elle ne l'abolit pas, la fonction de l'oreille qui en est atteinte. M. R. entendait, de ce côté, à 40 centim., c'était plus que je n'avais espéré. J'ai revu M. R. aux vacances suivantes. Il a suivi, sans efforts, les cours du collége, occupant, comme ses camarades, la place que lui assignaient ses examens.

QUATRIÈME OBSERVATION. — Surdité catarrhale compliquée d'hypertrophie des amygdales, et datant de plusieurs années chez un enfant de 12 ans et demi. — Résection des amygdales et cathétérisme des trompes d'Eustache, secondé des douches d'air simple. — Amélioration momentanée. — Récidive.

Nouveau traitement, par la dilatation secondée de douches résineuses et de fumigations de même nature. — Guérison durable.

Le jeune C. est né dans les colonies d'Afrique, mais il habite la France depuis quatre ans. Il est petit, maigre, a la voix faible, et il présente toutes les apparences d'un enfant de neuf ou dix ans. Il se plaint, comme le jeune R., de ne pouvoir suivre les cours du collége, bien que le professeur l'ait placé auprès de lui; il est presque toujours enrhumé, et il tousse comme un vieillard.

Le jeune C. était déjà sourd en quittant les pays chauds; mais son infirmité s'est accrue beaucoup depuis, et on l'a conduit, un an après son arrivée en France, chez un médecin qui lui a enlevé les amygdales et a pratiqué des injections d'air simple dans l'oreille moyenne. Le traitement a duré quelques mois, pendant lesquels des purgatifs et des sudorifiques ont été prescrits. On a appliqué des vésicatoires derrière les oreilles et à la nuque, et une amélioration très-notable s'en est suivie. Mais, malheureusement, la surdité est revenue l'hiver suivant. Le traitement par les révulsifs cutanés, les purgatifs et les douches d'air, a été repris; mais, cette fois, il n'a pas produit d'aussi bons effets que la première, et l'on a dû retirer l'enfant du collége et lui donner des maîtres particuliers.

Je fus consulté, quelque temps après, par le médecin ordinaire de la famille, et je pensai pouvoir entreprendre ce traitement avec quelques chances de succès.

M. C. entend encore ma montre à 20 centim. de l'oreille gauche, et à 45 centim. de la droite. La conque présente une singulière configuration, que j'attribue à l'usage d'un bonnet serré que l'enfant porte jour et nuit, une grande partie de l'année, pour se préserver du froid. Les conduits auditifs ont été le siége d'un écoulement prolongé, et la peau présente, sur plusieurs points, des traces d'anciennes ulcérations. La membrane du tympan est un peu rugueuse, à droite; à gauche, elle est mate et visiblement épaissie. Les parois de la gorge sont tuméfiées, d'une manière uniforme, et les trompes d'Eustache sont rétrécies.

Après avoir pratiqué des injections d'eau tiède, pour extraire quelques pellicules des conduits auditifs, j'entrepris la dilatiation des trompes d'Eustache, au moyen de bougies en gomme élastique, en commençant par de très-petites, dont j'augmentai chaque jour le volume. J'arrivai bientôt, de cette manière, à en introduire de trois millimètres de diamètre. A chacune de ces introductions, j'ajoutai cinq à six douches gazeuses, que je variai plusieurs fois pendant le traitement. J'employai le benjoin, les résines animé et élémi, la myrrhe et le baume du Pérou ; chaque jour aussi, je fis inspirer au malade, pendant huit ou dix minutes, des gaz résineux.

A sa seizième visite, le jeune C. se déclara suffisamment guéri et demanda à rentrer au collége. Il entendait alors à 76 centim. de l'oreille droite, et à 45 de la gauche. Le malade a passé deux hivers à Paris depuis ce traitement, et il n'a pas éprouvé de rechute.

Je me suis borné à prescrire l'usage de la flanelle sur la peau, comme moyen préservatif.

Cinquième observation. — Surdité catarrhale regardée comme congéniale, compliquée d'hypertrophie des amygdales et de mussitation, un enfant de sept ans et demi. — Vésicatoires, injections auriculaires variées, sans résultat.

Excision préalable des amygdales.— Cathétérisme et dilatation des trompes d'Eustache. — Injections de gaz résineux. — Guérison en six semaines.

A. M. est âgé de sept ans et demi. Ses parents croient qu'il est né sourd; mais sa surdité a fait beaucoup de progrès depuis deux ans. Le père et la mère, d'ailleurs, sont sains; et il n'y a pas de sourds dans la famille. L'enfant est assez bien constitué, lui-même; et, sauf des coryzas fréquents, il jouit d'une excellente santé. La parole est toujours embarrassée; quelquefois même inintelligible, et les parents du jeune M. ont remarqué que l'altération de la voix coïncide, d'une manière assez constante, avec la diminution de l'ouïe. Il dort, la bouche ouverte, et sa respiration est bruyante. A. M. est, du reste, assez intelligent, il regrette beaucoup que son infirmité nuise à son instruction, et il est disposé à subir toutes sortes d'opérations, si on lui promet de le guérir.

Je pus, sans craindre de me compromettre, lui faire cette promesse dont il fut réjoui, ainsi que ses parents. Les conduits auditifs étaient sains et les membranes du tympan dans un état parfait d'intégrité. Les deux amygdales avaient acquis un développement considérable; et il était manifeste qu'elles nuisaient, par leur volume, à l'audition, en rétrécissant le calibre des pavillons des conduits gutturaux, à la phonation et à la respiration, en bouchant partiellement la voie qui met en communication les cavités thoracique et buccale. Je proposai donc l'ablation de ces deux glandes devenues de véritables corps étrangers, et je la pratiquai le lendemain matin, en présence du médecin de la famille. L'enfant se prêta, de bonne grâce, à la double résection qui n'offrit rien de particulier; les plaies furent cicatrisées en peu de temps.

A. M., qui n'entendait guère les battements d'une montre que quand elle touchait ses oreilles, assura, dès le second jour après l'opération, qu'il entendait mieux; et ses parents s'aperçurent, en même temps, que la respiration était plus facile et la voix plus claire. Le mieux alla en augmentant; et quand, dix jours après l'opération, j'essayai d'introduire une bougie fine dans le conduit guttural de l'oreille, je pus aisément surmonter la résistance que le gonflement avait appportée, d'abord, à l'introduction. Après une dizaine de visites, où je pratiquai le cathétérisme secondé de douches de gaz résineux, le jeune A. se trouva parfaitement guéri de sa surdité qui, depuis, n'a plus reparu. La respiration est devenue beaucoup plus facile, et un exercice gradué et intelligent a fait acquérir aux organes vocaux une force et une précision qui augmenteront encore, par la suite. Il est permis d'espérer que le jeune A. M. sera complétement délivré, avant deux ans, du reste de mussitation qu'il conserve.

SIXIÈME OBSERVATION. — Surdité catarrhale compliquée d'otorrhée purulente, des deux côtés. — Quatre ans de durée. — Traitement par les injections astringentes et les vésicatoires, sans résultat.

Gargarismes astringents. — Injections chlorurées dans les conduits auditifs externes.—Cathétérisme des trompes d'Eustache et douches de gaz balsamiques. — Guérison en un mois.

J. S. est une petite Auvergnate, âgée de neuf ans et demi, qui habite un rez-de-chaussée humide. Elle est faible, maladive, et présente, de chaque côté du cou, un chapelet de ganglions indurés. Sa mère est nerveuse, mais ni elle ni son mari n'ont éprouvé de surdité. La mère de Joséphine croit que l'enfant est devenue sourde, il y a quatre ans, à la suite de la rougeole. Bientôt après cette maladie, les conduits auditifs ont commencé à fluer; et, depuis, l'écoulement n'a, pour ainsi dire, pas cessé, avec des alternatives d'augmentation et de diminution. J. a éprouvé aussi plusieurs maux de gorge, et elle s'enrhume facilement.

On a conseillé à la mère de J. de faire des injections de plusieurs sortes : elle les a faites. On lui a aussi prescrit d'appliquer des vésicatoires volants derrière l'oreille, et un à demeure au bras. Ces prescriptions et d'autres, n'ont eu pour résultat que de tourmenter la malade.

Les deux conduits auditifs sont remplis, jusqu'au

fond, d'un pus séreux. Après les avoir nettoyés, par des injections d'eau tiède, je puis m'assurer de l'intégrité de la membrane du tympan, qui est d'ailleurs injectée fortement dans toute son étendue, ainsi que le fond des conduits auditifs. La gorge est le siége d'une phlogose chronique ; et les amygdales, les piliers et le voile du palais, sont tuméfiés dans toute leur étendue.

La surdité augmente constamment, sous l'influence du froid et de l'humidité ; et elle diminue aussi constamment, en été et dans les beaux jours. Les rhumes aggravent aussi l'infirmité. Joséphine n'entend ma montre qu'à la distance de 6 centim. à gauche, et de 8 centimètres à droite.

Prescriptions. Tous les jours, trois injections auriculaires composées d'eau tiède, additionnée d'une cuillerée à bouche d'oxyde de sodium par verre.

Tous les deux jours, une prise de rhubarbe (50 centigrames). Tisane amère, usage du vin et d'une nourriture substantielle, gargarismes toniques, frictions sèches sur la peau.

Je commençai, de mon côté, à pratiquer le cathétérisme des trompes d'Eustache, que je trouvai rétrécies des deux côtés. Après les avoir suffisamment dilatées, dans les trois premières visites, j'injectai dans les caisses des vapeurs de benjoin. Je recommençai, le surlendemain, et ainsi tous les deux jours.

L'amélioration fut plus rapide que je n'avais espéré. Trois semaines ne s'étaient pas encore écoulées, que la suppuration avait tari dans les deux oreilles, et que la malade entendait ma montre à 20 centim. à gauche, et à 80 centim. à droite. Huit jours plus tard, J. l'entendait à plus d'un mètre de chaque côté ; et, je la renvoyai, en lui prescrivant un traitement qui, sans doute, a réussi ; car j'avais engagé sa mère à revenir, de temps à autre, et je ne l'ai pas vue, depuis plus d'un an.

SEPTIÈME OBSERVATION. — Surdité catarrhale, compliquée d'otorrhée et de gourmes herpétiques, chez une jeune personne de treize ans. — Dix ans et demi de durée. — Surdité augmentant en hiver et dans les temps humides, diminuant en été et lorsque la malade est en voiture. — Traitements dépuratifs. — Vésicatoires derrière les oreilles, puis au bras gauche, pendant cinq ans. — Amélioration momentanée, par l'usage des vapeurs ammoniacales, suivie d'accidents et de rechute. — Cathétérismes et douches d'air fixe. — Nul résultat.

Traitement par les toniques et les purgatifs. — Cathétérisme des conduits gutturaux de l'oreille. — Injections variées résineuses et aromatiques. — Guérison en trois mois.

Mademoiselle E. âgée de treize ans, est la dernière enfant d'une nombreuse famille. A l'époque de sa grossesse, la mère de mademoiselle E. éprouva un très-vif chagrin, qui paraît avoir exercé une funeste influence sur la santé de sa fille. La dentition a été très-pénible. A deux ans et demi, mademoiselle E. a eu une rougeole grave ; et, c'est à la suite de cette éruption, que sa surdité a commencé. Elle a conservé aussi, pendant plusieurs années, une croûte laiteuse qui ne l'a quittée qu'en laissant un écoulement dans les conduits auditifs, et un suintement purulent derrière les deux pavillons. Ce dernier écoulement, qui a tous les caractères de la gourme herpétique des auteurs, s'est étendu sur la face antérieure de l'auricule, en avant, et jusqu'à la racine des cheveux, en arrière. La peau de ces surfaces est couverte de croûtes blanches et squammeuses, qui tombent d'elles-mêmes, ou par le frottement, pour être remplacées par d'autres, le lendemain. L'écoulement du conduit auditif est séro-purulent, d'odeur aigre et parfois fétide. L'action du froid et celle de l'humidité l'augmentent constamment. Les paupières sont le siége d'une conjonctivité catarrhale chronique, et les orgelets s'y succèdent, pour ainsi dire, sans interruption. Un chapelet de ganglions existe, de chaque côté du cou; et ces ganglions augmentent, chaque fois que l'écoulement des oreilles diminue. Mademoiselle E. est, en outre, sujette aux rhumes, à des dyspnées et à des palpitations, qui ne manquent presque jamais d'arriver, quand elle court un peu fort, ou pendant longtemps. La constitution de mademoiselle E. est donc faible, et l'on a conseillé l'usage des corsets orthopédiques, pour arrêter un commencement de déviation du rachis.

On a consulté, pour mademoiselle E., la plupart des professeurs et des praticiens célèbres qui, tous, ont conseillé l'usage habituel des toniques, les bains gélatineux, le fer et l'iode sous toutes les formes, etc. Quant à moi, j'ai été appelé en consultation par le médecin de la famille, pour savoir s'il y aurait quelque chose à tenter contre une surdité qui allait toujours en augmentant, et qui apportait à l'éducation, déjà retardée de mademoiselle E., des obstacles chaque jour plus difficiles à vaincre.

Pour remédier à cette dernière infirmité, les parents de la jeune E. avaient consulté plusieurs médecins. La plupart avaient prescrit des purgatifs, des gargarismes et des vésicatoires. Elle en portait un au bras depuis cinq ans, ce qui n'avait pas empêché la surdité d'aller toujours en augmentant. On avait aussi prescrit des injections auriculaires émollientes, et deux chirurgiens avaient pratiqué, sans succès, le cathétérisme des trompes d'Eustache. On avait cru mademoiselle E. guérie, il y a un an, à la suite d'une application d'ammoniaque dans la gorge. Mais l'amélioration momentanée qu'elle avait éprouvée, fut suivie, le soir même, de douleurs horribles dans les oreilles et dans toute la tête. Dès le lendemain, l'oreille droite, qui était sèche depuis quelque temps, recommença à couler; et, depuis, le flux n'avait pas cessé. Nous sûmes, enfin, que la surdité est plus forte dans les temps humides et pendant l'hiver.

Ces renseignements obtenus, nous procédâmes, le médecin de la famille et moi, à l'examen de la malade. Nous constatâmes d'abord, qu'elle n'entendait ma montre qu'à 8 centim. de l'oreille droite, et à 10 de la gauche. Après avoir nettoyé les conduits auditifs, par quelques injections, le fond du canal et la membrane du tympan nous paraissent rouges et tuméfiés dans toute leur étendue. La gorge est uniformément rouge et gonflée, et la membrane muqueuse du pharynx présente un aspect mamelonné particulier. Mademoiselle E. ne peut, par un effort d'expiration, la bouche et le nez étant fermées, faire passer l'air dans les caisses du tambour.

Ici, le diagnostic ne peut être douteux. La surdité de mademoiselle E. est due à l'obstruction des trompes d'Eustache, par gonflement de la membrane muqueuse de l'oreille moyenne; et aussi, à l'otorrhée purulente. Cependant, cette dernière lésion contribue moins que la première à l'infirmité, puisque mademoiselle E. n'entend guère moins mal de l'oreille gauche, dont le conduit est simplement injecté, que de la droite où il existe un flux abondant.

Nous constatons aussi facilement que, si la cause occasionnelle des écoulements et de l'aggravation de la dysécie doit être rapportée, dans la plupart des cas, au refroidissement de la totalité ou d'une partie du corps, la cause première et radicale de l'infirmité est dans la constitution même de la jeune malade. L'expérience nous a trop appris que l'on a tort de compter sur l'évolution sexuelle, pour la guérison des surdités. Itard, dans sa longue et laborieuse pratique, n'a rencontré qu'un seul exemple de cet heureux résultat, sur lequel les praticiens, en général, comptent beaucoup trop; et à côté de cet unique exemple, on pourrait citer des milliers de cas où l'expectation a rendu incurables des surdités qui, prises à temps, auraient promptement et facilement cédé. Il fut donc convenu que nous ferions marcher de front le traitement général, propre à modifier favorablement la constitution ; et le traitement local destiné à guérir les lésions organiques de l'oreille.

La malade avait pris des jus d'herbes, le mois précédent; nous convînmes de lui administrer, tous les deux jours, une prise de rhubarbe, et de lui faire prendre deux bains sulfureux, chaque semaine. On prescrivit aussi une séance de gymnastique entre chaque prise de rhubarbe, et le professeur reçut la recommandation d'exercer surtout les bras et les muscles pectoraux, et de bien graduer les exercices. Le régime fut continué, et mademoiselle E. vint me voir tous les jours de gymnastique.

Je prescrivis d'abord, comme traitement local, des injections d'eau chlorurée dans les oreilles (trois fois par jour). Puis j'employai trois ou quatre séances à élargir les conduits gutturaux, et je commençai les injections de gaz résineux. Après quinze jours de ce traitement, qui ne l'a pas fatiguée, mademoiselle E. entend ma montre à 25 centim. de l'oreille droite et à 15 centim. de la gauche. Au bout de deux mois, à dater de sa première visite, mademoiselle E. entend ma montre à 60 centim. de distance de chaque côté. Nous convenons alors d'éloigner un peu plus les visites, pour voir si l'amélioration se soutiendra, et nous laissons trois jours d'intervalle entre chacune. Au bout du troisième mois de traitement, mademoiselle E. entend ma montre au delà d'un mètre des deux côtés ; et, bien que je croie sa guérison durable, j'ai engagé ses parents à me l'envoyer au moins une fois par mois. On le fait exactement, depuis près d'une année, et la jeune E. entend toujours ma montre à plus d'un mètre de distance. Elle continue à suivre le traitement général que nous avons prescrit. La poitrine a pris du développement: la santé générale s'est fortifiée; et nous espérons que le changement d'âge complétera la guérison. Je crus devoir varier plusieurs fois, pendant le traitement, les gaz médicamenteux. Je commençai d'abord, par les vapeurs de benjoin : puis, j'employai le baume du Pérou, les résines animé et élémi, et enfin les vapeurs d'huile essentielle de thym. Je prescrivis aussi quelques gargarismes toniques et astringents ; et je réprimai, avec l'azotate d'argent, des végétations qui se trouvaient derrière les piliers du voile du palais.

J'ai rapporté, avec quelques détails, l'observation de mademoiselle E., parce que je la crois intéressante sous plusieurs rapports. Elle prouve, comme la plupart de celles qui précèdent, l'inutilité des vésicatoires dans le traitement du catarrhe de l'oreille. Mademoiselle E. en a porté un, pendant cinq ans, et sa surdité s'est constamment aggravée, malgré cet exutoire. Je le fis supprimer, en commençant le traitement ; et la malade n'en a pas moins guéri très-heureusement et fort vite, eu égard à la gravité de la cophose et à ses complications. L'action du *traitement local* chez mademoiselle E., a été claire et efficace. Le traitement général que l'on avait suivi avec tant de soin, depuis plusieurs années, était resté complétement stérile. Mais la guérison, due principalement aux moyens locaux, n'eût pas été aussi prompte, sans l'intervention des moyens généraux, auxquels on a eu recours. Ce sera encore à la continuation de ces mêmes moyens que l'on devra de conserver le bien-être acquis ; car, si la cause immédiate de la surdité tient à une lésion organique du sens auditif, la racine du mal est dans l'économie tout entière.

HUITIÈME OBSERVATION. — Surdité catarrhale compliquée d'otorrhée; — de perforation des deux membranes du tympan ; — de destruction de l'apophyse mastoïde droite et de tuméfaction de toute la gorge, chez un jeune homme de dix-sept ans.

Traitements successifs et nombreux comprenant : purgations répétées, saignées, vésicatoires, cautères, moxas, sétons, cautérisation de la gorge. — Cathétérisme des trompes d'Eustache et injections d'air simple... Améliorations suivies bientôt de récidives.

Nouveau traitement par les purgatifs, l'inspiration de gaz résineux et l'injection dans l'oreille moyenne des mêmes gaz... Amélioration soutenue.

M. D. de S. vint me trouver, pour la première fois, au mois de février 1843. Une augmentation notable de sa surdité habituelle, et quelques élancements l'avaient engagé à quitter momentanément la pension où il terminait ses études, pour venir me consulter. Après avoir examiné et interrogé M. de S., je lui prescrivis des injections émollientes, pour nettoyer les conduits auditifs et quelques bains de pieds, l'engageant à revenir aux vacances de Pâques, pour commencer un traitement plus sérieux, qui serait suivi d'amélioration.

M. de S. revint, le 19 avril suivant, accompagné de sa mère. J'appris d'elle, que son fils avait été constamment entre la vie et la mort, pendant sa première année ; et que, dès cette époque, ses oreilles avaient commencé à fluer. L'écoulement, qui n'a pour ainsi dire pas cessé depuis, a offert de nombreuses alternatives, soit relativement à la quantité, soit par rapport à la qualité et à la nature des matières rendues. Celles-ci ont été souvent accompagnées d'esquilles. Vers l'âge de quatre ans, une douleur sourde, avec empâtement et lividité de la peau, se déclara derrière et en dessous de l'oreille droite, et un abcès s'ouvrit, peu de temps après, dans le conduit auditif. Ce dépôt, qui resta ouvert pendant plus de deux ans, livra passage à une énorme quantité de pus, de sanie et d'esquilles. Il se rouvrit et se referma, à plusieurs reprises ; et enfin, il paraît complétement cicatrisé, depuis quelques années. L'écoulement de l'oreille gauche n'a pas cessé, pendant tout ce temps, ni depuis ; et l'engorgement des ganglions cervicaux persiste également.

Les conseils hygiéniques et médicinaux les plus rationnels, les mieux entendus, ont été suivis, avec exactitude et intelligence, par M. de S. Les vomitifs, les purgatifs, les préparations de fer, d'iode, de soufre, les bains médicamenteux, les sudorifiques et les dépuratifs, ont été mis en usage. On a appliqué plus de vingt vésicatoires ; le malade porte encore un cautère au bras ;

il a conservé un séton à la nuque, près d'une année; et les régions mastoïdiennes offrent la marque des moxas qui y ont été appliqués. Un de nos confrères a soumis plusieurs fois le jeune malade à des évacuations sanguines, au moyen des ventouses scarifiées. Il a pratiqué, en même temps, le cathétérisme des trompes d'Eustache, et fait des injections d'air fixe. Puis il a, comme d'habitude, prescrit les sétons et les cautères.

Il n'est aucun de ces moyens qui, employé au commencement d'une aggravation des symptômes, n'ait été suivi d'amélioration; mais il n'en est aucun, non plus, qui, bientôt, n'ait été suivi de récidive; et les rechutes ont toujours eu lieu, même en plein traitement, sous l'influence d'un coup d'air, d'un refroidissement des pieds, d'un abaissement subit de la température, etc.

Pour ne négliger aucune chance, la famille de S., après avoir suivi, sans succès, les traitements rationnels, s'est jetée dans l'empirisme. Les magnétiseurs, les homœopathes et les marchands de remèdes secrets ont été consultés. Presque tous ont affirmé que la maladie est curable, et ont promis guérison. Bien qu'aucun n'ait tenu parole, les parents ayant entendu parler d'un paysan belge qui fait des cures merveilleuses, sont allés avec leur fils le consulter : ce brave homme n'a pas été plus heureux que les autres; mais il a été plus honnête. Après avoir examiné les oreilles de M. de S. en plein soleil, à midi précis, il a déclaré que l'on pourrait améliorer peut-être la surdité de M. de S., mais non la guérir; et il a refusé la récompense qui lui était offerte. Les parents avaient cessé toute espèce de traitement, depuis cette visite, qui avait eu lieu, l'été précédent.

A l'époque où je commençai le traitement, M. de S.

venait d'accomplir sa dix-septième année. Il est blond, pâle et de petite taille, mais il est trapu, a les membres gros, les mains robustes ; et au gymnase, il est un des plus forts élèves de sa division. Les glandes cervicales sont très-grosses ; mais il n'existe au cou, qui est d'ailleurs très-court, aucune cicatrice, et M. de S. jouit, à peu près constamment, d'un excellent appétit et d'un bon sommeil. La voix est nasonnée et désagréable. M. de S. ne respire presque pas par le nez, et dort toujours la bouche ouverte. Il contracte, d'ailleurs, des coryzas et des rhumes, avec la plus grande facilité.

M. de S. entend ma montre à 10 centim. de l'oreille gauche, à 13 centim. de la droite. Les deux conduits auditifs sont baignés d'un liquide séro-purulent. Une dépression profonde derrière l'oreille droite correspond à la destruction de l'apophyse mastoïde; et une cicatrice en entonnoir, placée à la partie inférieure et postérieure du conduit auditif, à un centimètre environ de profondeur, indique l'ouverture de communication par où s'écoulaient le pus et les débris osseux de l'apophyse mastoïde. Les deux membranes du tympan sont largement perforées. La destruction est plus complète à gauche qu'à droite ; mais la chaîne des osselets a été détruite, des deux côtés. La gorge est le siége d'une tuméfaction générale, qui ne s'attache pas plus particulièrement aux amygdales qu'aux piliers, au voile du palais et à la luette ; mais qui occupe toutes ces parties, qui sont tapissées d'un mucus visqueux et filant. M. de S. ne peut faire passer l'air dans les trompes d'Eustache, en expirant fortement, la bouche et les narines étant fermées.

Je prescrivis, d'abord, à M. de S. une diète légère,

et l'usage de la limonade citrique, pendant deux jours, au bout desquels j'administrai soixante-quinze centigrammes de poudre d'ipécacuanha. Le malade vomit sans efforts, beaucoup de glaires et un peu de bile; le lendemain, il prit deux verres d'eau de Pullna, qui le purgèrent fortement. Comme il voulait retourner à sa pension, le plus tôt possible, M. de S. vint, chaque jour, très-exactement, malgré les vomitifs et la purgation que je prescrivis de nouveau, huit jours après.

Le traitement local fut très-simple. J'employai, pour dilater les conduits gutturaux de l'oreille, les bougies de gomme élastique. J'en maintins quelques-unes, jusqu'à deux heures durant, en place. Sous l'influence de la compression qu'elles exerçaient, les tissus engorgés se désemplirent, en reprenant leur vitalité. Les injections d'air chargé de molécules résineuses, que j'ajoutai à la dilatation, modifièrent favorablement la disposition morbide de la membrane muqueuse du tambour; et les injections résolutives, que j'avais prescrit de pousser, trois fois par jour, dans le conduit auditif, concoururent, pour leur part, à l'amélioration qui ne tarda pas à se manifester. M. de S., qui ne put m'accorder que quinze jours, partit, entendant ma montre à 50 centim. de l'oreille gauche, et à 15 seulement de la droite, très-satisfait de l'amélioration qu'il avait obtenue.

Pour conserver le bien-être acquis, je conseillai à M. de S. de continuer les injections auriculaires, matin et soir, et de faire passer l'air, de la gorge dans les oreilles, avant chaque injection, afin de bien nettoyer toute la longueur du conduit gutturo-auriculaire. Je prescrivis aussi l'usage de la flanelle sur la peau.

J'ai eu plusieurs fois, depuis, des nouvelles satisfaisantes de M. de S. qui, maintenant, habite un port de mer. Une personne de sa famille, qui est venue dernièrement me consulter, m'a dit qu'il conserve l'amélioration qu'il a obtenue. Il serait cependant presque impossible, qu'avec des lésions aussi graves et aussi irréparables de l'organe auditif, M. de S. n'eût pas à essuyer des rechutes; et cette prévision est d'autant mieux fondée, que l'origine du désordre organique et fonctionnel *local* est dans la constitution éminemment scrofuleuse de M. de S.

Neuvième observation. — Surdité catarrhale considérée comme congéniale et héréditaire chez un garçon de treize ans. — Aggravation continue de l'infirmité.— Augmentation notable, à la suite de la rougeole. Impossibilité de suivre les cours universitaires.— Hébétude. — Nonchalance. — Habitudes de brusquerie. — Pleurs et cris fréquents. — Parole inintelligible. — Respiration bruyante. — Ganglions cervicaux engorgés; amygdale gauche tuméfiée.

Traitements nombreux externes et intérieurs. — Vésicatoires, injections variées, huiles, etc., dans le conduit auditif. — Cathétérisme des trompes d'Eustache et douches éthérées, sans résultat.

Amélioration, par le cathétérisme des trompes d'Eustache et l'emploi des gaz résineux et aromatiques dans l'oreille moyenne.

La surdité qui, chez mademoiselle E. et chez M. de S., était accompagnée de tant de désordres organiques, n'en présente presque pas chez le sujet dont je vais rapporter l'observation. Mais, à défaut de lésions matérielles, nous allons trouver des lésions morales et intellectuelles, d'une nature bien autrement grave, puisqu'elles portent à l'éducation et à l'instruction des obstacles, que toute la patience des parents et le zèle des maîtres, ont la plus grande peine à surmonter.

A. X. est âgé de treize ans, petit, blond et d'un tempérament lymphatico-nerveux. Son père est un ancien militaire, devenu sourd, depuis quelques années, par suite de rhumatismes, au dire de son médecin. Un jeune frère et une sœur d'A. sont également sourds, mais à un moindre degré que lui. A., dit sa mère, n'est pas un enfant méchant, mais insupportable. Il ne fait rien avec ordre et régularité; il finit toujours par obéir, mais, presque jamais il n'exécute, de bonne grâce, ce qu'on lui commande. Il s'appuie sur tout ce qui se trouve à sa portée, comme si ses jambes ne pouvaient le soutenir. Il laisse souvent tomber sa tête sur sa poitrine, et sa salive coule involontairement, une partie de la journée. Bien que la nonchalance soit le fond du caractère d'A., il se met fréquemment en colère, quelquefois sans motif apparent; mais, d'ordinaire, sur les plus futiles prétextes. Les jeux qui l'amusent sont ceux que recherchent les enfants de cinq ou six ans. Le timbre de sa voix est rauque et discordant, et il bredouille souvent, d'une manière inintelligible. Sa mère dit, avec raison, qu'il a les goûts et l'intelligence d'un enfant de six ans. On l'a mis dans plusieurs colléges et pensions, d'où on l'a toujours renvoyé aux parents qui, l'année dernière enfin, ont eu le bonheur de trouver un ecclésiastique qui s'est chargé d'A. et lui a fait faire sa première communion.

Dès la plus tendre enfance de X., on s'aperçut qu'il avait l'ouïe dure, et ses parents prirent toutes les peines possibles pour remédier, par l'instruction, à ce vice naturel. Les médecins, de leur côté, ont prescrit des injections auriculaires, émollientes et excitantes, des vésicatoires derrière les oreilles, et plusieurs purgatifs. L'infirmité n'en a pas moins persisté, et elle a même notablement augmenté depuis. La parole que l'on espérait voir s'amender avec le temps n'a pas changé; elle est à peu près telle qu'elle était à l'âge de six ans.

A. X. est devenu beaucoup plus sourd, il y a six semaines, à la suite de la rougeole; et la diminution de l'ouïe a été accompagnée d'une altération plus grande de la voix. C'est alors, que les parents se sont décidés à venir consulter, de nouveau, à Paris, et c'est après y avoir été traité un mois, sans le moindre succès, par le cathétérisme des trompes d'Eustache et les injections éthérées, que X. m'a été adressé, au mois d'août dernier, par la mère de mademoiselle E. dont j'ai raconté l'histoire dans la 7e observation. La respiration d'A., qui a toujours été difficile et bruyante, l'est devenue beaucoup plus, depuis sa rougeole, et il ne peut respirer par le nez. Les pavillons de l'oreille et les conduits auditifs externes sont bien conformés; les membranes du tympan sont belles, et l'on voit parfaitement, à travers, l'insertion du marteau. La gorge est rouge, tuméfiée, dans toute son étendue, et l'amygdale gauche est hypertrophiée. A. ne peut faire passer l'air dans les caisses du tympan, malgré plusieurs efforts d'expiration, et il n'entend qu'au contact, et seulement à gauche, le battement de ma montre.

L'indication thérapeutique est ici de la plus grande évidence. Il faut, avant tout, ouvrir les trompes d'Eustache, pour laisser à l'air le libre passage, de la gorge dans les caisses du tympan. Après avoir employé quatre ou cinq jours à élargir les conduits gutturaux, j'obtiens une dilatation suffisante. L'air pénètre, à plusieurs reprises, de la bougie dans les caisses du tympan ; le malade le fait passer lui-même, plusieurs fois par jour, dans ces cavités; et pourtant rien n'indique, jusqu'au quatorzième jour, que je doive être plus heureux que les confrères qui ont traité le malade avant moi. J'ai plusieurs fois varié la substance des injections, pendant cette période, et je n'osais plus compter sur aucun résultat, lorsque le jeune A. vint le quinzième jour du traitement, de très-bonne heure, et avec un visage rayonnant. Il avait entendu le bruit des voitures, le son des cloches, les cris de la rue et une foule d'autres bruits, qu'il n'entendait plus ou qu'il entendait mal, depuis plusieurs années. Il s'était hâté d'aller à l'église, et il avait suivi un sermon tout entier. Il me serrait les mains, et comptait être bientôt complétement guéri. Madame X. me dit alors que son fils, en prétendant mieux entendre que tout le monde, s'exagérait évidemment l'avantage qu'il avait obtenu; mais que, cependant, l'amélioration était bien réelle. Je la constatai aussitôt en mesurant avec ma montre, qu'il entendit à 20 centim. de l'oreille gauche et à 4 centim. de la droite.

Je traitai encore pendant quinze jours, et en employant les mêmes moyens, le jeune X. Je n'obtins pas, dans cet intervalle, tout le succès qu'il s'était promis. L'oreille droite resta dans le même état, la gauche gagna 10 centim.; et quand A. X. quitta Paris, au mois de septembre dernier, il entendait à 4 centim. de l'oreille droite et à 30 centim. de la gauche, la même montre qu'il n'entendait plus, d'un côté, et qu'il n'entendait qu'au contact, de l'autre, en y arrivant.

La famille X. m'a écrit, plusieurs fois, depuis cette époque, pour m'annoncer que l'amélioration se maintient et qu'A. fait des progrès dans ses études. Il demande à aller au collége, et j'ai engagé ses parents à l'y envoyer, ne fût-ce que pour le retirer de l'isolement où il vit. Il est venu lui-même me voir, il y a peu de temps, et j'ai constaté que l'ouïe n'a rien perdu, depuis la cessation du traitement.

Trois circonstances, que le lecteur a déjà appréciées, rendaient le pronostic d'une extrême gravité dans l'observation qui précède. Ces circonstances sont : l'ancienneté de la maladie qui remontait à la première enfance, si elle n'était innée ; l'hérédité, et enfin, l'inutilité de tous les traitements essayés jusqu'alors. Tous ces obstacles ont été, comme on vient de le voir, surmontés avec bonheur, et je crois pouvoir, dans ce cas comme dans les autres, attribuer ce résultat à l'action des douches de gaz résineux.

TROISIÈME CLASSE. — Névroses de l'organe auditif.

CHAPITRE PREMIER.

Otalgie (1).

La situation de l'oreille dans la partie du corps où les névralgies sont le plus communes ; les nerfs nombreux que cet organe reçoit des troncs maxillaires, du facial, du plexus cervical, etc. ; les anastomoses qui ont lieu entre ses nerfs et ceux des parties voisines, toutes

(1) Nous nous sommes principalement servi, pour établir les divisions des névroses de l'oreille, de la méthode suivie par le docteur CERISE dans son savant Traité *des fonctions et des maladies nerveuses*.

ces considérations expliquent suffisamment la fréquence des otalgies. Celles-ci s'annoncent, comme toutes les névralgies, par des douleurs vives, lancinantes, qui apparaissent rapides et subites comme la foudre, selon l'expression si énergique de Cotugno, pour disparaître, de la même manière. Le soir est l'heure la plus ordinaire de leur invasion, bien qu'elles puissent commencer à toute autre heure de la journée. Quelquefois, la souffrance semble avoir son siége principal dans les profondeurs de l'oreille interne, ce qui a fait penser à plusieurs que c'est le nerf labyrinthique, lui-même, qui est affecté dans l'otalgie. Dans d'autres cas, l'auricule et le méat auditif ont acquis une sensibilité morbide telle que le plus léger contact y est douloureux. D'autres fois, enfin, les lancinations semblent occuper l'oreille moyenne, qu'elles traversent dans toutes les directions; mais surtout de dedans en dehors, c'est-à-dire selon le trajet des trompes d'Eustache. Il est rare que l'otalgie existe des deux côtés à la fois; mais il est assez ordinaire de voir la douleur occuper toutes les parties de l'organe en même temps, et s'étendre à la tempe et à l'œil, qui devient rouge, larmoyant, et ne peut plus supporter la lumière. Des tintements, des sifflements, et d'autres bruits, ainsi qu'une dysécie marquée, accompagnent le plus souvent ces douleurs. Le côté droit de la tête est, selon Chaussier, plus souvent atteint de névralgie que le gauche, et cette fréquence doit également exister pour l'oreille droite, puisque cette partie reçoit ses nerfs des mêmes troncs qui fournissent ceux de la face.

Dans la plupart des cas, l'otalgie reste bornée aux seuls symptômes que nous venons d'énoncer, et elle ne s'accompagne que bien rarement de la rougeur et du gonflement de l'organe. Quelquefois cependant, une fièvre de réaction s'allume sous l'influence des douleurs, et s'accompagne de soif, de sécheresse à la peau, de nausées et même de vomissements. Ce dernier phénomène a surtout lieu, quand la névralgie a son siége dans l'oreille moyenne. Itard n'a jamais vu le délire ni les convulsions provoqués par l'otalgie. Nous n'avons, non plus, jamais constaté le second de ces accidents, qui cependant doit arriver quelquefois; mais nous avons observé le premier, chez une jeune personne chlorotique.

Marche. — Quelle que soit, d'ailleurs, la cause qui lui ait donné naissance, l'otalgie marche, le plus souvent, avec une extrême rapidité, et elle acquiert, dans quelques cas, son *summum* d'intensité dès les premiers instants de l'invasion. D'autres fois, elle se développe lentement, et disparaît de même. Chez certains malades, la douleur ne s'éteint pas tout à fait; mais semble rester, en quelque sorte, à l'état latent dans la partie. Dans d'autres cas, l'otalgie affecte une sorte d'intermittence, et toutes les invasions semblent affecter un type régulier.

Durée. — La durée de l'otalgie est essentiellement variable. Quelques élancements douloureux, qui se dissipent aussi vite qu'ils sont nés, constituent quelquefois tout l'appareil morbide. Dans d'autres cas, la névralgie subsiste pendant des heures, et même pendant des journées et des semaines entières, avec de simples rémittences; le plus ordinairement, la douleur se dissipe après une ou deux heures de durée.

Terminaison. — L'otalgie disparaît quelquefois

comme par enchantement, et sans laisser les moindres traces de son passage... Elle diminue et cède, dans d'autres cas, en même temps qu'apparaît une sueur partielle ou générale, inodore ou fétide. Une éruption subite de vésicules sur le pavillon ou au pourtour de l'oreille, marque aussi la fin des douleurs qui, chez d'autres malades, est précédée d'une excrétion de mucosités par le nez, d'une salivation copieuse, d'une diarrhée ou d'une émission abondante d'urine. Dans d'autres cas, la douleur, en abandonnant l'oreille, va se fixer dans une articulation ou sur une partie éloignée du corps. Dans certains cas, enfin, l'otalgie est remplacée par l'otite, l'otorrhée, ou par une autre maladie de l'organe auditif.

Pronostic. — La névralgie de l'oreille entraîne rarement après elle de grands dangers, et nous n'avons pas observé de surdités à sa suite. Les abcès et les écoulements graves du conduit auditif, que Hoffmann a attribués aux *spasmes otalgiques,* ne sont, en réalité, que des suites de l'otite, de l'otorrhée ou d'autres maladies organiques. Que l'otalgie soit idiopathique ou symptomatique, le pronostic est donc, en général, favorable, et il offre surtout ce caractère de bénignité, quand la cause de l'accident est connue, et peut être attaquée dès le commencement.

Causes. — Le tempérament nerveux, le printemps et l'automne, l'habitation dans les climats extrêmes, l'enfance, le sexe féminin, la faiblesse acquise ou innée, les chagrins ; en un mot, toutes les causes qui prédisposent aux névralgies, sont des conditions favorables au développement de celle de l'organe auditif.

Le refroidissement subit de la totalité du corps, ou

seulement de la tête, la suppression d'un écoulement accidentel ou normal, les excès de régime, l'insolation, la répercussion d'un exanthème et les autres causes générales de maladies, déterminent quelquefois l'invasion de l'otalgie; mais l'odontalgie est, sans contredit, la plus commune de toutes. Il est rare que la douleur dentaire existe à un haut degré, sans provoquer des souffrances analogues dans l'oreille correspondante. Il arrive même, parfois, que l'odontalgie, bien que primitive, reste sourde, tandis que l'otalgie secondaire acquiert une grande violence. Le point de départ des élancements est, d'autres fois, dans une tuméfaction subite de l'amygdale; c'est alors surtout que la douleur semble occuper exclusivement l'oreille moyenne. On a vu, dans d'autres cas, l'otalgie se déclarer à la suite de l'introduction d'un corps étranger dans le conduit auditif. Itard cite l'exemple d'un entrepreneur qui « ressentait, par intervalles, les douleurs les plus aiguës dans l'oreille. Cette otalgie ne s'était manifestée qu'après le développement d'une petite tumeur dure, roulante et incolore, semblable à une véritable loupe; elle n'était point douloureuse, mais en la comprimant un peu fortement, on éveillait ou l'on augmentait l'otalgie. »

Traitement. — « Les moyens thérapeutiques, employés contre la névralgie, sont aussi nombreux que variés, dit Ollivier (1), et prouvent que le traitement a été plus souvent empirique que rationnel. » Il est presque nécessairement tel, en effet, chaque fois que l'on est réduit à combattre le symptôme douloureux; mais

(1) Dictionnaire de médecine, tom. XV, p. 101.

il devient très-rationnel, au contraire, quand on peut remonter à la source de la souffrance. Il en est encore de même dans les cas où, l'origine de la maladie restant inconnue, sa marche a pris un caractère tranché de périodicité.

Quand on peut rapporter l'otalgie à la suppression subite de la transpiration, il faut prescrire les bains de vapeur ou les sudorifiques.

Itard conseille, pour rappeler la transpiration de la tête, l'emploi d'un moyen que nous avons mis en usage nous-même, avec un entier succès. « Je fais, dit-il, éponger la tête avec de l'eau chaude, pendant un grand quart d'heure, et, pour éviter le froid de l'évaporation, aussitôt après qu'elle est terminée, je fais frictionner les cheveux avec une flanelle très-chaude, qu'on peut remplacer bientôt par une autre, jusqu'à ce que la dessiccation soit complète ; alors, on laisse la tête enveloppée, sous une autre flanelle sèche et également chauffée, ou encore mieux, sous une coiffe de taffetas gommé. Presque toujours, après cette opération, la tête transpire abondamment, et la douleur disparaît. Ce moyen n'est applicable que chez les personnes dont les cheveux sont très-courts ; il faut, lorsque cette circonstance ne peut en favoriser l'usage, recourir à quelque autre. »

Quand on peut rattacher l'otalgie à la suppression des règles, il faut prescrire, sans retard, les emménagogues. Quand c'est à la sécheresse accidentelle des narines, à l'arrêt subit d'un écoulement hémorroïdal habituel, ou encore à la suppression d'un exutoire, c'est en prescrivant les errhins, les aloétiques, les sulfureux, et en rétablissant l'exutoire supprimé, que l'on pourra guérir le malade. Nous avons vu chez une dame, qui nous fut adressée par le célèbre agronome Dombasle, une otalgie des plus douloureuses, céder, comme par enchantement, à un retour subit de rhumatisme scapulo-huméral. De l'épaule, qu'elle abandonna ensuite, la douleur s'était reportée à l'oreille, et il suffit de la rappeler à son siége primitif, pour guérir l'otalgie. L'application sur le point malade de cataplasmes sinapisés, et même les simples frictions irritantes, suffisent quelquefois pour déplacer la douleur; mais, dans la plupart des cas, ces agents ne sont que de simples palliatifs, et l'on doit recourir à des moyens plus généraux pour guérir le rhumatisme.

Dans les cas nombreux où l'otalgie est entretenue par une carie dentaire, il faut suivre le précepte de Fauchard, et extraire ou cautériser la dent malade. Ce chirurgien guérit ainsi une otalgie avec hémicrânie qui durait depuis six mois. Dans les cas même où le malade n'accuse aucune douleur du côté de la mâchoire, il faut encore se tenir en garde, et engager le malade à se faire visiter par un dentiste habile. Nous avons eu à nous applaudir de cette conduite, dans un cas où la carie profonde et cachée d'une grosse molaire était le point de départ d'une otalgie très-douloureuse, qui fut guérie par la cautérisation du nerf dentaire.

Quand l'otalgie peut être attribuée au gonflement des amygdales, il faut pratiquer la résection de ces glandes. Quand c'est à la présence d'un polype des fosses nasales ou de l'œsophage que l'on doit rapporter la névralgie, l'indication à remplir, c'est de débarrasser ces cavités de la production morbide. Le conseil donné par Itard, d'enlever une tumeur dont la présence déterminait l'otalgie, était rationnel, et aurait très-probablement amené la guérison, s'il eût été suivi. L'extraction des corps étrangers du conduit auditif externe fait cesser les accidents qui résultent de leur présence, comme le prouve l'observation remarquable, empruntée à F. de Hilden, et que nous rapportons dans le cours de cet ouvrage.

Lorsqu'il arrive, enfin, que l'otalgie revêt un type intermittent, bien que la cause efficiente reste ignorée, on possède un puissant agent dans les antipériodiques, administrés quelques heures avant l'accès. Il est d'observation que les préparations de fer, conseillées par plusieurs auteurs, notamment par le docteur Alexandre, d'Edimbourg, réussissent quelquefois dans les cas de cette espèce, quand le quinquina et les autres toniques ont complétement échoué. Nous avons rencontré, dans notre pratique, une névralgie à accès quotidiens, qui avait été combattue sans résultat, par le sulfate de quinine, les vésicatoires et les stupéfiants. Deux prises de limaille de fer arrêtèrent les accès. Ceux-ci étant revenus quelques mois après, le même remède réussit de nouveau.

On a reconnu, par ce qui précède, que les indications thérapeutiques de l'otalgie sont basées sur la connaissance précise de la cause et de la nature de la maladie. Dans les cas où l'on ne peut découvrir ces causes, et dans ceux où la marche est irrégulière, le traitement, selon l'observation d'Ollivier, rentre dans l'empirisme. Tous les agents physiques et médicamenteux : le fer, le froid, l'électricité, le magnétisme, les toniques, les débilitants, les narcotiques, les excitants, etc., ont été tour à tour employés contre les névralgies, et ont réussi, dans quelques cas, au dire des auteurs. Nous n'entrerons pas dans l'examen de ces divers agents. Nous n'en citerons que quelques-uns.

Les topiques émollients ont été recommandés par Itard, dans l'otalgie. Il prescrit d'appliquer sur la tempe et sur la joue, du côté malade, un large cataplasme, composé de tiges de verveine écrasées et mêlées avec de la farine de graine de lin. Les fumigations de même nature, dirigées vers l'oreille, au moyen d'un entonnoir, ont été également conseillées et employées avec succès.

On a souvent recours aux préparations narcotiques pour calmer les douleurs d'oreilles ; mais l'emploi des opiacées, dans ce cas, n'est jamais sans danger. Galien en blâmait déjà l'usage, et tout le monde sait l'histoire racontée par Zacutus, d'un Espagnol, qui succomba à la suite d'une introduction d'opium dans le conduit auditif. Il n'en est pas ainsi des vaporisations faites avec les feuilles de belladone, de jusquiame et de ciguë. Elles calment souvent, fort bien et fort vite, les plus vives douleurs.

On a beaucoup préconisé l'emploi des saignées dans le traitement des névralgies : mais, c'est un moyen irrationnel, qui aggrave les douleurs dans la plupart des cas ; et l'on paraît y renoncer.

Ollivier a vu, plusieurs fois, des accès de névralgie faciale et auriculaire améliorés et même guéris, par l'application, sur la partie souffrante, d'un morceau de flanelle recouvert de taffetas ciré. Le même auteur recommande aussi le baume Tranquille, le baume Nerval, etc., en frictions.

Les rubéfiants et les épispastiques ont été vantés,

surtout par Cotugno, et on les a employés sous toutes les formes. Les petits vésicatoires appliqués un peu en avant du tragus, et pansés avec la morphine ont souvent contribué à calmer des otalgies anciennes et rebelles.

Itard recommande aussi de pratiquer, dans le conduit auditif, des vaporisations avec un mélange de liqueur anodine d'Hoffmann et d'eau. Il assure encore avoir guéri une otalgie violente compliquée d'odontalgie, en appliquant sur la tempe, du côté malade, un emplâtre de savon noir. Ce moyen est tellement innocent, que l'on peut, dans tous les cas, l'essayer sans danger, pourvu, toutefois, que l'on prépare, en même temps, des moyens plus actifs.

L'acupuncture, l'électricité et le magnétisme ont été également employés dans le traitement de l'otalgie. Mais l'action de ces agents est jusqu'ici si peu connue, que nous nous bornons à les indiquer.

L'observation suivante contient l'histoire de l'une des plus singulières variétés d'otalgie dont les auteurs aient jamais parlé :

Douleur névralgique intermittente du lobule de l'oreille droite, guérie par la compression de l'artère carotide primitive du même côté. — Par M. le docteur Allier fils, de Moncigny (1).

M. ..., quarante ans; menstrues régulières, constitution sèche, tempérament nerveux, habite un pays dans lequel les fièvres d'accès sont endémiques, elle n'a jamais été atteinte de névralgie. Au mois de juillet 1837, elle fut prise d'une fièvre tierce simple, dont

(1) Journal l'Expérience, tom. I, p. 254.

les symptômes offrirent si peu d'intensité, que cette maladie fut d'abord abandonnée à elle-même. Le quatrième accès, dont la durée fut de cinq heures, fut accompagné d'accidents névralgiques, bornés au lobule de l'oreille droite. La compression de cette partie, qui n'offrait aucun changement appréciable aux sens, amoindrissait la sensibilité morbide. La violence de la douleur était telle que la malade poussait des gémissements et demandait qu'on lui extirpât le lobule de l'oreille. Cette partie fut enveloppée de compresses continuellement humectées d'une solution concentrée d'extrait de belladone. Immédiatement après l'accès, une potion contenant 12 centigram. de sulfate de quinine et 5 centigram. d'extrait gommeux d'opium fut administrée pendant l'apyrexie. L'accès suivant ne reparut point; seulement, la douleur névralgique se reproduisit avec la même violence, et eut la même durée. 24 centigram. de sulfate de quinine associés à 10 centigram. d'opium n'eurent aucune influence sur la marche de la névralgie, qui remplaça, comme précédemment, l'accès fébrile, et avec la même intensité. Le jour suivant, le fébrifuge, élevé à la dose de 36 centigram., fut également sans résultat. Cette médication, encore une fois renouvelée sans avantage, fut discontinuée. Une demi-heure avant le retour présumé de la douleur, je pratiquai moi-même la compression de l'artère carotide du côté malade. Tous les quarts d'heure, je l'interrompais pendant quatre ou cinq minutes. La douleur revint, mais avec un caractère de simple fourmillement tout à fait supportable, et ne fut que passagère. La compression, confiée à des mains intelligentes, fut ainsi réitérée deux fois, à l'heure accoutumée de l'invasion de l'accès névralgique qui, dès lors, disparut complétement et sans retour.

CHAPITRE II.

Hypercousie ou exaltation de l'ouïe.

L'hypercousie répond assez exactement à la photophobie; mais, tandis que ce dernier symptôme se trouve lié à plusieurs affections de l'œil, et est fort commun, le premier n'a été que très-rarement observé avec le caractère idiopathique.

Le docteur Kramer ne paraît pas avoir étudié l'hypercousie, car aucune des lésions acoustiques qu'il décrit n'a de rapport avec elle. Sa surdité nerveuse avec *éréthisme*, n'est autre chose que l'affaiblissement graduel de l'ouïe, sans cause organique connue, et sa *surdité torpide* est la même maladie dans un degré plus avancé. Ces deux affections répondent à celles que nous étudions dans le chapitre suivant, sous les titres d'Hypocousie et d'Acousie.

Rien n'est plus facile à établir que le diagnostic de l'hypercousie. Le malade éprouve, comme le consultant dont parle Itard, le *contraire de la surdité*. Les bruits les plus faibles sont facilement perçus, et les bruits ordinaires deviennent insupportables. Des bourdonnements de toutes sortes viennent ordinairement se joindre à la maladie principale, et tourmenter le malade.

L'hypercousie présente des différences considérables dans son étiologie, sa marche, sa durée, etc., selon qu'elle est idiopathique ou symptomatique. Dans le dernier cas, elle est le plus ordinairement liée à une névrose plus générale, telle que l'hystérie, l'hypocondrie, etc., et elle suit les phases de la maladie principale. On l'observe encore dans le cours de certaines affections nerveuses très-graves, telles que les fièvres ataxiques, cérébrales, quelques méningites, etc. Elle s'accompagne ordinairement alors de photophobie.

Les observations suivantes, empruntées à Itard, ont trait à deux cas d'hypercousie idiopathique.

Première observation. — Une dame qui me consultait sur une cophose de naissance, dont une de ses nièces était affligée, me parla d'une maladie qu'elle avait elle-même éprouvée, et qu'elle appelait le *contraire de la surdité*. Je la priai de me donner quelques détails sur cette singulière incommodité ; voici à peu près la relation qu'elle me fit, et que j'écrivis de suite.

Mariée très-jeune et douée d'une faible constitution, madame Ger.... éprouva, pendant la première année de son mariage, une faible indisposition, qu'on pouvait rapporter à un excitement morbide du système nerveux, comme perte de la voix, oppression, palpitations, crampes d'estomac, migraines atroces, mouvement fébrile à la moindre contrariété. C'est dans cet état qu'elle fut prise de la rougeole. L'éruption se fit mal, et disparut complétement à la suite d'un léger mouvement de colère. Aussitôt douleur vive dans la poitrine, avec toux sèche : il semblait à la malade que l'air qu'elle respirait contînt un sable brûlant qui roulait dans ses poumons. Le moindre mot qu'elle prononçait déterminait dans le larynx un chatouillement des plus incommodes. Après plusieurs semaines passées dans cet état, et l'emploi inutile, nuisible même, des vésicatoires sur la poitrine, on tenta l'usage des bains, qui eurent un succès complet, et firent disparaître l'irritation fixée sur les poumons ; mais ce fut aux dépens de l'organe auditif. Cette dame était dans son bain, quand tout à coup elle fut frappée d'une foule de bruits extérieurs qu'elle n'entendait pas auparavant. Étonnée de ce phénomène, elle sonne sa femme de chambre, et s'étonne encore plus d'entendre la sonnette retentir à ses oreilles comme eût pu faire une petite cloche d'église. Le mouvement qu'elle imprima à l'eau en sortant du bain, produisit pour elle un bruit semblable à l'agitation de la mer. Mais tous les sons ainsi grossis par l'oreille étaient confus et discordants, non-seulement parce qu'étant plus intenses ils fatiguaient l'oreille et le cerveau; mais encore parce qu'ils n'étaient pas tous également exagérés par l'oreille. Par exemple, lorsqu'on parlait à voix basse à madame Ger..., elle entendait comme auparavant; mais si on élevait la voix de quelques tons, il lui semblait qu'elle était haussée de plusieurs octaves, ou plutôt qu'elle sortait de la cavité d'un grand porte-voix. Les bruits qui se faisaient près de son oreille lui paraissaient proportionnellement beaucoup plus augmentés que ceux qui partaient de loin. Ainsi, elle ne pouvait se moucher sans en être étourdie jusqu'à perdre connaissance, ni se gratter aux environs de l'oreille sans éprouver le tourment de quelqu'un qui entendrait scier une planche sur sa tête. Cependant il s'en fallait de beaucoup que la musique l'incommodât à ce point; elle la supportait, pourvu qu'elle ne fût pas très-bruyante; un air chanté dans le bas, bien loin de fatiguer ses oreilles, semblait, au contraire, la consoler du tourment que les autres bruits lui occasionnaient. Mais la conversation lui était insupportable ; tout ce qu'elle pouvait faire, c'était de parler et d'entendre parler à voix basse.

On crut d'abord qu'une pareille affection ne durerait pas ; on se contenta de faire boucher avec du coton les oreilles de la malade, et de prescrire le silence le plus profond. Cette précaution garantit l'oreille de la sensation incommode des bruits extérieurs, mais ne put lui épargner ceux, non moins fatigants, que produisait l'action de se moucher, et surtout la mastication des aliments durs, tels que le pain. On essaya donc de calmer cette sensibilité morbide de l'ouïe par les narcotiques pris à l'intérieur, et les bains. Le premier de ces moyens fut sans effet ; le second augmenta sensiblement la maladie. Parmi les diverses applications locales qu'on essaya ensuite, le musc, enveloppé dans du coton, fut le moyen qui apporta le plus de soulagement, de concert avec les lotions de la tête à l'eau froide, que la malade employa d'elle-même, parce qu'elles lui avaient souvent réussi pour calmer ses accès de migraine.

Cette indisposition était devenue, au bout de deux mois, à peu près supportable, quand l'emploi imprudent d'une prise de poudre capitale, conseillée à cette dame par une de ses amies, fit renaître l'exaltation de l'ouïe dans toute son intensité. Les moyens qui avaient réussi auparavant furent impuissants dans cette rechute, qui dura environ six semaines, et qui peut-être eût été plus longue encore, si une grossesse des plus heureuses ne fût venue la dissiper complétement et sans retour.

DEUXIÈME OBSERVATION.

M. D...., avocat, âgé de quarante ans, s'étant livré pendant un mois à des recherches contentieuses sur une affaire qui le regardait personnellement et qui l'occupait nuit et jour, éprouva une tension douloureuse dans le front et à la racine du nez, qu'il aurait prise pour un commencement de coryza, sans les symptômes inaccoutumés qui accompagnaient la sécheresse du nez : toutes les fois qu'il parlait et qu'il essayait de cracher ou de se moucher, le bruit que produisait l'une ou l'autre de ces fonctions lui paraissait beaucoup plus fort qu'à l'ordinaire. S'il respirait par le nez seulement, l'air, en passant par les narines, produisait une espèce de frémissement sonore, désagréable, quoiqu'il ne fût aucunement sensible pour les assistants. Cette incommodité se dissipa spontanément au bout de deux ou trois semaines, et reparut tout à coup, deux mois après, un jour que ce légiste allait, en voiture, à sa maison de campagne, par un temps froid et pluvieux. Mais, cette fois, la sensibilité de l'ouïe se trouva beaucoup plus exaltée ; car les sons extérieurs qui, dans la première attaque, ne paraissaient pas plus intenses qu'à l'ordinaire, semblaient l'être tellement dans cette circonstance, que le bruit de la voiture sur une route non pavée simulait à ses oreilles le roulement d'une charrette sur un chemin sec et raboteux. C'était au point que M. D.... fut obligé de se tenir constamment les oreilles bouchées avec les doigts, jusqu'à son arrivée à sa maison. Il fut près d'un an tourmenté de cette indisposition fatigante, à laquelle il ne trouva d'autre remède que de se tamponner le méat auditif avec du coton imbibé d'huile d'amandes douces. Pendant ce temps, il fit sur son état diverses observations dignes d'être notées. Il remarqua que les bruits lui paraissaient avoir acquis bien plus d'intensité que ce que nous appelons proprement le son. Une chaise qu'on changeait de place, en la laissant glisser sur le carreau, faisait sur ses oreilles, si elles n'étaient point bouchées avec du coton, l'effet qu'aurait pu produire un meuble des plus lourds, traîné avec violence sur le parquet ; un vent tant soit peu violent était pour lui un ouragan des plus furieux ; et la délicatesse de l'organe pour cette espèce de bruit était telle, que, de quelque léger mouvement que l'air fût agité, il l'entendait frémir dans les arbres de son jardin, de l'intérieur de sa chambre qui était au premier étage, et dont les fenêtres étaient parfaitement closes. Parmi les corps qui rendent un véritable son, tous n'agissaient pas sur l'organe malade avec une intensité également augmentée. Les cloches et le tambour produisaient une sensation proportionnellement plus vive que les instruments de musique. Parmi les sons tirés de ceux-ci, les graves fatiguaient bien plus l'ouïe que ceux qui étaient aigus ; il en était de même de la voix humaine. M. D.... ne pouvait souffrir la conversation des personnes qui avaient la voix pleine et forte, et il n'était que fort légèrement incommodé des cris aigus d'un enfant pleurant.

A la suite d'un léger écoulement de sang hémorroïdal, qui avait également eu lieu lors des premières atteintes de ce mal, et qui n'avait alors produit aucun effet, cette seconde attaque se dissipa, mais seulement pour quelques semaines, au bout desquelles il en survint une troisième, à peu près semblable, compliquée en outre de bourdonnements continuels. A cette époque, la sensibilité de l'ouïe parut s'affaiblir, ainsi que le bourdonnement ; mais, dès lors, M. D.... s'aperçut qu'il devenait sourd : cette surdité s'accrut d'une manière assez rapide, et résista à tous les remèdes qui furent administrés par les gens de l'art.

Je ne crus pas devoir à mon tour en conseiller d'autres, persuadé de l'incurabilité de cette infirmité, qui datait déjà de six à sept ans. Mais, outre qu'elle était ancienne, elle me parut héréditaire, d'après l'observation que me communiqua verbalement la personne qui me remit le mémoire à consulter. Elle m'assura que le père et l'oncle paternel de M. D..... étaient complétement sourds, et qu'ils l'étaient devenus à peu près à la même époque que le consultant.

Les deux sujets des observations qui précèdent étaient doués, comme on vient de le voir, d'une constitution éminemment nerveuse. Chez Mme de G.., atteinte déjà d'hystérie, l'hypercousie eut, pour cause déterminante, des affections morales tristes. Chez M. D... on trouve une prédisposition héréditaire qui, tout à coup, éclate à propos d'une forte contention d'esprit.

Quant à la marche de la maladie, elle n'a rien de régulier, et la terminaison, qui fut favorable dans le premier cas, a été fâcheuse dans le second.

Traitement. — Dans l'état actuel de nos connaissances, les névroses, même les mieux étudiées, comme l'hystérie et l'hypocondrie, sont soumises, pour le traitement, à un empirisme complet. Cet empirisme se retrouve, à plus forte raison, dans les névroses du sens auditif, dont les symptômes sont aussi peu fixés que ceux de l'hystérie, et ont été beaucoup moins étudiés.

Le conseil que donne Itard, de boucher avec du coton le conduit auditif de l'oreille frappée d'hypercousie, est rationnel et doit être suivi. La médication générale puise ses moyens dans les calmants et les autres agents dits antinerveux, que connaissent tous les praticiens, et que nous indiquons dans les chapitres qui suivent. Les bains tièdes, secondés d'applications froides sur la tête, nous semblent aussi des moyens à conseiller dans les cas d'hypercousie que nous avons rapportés.

Quant à l'hypercousie symptomatique d'une névrose plus générale, c'est évidemment en attaquant la cause que l'on peut détruire l'effet, et les agents de la thérapeutique générale, dont nous n'avons pas à nous occuper ici, doivent être mis en usage dans ce but.

CHAPITRE III.

Hypocousie et acousie idiopathiques.

Diagnostic spécial et différentiel, marche, etc. — La névrose que nous étudions dans ce chapitre correspond, assez exactement, à l'amblyopie et à l'amaurose idiopathiques des ophthalmologistes. De même que l'amblyopie et l'amaurose s'accompagnent souvent de phantasmes ou d'autres illusions d'optique, l'hypocousie et l'acousie présentent ordinairement dans leur cours, surtout pendant la première période, des bourdonnements, des sifflements et divers bruits. Beaucoup d'autres points relatifs à l'origine, à la marche, au pronostic et à la thérapeutique, sont encore communs à ces deux ordres d'affections; et si l'étude des névroses de l'œil était aussi avancée que celle des ophthalmies, les maladies que nous décrivons, dans ce chapitre, recevraient, de cette connaissance, un grand éclaircissement. Mais il n'en est pas ainsi, car d'après l'aveu d'un des ophthalmologistes les plus distingués, « l'amaurose n'est point une, et sa classification est encore entourée d'un vague vraiment désespérant (1). » Ce vague, dont parle le docteur Caron, est encore plus marqué à l'égard des *amauroses* de l'oreille, ou plutôt le vague qui existe, dans le premier cas, est remplacé par le néant dans le second. Itard, comme nous l'avons dit, traite de l'amaurose de l'oreille, sous le nom de *Diminution* et *abolition* de l'ouïe, dans son troisième chapitre des maladies de l'audition. Le docteur Bresler (2) nomme tout simplement cette affection *surdité nerveuse*, et le docteur Kramer lui conserve ce nom, tout en reconnaissant deux degrés à la maladie. Le premier forme la surdité nerveuse *avec éréthisme ;* le second la surdité nerveuse *torpide.*

L'abandon presque général dont les maladies de l'organe auditif ont été longtemps l'objet, a permis de rapporter à la surdité nerveuse toutes les espèces de cophoses, dont on ignorait la nature et le siége. Il n'est peut-être pas une seule espèce de surdité que nous n'ayons vue caractérisée de surdité nerveuse, depuis l'engouement cérumineux du conduit auditif, jusqu'aux affections les plus compliquées de l'oreille. Nous avons déjà, dans un précédent travail (3), cité l'observation d'une surdité par engouement cérumineux, qui fut traitée comme une affection nerveuse, et où l'erreur faillit être funeste à la malade. Depuis, nous avons rencontré des erreurs de diagnostic plus grossières encore

(1) Guide pratique pour l'étude et le traitement des maladies des yeux, par Caron Duvillars, tom. II, p. 513.

(2) Voy. Bresler, ouvrage cité.

(3) Mémoire sur le traitement de l'oreille moyenne, 1re édit.

et que l'on aurait également évitées en explorant l'organe auditif. Itard et le docteur Kramer citent, de leur côté, des faits semblables qui leur sont particuliers. Il en est des surdités nerveuses comme des maladies essentielles des auteurs. A mesure que les procédés de diagnostic et que les études d'anatomie pathologique se perfectionnent, le nombre de ces affections diminue en proportion.

Le phénomène organique le plus ordinaire de la surdité nerveuse, c'est la sécheresse du conduit auditif externe. On trouve cependant quelques exceptions à cette règle, et nous en avons rencontré nous-même. Cette lésion, du reste, est souvent la seule appréciable dans l'hypocousie; et dans les cas où la sécrétion cérumineuse reste intacte, l'oreille frappée de surdité nerveuse ne diffère en rien, à l'extérieur, de l'oreille la plus saine. Les trompes d'Eustache sont ordinairement libres, dans toute leur étendue. La membrane du tympan est belle et transparente, et l'air, poussé dans les trompes d'Eustache, parcourt librement toutes les cavités de l'oreille moyenne.

La sécheresse du conduit auditif s'accompagne parfois, surtout dans les névroses anciennes, d'une diminution notable de la sensibilité tactile. «Il n'est pas rare, dit Itard (1), de voir cet affaiblissement de la sensibilité s'étendre jusqu'au pavillon de l'oreille, au point qu'en touchant cette partie, de même que celle où s'épanouissent plusieurs rameaux de la portion dure, telles que les régions temporales, sous-mastoïdiennes et parotidiennes, on n'y réveille qu'un sentiment obtus, qui

(1) Ouvrage cité, tom. II, p. 233.

fait dire aux personnes atteintes de cette surdité que tout cela est *mort, engourdi*. J'ai vu, deux fois, cet engourdissement porté à un tel point, que les sujets chez lesquels je l'observai se montrèrent presque insensibles à l'incision faite aux téguments du cou, pour l'application d'un séton. »

La diminution ou l'abolition de l'ouïe est, comme l'on voit, le symptôme fonctionnel le plus saillant de la névrose qui nous occupe. L'hypocousie, du reste, arrive graduellement, ou tout à coup ; et, comme les autres lésions du sens auditif, elle s'accompagne souvent de bourdonnements, mais non toujours, ainsi que le fait observer le docteur Kramer. « Les bruits d'oreilles ne sont pas une maladie, par eux-mêmes, dit cet auteur (1) ; mais ils se rattachent aux affections les plus différentes de cet organe et souvent même d'une manière très-indéterminée et inconstante. Swan, Saunders, Curtis, etc., sont tombés dans cette erreur, qui a été d'autant plus nuisible que leur autorité a fait et fait encore traiter beaucoup de malades comme affectés de surdité nerveuse, par cela seul qu'ils ont des bourdonnements. »

L'amélioration momentanée de l'ouïe que les malades éprouvent, au milieu des grands bruits, quand ils sont dans une voiture qui roule sur un pavé sec, au voisinage des usines, des cloches, etc., ne peut être considérée comme un *signe pathognomonique* de la surdité nerveuse ; car ce phénomène se retrouve quelquefois dans des cas d'une nature tout à fait différente, dans certaines surdités catarrhales, par exemple, et,

(1) Voy. KRAMER, ouvrage cité, p. 261.

même, dans quelques cophoses par obturation du conduit auditif externe. Il est vrai, cependant, que ce symptôme, ainsi que celui qui consiste dans la sécheresse du conduit auditif, se rencontre, plus souvent, dans les surdités nerveuses que dans celles d'une autre nature.

Certaines espèces de cophoses présentent, avec l'hypocousie et l'acousie idiopathiques, quelques points de ressemblance qui ont permis, quelquefois, de les confondre. Telle est, par exemple, l'acousie congestive, que nous avons étudiée, et telles sont encore quelques névroses symptomatiques, que nous étudions dans les sections suivantes.

Cependant, en remontant aux causes, et en tenant compte de certains symptômes, tels que le bourdonnement dans l'hypocousie congestive, et l'intermittence de la surdité dans la plupart des névroses acoustiques, on parvient, ordinairement, à discerner la nature réelle de la maladie. Dans les cas où la distinction reste impossible, l'erreur est moins grave qu'on ne pourrait le craindre. La thérapeutique des névroses de l'organe auditif ne pouvant avoir d'autres bases rationnelles que celles qui dérivent de la connaissance des causes prochaines ou éloignées de la maladie, demeure forcément livrée à l'empirisme chaque fois que cette donnée manque. Quant aux surdités dues à l'obturation des trompes d'Eustache, l'impossibilité de pratiquer le cathétérisme distingue suffisamment ces lésions des névroses, sans même qu'il soit nécessaire de remonter à l'origine de la maladie, qui est tout à fait différente dans les deux cas.

Causes. — Les influences morales, la tristesse surtout, jouent un grand rôle dans la production de l'hypocousie idiopathique. Il est rare que l'affaiblissement de l'ouïe ne s'accompagne de bourdonnements, et, assez souvent, malgré l'opinion contraire d'Itard (1), l'invasion de la maladie est instantanée, comme celle de certaines cécités; en voici un exemple, pris dans notre pratique particulière :

M. T...., âgé de 45 ans, d'un tempérament nervoso-sanguin, habite Paris depuis son enfance. Il s'y est marié, à l'âge de 24 ans, et son union a été constamment heureuse. M. T....., qui jouit d'une fortune indépendante, n'avait jamais éprouvé de grands chagrins jusqu'en 1842. A cette époque, sa fille unique, âgée de 18 ans, contracta une fièvre cérébrale si grave, qu'on la crut morte pendant un instant. M. T..... fut tellement frappé du danger que courait son enfant, qu'il crut que la vie allait l'abandonner lui-même. Heureusement, la malade en revint, et son père reprit ses forces et sa santé; mais il ne tarda pas à s'apercevoir qu'il n'entendait plus, quand il était couché du côté droit. Il vérifia, avec sa montre, et il ne put l'entendre, même en l'appliquant sur le pavillon de l'oreille gauche. M. T..... a entendu quelques sifflements, dans cette oreille; mais à de rares intervalles. Du reste, il n'y a jamais éprouvé de douleurs.

Consulté, par M. T., deux ans après son accident, je trouvai une cophose complète de l'oreille droite, tandis que la gauche avait conservé l'intégrité de ses fonctions. Le conduit auditif droit est bien conformé, la membrane du tympan est transparente et nacrée; la

(1) Itard, ouvrage cité, tom. II, p. 235.

gorge est en bon état; et l'air pressé dans l'arrière-gorge par un effort d'expiration, la bouche et le nez étant fermés, passe aisément dans les deux caisses. Le seul phénomène morbide appréciable chez M. T., c'est la sécheresse du conduit auditif. Il a inutilement employé les huiles acoustiques pour la faire cesser ; il n'a jamais pu y réussir.

Je ne crus pas pouvoir entreprendre un traitement avec chance de succès, et je le dis à M. T., qui est bien décidé à ne rien faire, aussi longtemps qu'il conservera sa bonne oreille.

Le docteur Kramer qui, comme nous l'avons dit, nie la possibilité des ruptures de la membrane du tympan, par l'action des ondulations sonores rapides, accorde à cette même cause le pouvoir de produire la surdité nerveuse, en déterminant l'ébranlement du nerf acoustique. Itard pense que les mêmes vibrations peuvent causer la paralysie du nerf, et il cite des observations curieuses de cophoses survenues à la suite de coups sur la tête. Voici un de ces exemples.

« Des enfants en pension dans une maison d'éducation de Paris se battaient un matin avec les traversins de leurs lits. L'un d'eux reçut à la tempe gauche un coup porté de si près et avec tant de violence, que, quoique le coussin ne fût que de plume, l'enfant en resta tout étourdi, et dans un état voisin de l'évanouissement. Revenu à lui, il s'aperçut qu'il n'entendait rien de ce qu'on disait à sa droite. L'oreille de ce côté était en effet paralysée. Une saignée du pied, les sangsues au cou, les embrocations nervines ne changèrent rien à son état. Il y avait six mois que l'accident était arrivé, quand cet enfant me fut amené. Je ne conseillai aucun remède, et ne recueillis que pour mon instruction les renseignements suivants. Il me raconta qu'au moment où il avait reçu le coup, il lui avait semblé qu'on lui soufflait un air extrêmement froid dans l'intérieur de l'oreille, et dans toute la partie droite du cerveau. Comme il ajouta que depuis ce même accident il éprouvait une grande sécheresse dans la narine droite, je voulus m'assurer si l'odorat n'avait point souffert de ce côté. En effet, lui ayant fait boucher la narine gauche, et ayant mis sous la droite un flacon d'eau de Cologne, il ne produisit aucune sensation d'odeur ; cependant la vue et le goût n'avaient éprouvé aucune altération. »

Nous devons encore inscrire, parmi les causes occasionnelles de l'hypocousie idiopathique, celles qu'Itard a indiquées dans l'étiologie de la *surdité par compression du nerf auditif*. Ce sont les congestions purulentes ou puriformes sur le trajet, dans le voisinage, ou près de la naissance de la septième paire, et les tumeurs formées sur les mêmes parties. Ce sont encore l'atrophie, le ramollissement ou la désorganisation du nerf acoustique.

Parmi les causes prédisposantes les plus marquées de la *surdité nerveuse idiopathique,* on doit citer l'hérédité et la vieillesse. Tout le monde sait l'influence de l'hérédité dans la production des névroses des sens. Des familles entières sont frappées de cécité ou de surdité nerveuses, et Kramer va jusqu'à dire que « le tiers des malades affectés de surdité nerveuse a peut-être des parents atteints du même mal. » Chez les uns, l'acousie se montre dès l'enfance, tandis que chez d'autres, ce n'est que dans un âge plus avancé qu'on la voit apparaître ; l'affaiblissement de l'ouïe est une conséquence habituelle, pour ne pas dire nécessaire, de l'âge avancé.

Le refroidissement subit de la tête ou de la totalité du corps a été signalé, par les auteurs, comme une cause fréquente de surdité nerveuse. Sans nier, d'une manière absolue, la possibilité de ce mode de production, nous ne pouvons accepter cette donnée étiologique telle qu'on l'a produite. Certains auteurs donnent le nom de surdités nerveuses à toutes les lésions du sens auditif qu'ils ne peuvent rattacher à aucune altération organique; et, c'est ainsi que nous nous expliquons l'influence qu'ils attribuent au froid dans la production des cophoses.

Le pronostic, qui est généralement grave dans les névroses de l'organe auditif, est surtout fâcheux dans quelques cas d'hypocousie et d'acousie idiopathiques. Lorsque ces lésions fonctionnelles naissent sous l'influence de l'hérédité ou de la vieillesse, elles sont incurables. Il en est encore à peu près constamment de même dans les hypocousies causées par l'ébranlement nerveux, et si la lésion traumatique a été portée jusqu'à désorganiser le nerf, il est évident que la surdité est incurable. Quand, au contraire, l'ébranlement n'a été que superficiel, et quand la lésion fonctionnelle est bornée à une simple dysécie, on peut espérer une amélioration et même une guérison complète et rapide. Quant aux névroses produites par des affections morales tristes, on ne peut rationnellement prescrire un traitement physique contre la surdité qui dépend de cette cause. Ce que l'on sait, par expérience, c'est que les maladies produites par une influence morale, se montrent en général très-rebelles aux moyens de traitement.

Traitement. — Si le nombre des agents curatifs rationnels de l'hypocousie idiopathique est fort limité, la liste des médicaments empiriques, conseillés contre cette névrose, est considérable. On a tour à tour préconisé les évacuants, les saignées, les toniques, etc., selon que les théories humorales, physiologiques ou dynamiques étaient en vogue. Mais, ainsi que nous l'avons déjà dit, il ne peut y avoir d'autre thérapeutique rationnelle que celle qui s'attaque à la cause pour la combattre, ou celle qui intervient dans la succession des phénomènes pathologiques, pour la détruire, dans les cas d'hypocousie intermittente.

Quand l'hypocousie et l'acousie sont dues aux progrès de l'âge ou à la désorganisation traumatique du nerf acoustique, il serait au moins irrationnel de tenter la guérison; mais, dans les cas où l'on peut attribuer leur origine à un refroidissement subit, à la suppression d'un écoulement, à la répercussion d'un exanthème, etc., l'art doit intervenir, et souvent l'emploi judicieux des sudorifiques, des purgatifs ou d'un vésicatoire arrêtera la marche de la névrose, en neutralisant la cause qui l'a produite. L'administration des antipériodiques, dans les hypocousies intermittentes, arrêtera quelquefois la marche de l'accès, et sera suivie du rétablissement de l'ouïe. On guérit encore, dans quelques cas, l'hypocousie idiopathique, due à l'ébranlement du système nerveux par le bruit des machines ou les détonations de l'artillerie, en faisant changer d'habitudes et de profession au malade.

Hors ces quelques prescriptions rationnelles, la plupart de celles qui sont formellement indiquées dans l'hypocousie et l'acousie, n'ont qu'une valeur contestable, ou sont complétement empiriques. Parmi ces dernières, nous citerons d'abord l'application banale du vésicatoire, que l'on fait suivre d'exutoires plus profonds, tels que le cautère, le séton et les moxas. Sous quelque point de vue que l'on envisage le mode d'action de ces agents, nous ne savons comment justifier leur emploi. Nous comprenons leur action quand ils sont destinés à remplacer une suppuration accidentelle de l'organe auditif; mais, hors ce seul cas, nous pensons, avec le docteur Kramer, qu'ils sont sans aucune utilité (1) dans les affections rebelles de l'oreille moyenne, et même nuisibles dans la surdité nerveuse.

Nous ne pouvons approuver davantage l'emploi des saignées locales ou générales contre l'hypocousie et l'acousie idiopathiques. L'expérience de tous les jours prouve, en effet, que les déplétions sanguines sont presque toujours nuisibles dans le traitement des névroses.

Frappées du symptôme organique le plus ordinaire de la surdité nerveuse, la sécheresse du conduit auditif, quelques personnes ont pensé qu'il suffirait de rétablir le flux supprimé pour guérir la surdité. Beaucoup d'huiles et de pommades de toutes espèces ont été prescrites dans ce but. Les vapeurs de camomille, de rue, de sureau, etc., les injections de liquides irritants; le tamponnement prolongé, etc.; tous ces moyens ont été employés pour rétablir la sécrétion cérumineuse. Sans les rejeter absolument, comme le fait le docteur Kramer, nous employons, quelquefois, ces agents avec circonspection, convaincu, d'ailleurs, que les succès sont toujours très-rares, quand on se borne à faire la médecine du symptôme. Les guérisons extraordinaires et nombreuses obtenues, dit-on, dans ces derniers

(1) KRAMER, ouvrage cité, p. 55.

temps, par le docteur Turnbull, au moyen des préparations d'aconit, ne sauraient modifier notre manière de voir à cet égard. Nous savons que les préparations d'aconit sont irritantes, et propres à rétablir l'humidité supprimée du conduit auditif; mais l'aconit partage ce privilége avec beaucoup de pommades et d'huiles essentielles; et à moins de lui reconnaître une *vertu spécifique*, il agit absolument de la même manière que les autres irritants contre un symptôme, la *sécheresse du conduit auditif*. Malheureusement pour ces grands succès, M. Menière (1) nous a appris le secret du docteur anglais. Celui-ci, conduit à l'institution des Sourds-muets de Paris, introduisit son liquide dans les oreilles de quatre sourds-muets, et après avoir terminé ses expériences, « il fut démontré que les quatre élèves se trouvaient précisément alors dans les mêmes conditions auditives qu'avant le traitement du médecin anglais. »

Quelques praticiens ont proclamé hautement, comme nous l'avons dit, les succès obtenus à l'aide de l'électricité contre les acousies; mais, aussitôt que l'on a examiné ces faits avec soin, ils ont beaucoup perdu de leur valeur. On a vanté, tour à tour, l'efficacité des bains et des frictions électriques; celle de l'électro-puncture, etc., et pourtant aucune de ces applications n'a pu acquérir une place dans la thérapeutique régulière. Si, au lieu d'obtenir de l'électricité la guérison de la moitié des paralysies du nerf acoustique, comme l'a cru M. Jobert (2), on obtenait seulement celle de la dixième partie, l'agent électrique rendrait, sans con-

(1) Annales de l'éducation des sourds-muets et aveugles, t. I, p. 107.

(2) Voy. Bulletin général de Thérapeutique, tom. XXIII, p. 103.

tredit, plus de services que la strychnine, la cautérisation et tous les autres moyens que l'on emploie journellement contre la surdité nerveuse ; mais il n'en est pas ainsi, et l'infidélité de l'électrisation appliquée aux maladies de l'oreille est généralement reconnue aujourd'hui.

Les objections que nous venons d'adresser à l'électricité peuvent, en tout point, s'appliquer au galvanisme. « Sur la foi des journaux anglais et allemands, et particulièrement d'après le recueil périodique de Hufeland (1), dit Itard, plusieurs médecins de Paris (et je suis de ce nombre), ont soumis la surdité à ce nouveau mode de traitement, et n'en ont retiré aucun avantage. Il s'est présenté aussi à moi beaucoup de sourds dont les oreilles avaient été inutilement aiguillonnées par la pile galvanique. Quelques-uns m'ont confirmé seulement une observation que j'avais recueillie dans mes propres expériences, savoir, que l'électricité, et particulièrement le galvanisme, après avoir éveillé d'abord la sensibilité de l'ouïe, et diminué la surdité, avaient fini par amener une plus forte hébétude du sens. »

L'électricité et le galvanisme ne sont pas seulement des moyens de traitement inutiles ; leur application est encore quelquefois suivie d'accidents sérieux. Nous avons vu un sujet chez lequel l'emploi de l'électricité occasionna une névrose intestinale très-douloureuse, qui persista pendant plusieurs mois.

Nous ne mentionnerions pas ici les magnétismes, si les journaux n'avaient vanté, dans ces derniers temps, les guérisons de surdité nerveuse obtenues par leur

(1) ITARD, ouvrage cité, tom. I, p. 423.

emploi. Becker et Bulmerinck employèrent sans succès, au dire du docteur Kramer, le magnétisme minéral. Quant aux partisans du magnétisme animal, dont les prétentions ont été si sévèrement jugées par l'Académie des sciences, ils ne paraissent pas avoir eu plus de succès en Allemagne dans le traitement des surdités : « Le docteur Schmidt, et un M. Bahedk, qui magnétisèrent des sourds à Berlin, dit Kramer (1), ne purent se vanter d'avoir fait des merveilles. Ils n'ont pas, en effet, guéri une seule affection de l'organe auditif. »

Considérant comme une paralysie plus ou moins avancée du nerf auditif, les affections que nous étudions sous le nom d'hypocousie et d'acousie idiopathiques, Itard, MM. Kramer, Deleau, etc., croient pouvoir prescrire avec succès, pour sa guérison, un excitant diffusible aussi actif que l'éther. Ce médicament est employé en fumigations dans le conduit auditif externe et dans la caisse du tympan. Les moyens de vaporisation varient selon les praticiens. L'appareil d'Itard, pour les fumigations du conduit auditif, consiste en un petit chaudron métallique que l'on fait rougir, et sur lequel on verse l'éther, qui se vaporise aussitôt, et est conduit dans l'oreille externe au moyen d'un entonnoir, ou dans l'oreille moyenne, à travers un cathéter. Kramer fait observer, avec raison, (2) que « l'éther se décompose quand il touche le métal rougi, de sorte que l'appareil n'introduit pas dans la caisse du tambour des vapeurs éthérées ; mais d'autres gaz irritants. »

Pour éviter les inconvénients, et pour conserver, en même temps, l'avantage des fumigations éthérées, cet

(1) Kramer, ouvrage cité, tom. II, p. 54.
(2) Ouvrage cité, p. 271.

auteur emploie un appareil qu'il décrit ainsi : « On prend une grande bouteille, contenant à peu près dix pintes de liquide; on y met un bouchon, dans lequel passent deux tuyaux de laiton, pourvus d'un robinet. L'un de ces tuyaux a à sa partie supérieure un entonnoir pour y verser l'eau, l'autre est soudé à un conduit destiné à introduire dans la caisse du tambour les vapeurs qui se forment dans la bouteille.

Lorsqu'on veut employer l'appareil, on place le bouchon pourvu de ses tuyaux sur la bouteille; on verse dans l'entonnoir la quantité d'éther nécessaire et on le chasse dans la bouteille en soufflant légèrement. Il s'y vaporise peu à peu à la température ordinaire de la chambre, remplit la bouteille et en presse même les parois; aussi l'entend-on sortir en sifflant quand on ouvre le robinet du tuyau qui est uni à la sonde. Pour entretenir d'une manière insensible la sortie des vapeurs de l'éther, on laisse couler à travers l'entonnoir de l'eau froide dans la bouteille pour déplacer les vapeurs éthérées. Avec cet appareil on obtient à la fois des vapeurs d'éther bien pures, et l'on connaît la quantité qu'il en sort et par suite l'intensité de leur action sur l'organe malade. On doit employer d'autant moins d'éther à chaque séance et modérer d'autant plus la sortie des vapeurs, que le nerf acoustique est plus irrité, c'est-à-dire que les bourdonnements sont plus violents, la surdité plus considérable, et que ces deux symptômes s'accroissent davantage, par de simples insufflations d'air dans la caisse du tambour. On ne doit jamais oublier que cette dernière qui reçoit d'abord les vapeurs éthérées, n'a qu'une capacité très-petite et qu'elles ont à occuper un espace encore moindre quand elles entrent dans le labyrinthe par la fenêtre ovale. » — Itard employait quinze grammes d'éther acétique pur, pour ses vaporisations de la caisse, et il les pratiquait, en adaptant la tubulure du flacon contenant le liquide au pavillon du cathéter engagé dans la trompe d'Eustache.

Le docteur Kramer pratique, chaque jour, une fumigation d'un quart d'heure, et le traitement ne doit pas durer moins de trois mois. Ajoutons que, selon le même auteur, « la surdité avec éréthisme offre moins de chances de guérison que l'autre. »

Nous avons, de notre côté, employé les fumigations éthérées contre la paralysie du nerf acoustique : mais nous n'avons pas eu à nous en louer. Les vapeurs d'huile essentielle de romarin, injectées dans la caisse du tympan, nous ont, au contraire, réussi dans un cas, mais elles sont restées infidèles dans plusieurs autres.

Quant aux succès obtenus par le docteur Kramer, au moyen des fumigations éthérées, on ne peut s'en rendre compte, avec les données actuelles de la science. Dans toutes les maladies, en effet, l'état aigu offre plus de chances de guérison que l'état chronique. Ici, c'est le contraire : « La surdité avec éréthisme offre moins de chances que l'autre, » dit M. Kramer. De plus, il est reconnu, de tous les praticiens, que l'on doit varier les médicaments dans le cours des maladies chroniques. Le médecin allemand emploie toujours le même, et toujours de la même manière.

On lit dans un journal de médecine, allemand (1), que

(1) Berlines medicinische central Zeitung.

le docteur Wolff pratiqua, le 18 février 1842, la section sous-cutanée des muscles postérieurs et transverses de l'oreille contre une dysécie nerveuse déclarée incurable. Le malade, ajoute l'auteur, entendait mieux au bout de vingt-quatre heures : mais il avait perdu l'ouïe de nouveau, le second jour. Les réflexions nous semblent inutiles en présence de tels faits.

Nous avons dû, dans ce chapitre, consacré à l'hypocousie et à l'acousie idiopathiques, nous borner à noter les divers procédés de traitement qui ont été conseillés par les auteurs. Si nous les avons combattus, l'un après l'autre, c'est que nous pensons qu'il existe une lacune dans la thérapeutique de ces affections, et, en la signalant, nous espérons provoquer des travaux propres à la remplir.

CHAPITRE IV.

Hypocousie et acousie symptomatiques d'une lésion des centres nerveux.

Toutes les lésions profondes des centres nerveux sont, comme l'on sait, suivies de mort, ou, au moins, de très-graves accidents, tandis que des paralysies partielles accompagnent, chaque jour, des lésions de moindre importance. Il est rare que les organes de la vision et ceux de l'ouïe restent intacts, pour peu que les accidents nerveux acquièrent quelque intensité, et l'on voit fréquemment des cophoses qui sont dues à des affections de cette nature.

Quand l'hypocousie et l'acousie reconnaissent pour cause une maladie aiguë des centres nerveux, une cérébrite ou une myélite, par exemple, toute l'attention du médecin est concentrée sur les accidents cérébraux qui peuvent entraîner la mort, et la surdité passe inaperçue ou n'est notée que comme un simple symptôme. Mais lorsque, après la cessation des accidents primitifs, l'ouïe reste abolie, le malade vient souvent consulter pour remédier à cette infirmité. Dans d'autres cas, des phénomènes congestifs ou inflammatoires, peu marqués, ont laissé après eux une surdité durable, qu'il s'agit également de faire cesser. Le diagnostic est facile encore dans ces cas, mais il n'en est plus ainsi dans les affections chroniques des mêmes organes, et ce n'est souvent qu'à l'aide des investigations les plus minutieuses que l'on parvient à rattacher la lésion du sens auditif à celle du cerveau ou de la moelle épinière. Les procédés diagnostiques, conseillés dans ces cas, rentrent dans la thérapeutique générale, et ne doivent point, par conséquent, être examinés ici. Les symptômes que l'on observe alors sont ceux du ramollissement, de l'hydropisie, des kystes, etc., du cerveau ou de la moelle épinière. Ce sont encore les symptômes de compression lente des mêmes organes, déterminés par des exostoses, ou des périostoses du crâne, ou des vertèbres. Quand les lésions organiques de cette nature présentent quelque gravité, il est rare que la lésion fonctionnelle reste bornée à l'oreille; les nerfs de l'œil, ceux de la langue, et d'autres parties, participent, le plus souvent, à la paralysie de la septième paire. Quand, au contraire, l'affection est bornée à un point du cordon rachidien, elle s'accompagne ordinairement d'une douleur fixe que la pression successive des vertèbres permet de reconnaître exactement.

L'hypocousie et l'acousie que nous étudions, dans ce chapitre, peuvent être facilement distinguées des autres névroses de l'oreille que nous avons déjà étudiées, et de celles que nous décrivons dans les chapitres suivants. Le phénomène caractéristique qu'elles présentent, c'est de pouvoir être, dans tous les temps de leur durée, rattachées à une affection générale des centres nerveux.

L'hypocousie symptomatique est subordonnée dans sa marche, dans sa durée et dans sa terminaison, aux phases de la maladie principale. Tantôt, rapide comme l'apoplexie foudroyante qui lui a donné naissance, la surdité arrive tout à coup, et se dissipe presque aussitôt sous l'influence de la saignée et des révulsifs. D'autres fois, lente et insidieuse dans sa marche, elle met des années entières à se développer, comme le ramollissement d'où elle tire son origine.

Quant au pronostic, il est grave chaque fois que la lésion des centres nerveux est profonde et persistante. Il est encore grave, quand la surdité survit à une lésion profonde, bien que celle-ci ait disparu. Le pronostic est favorable, au contraire, quand l'acousie est symptomatique d'une maladie nerveuse curable, et surtout quand la surdité diminue en même temps que les symptômes qui l'accompagnent.

Les moyens thérapeutiques dirigés contre la maladie principale suffisent, d'ordinaire, pour amener la guérison de la dysécie symptomatique. Dans les cas où la surdité persiste après la disparition complète des symptômes généraux, elle prend le caractère idiopathique, et les règles de traitement sont celles que nous avons indiquées au précédent chapitre.

Les deux observations suivantes contiennent deux exemples d'acousie symptomatique des plus curieux.

PREMIÈRE OBSERVATION. — Apoplexie cérébrale de moyenne gravité accompagnée de faiblesse et de perte momentanée de la parole. — Saignée. — Guérison générale. Persistance de la surdité (Itard).

Madame G..., âgée de quarante-cinq ans, douée d'un tempérament nerveux et d'une santé très-délicate, avait toujours été abondamment menstruée, jusqu'à l'âge de quarante-deux ans, époque à laquelle ses règles disparurent, sans aucun de ces dérangements qui précèdent et accompagnent la cessation définitive du flux menstruel. Six mois après, elle fut prise d'étourdissements, de violents maux de tête, de tintements d'oreilles pour lesquels son médecin lui conseilla inutilement l'application des sangsues. Bientôt son état se trouva encore aggravé par une foule de petites affections nerveuses, marquées par des pleurs involontaires, des emportements de colère, des mouvements convulsifs à la moindre contrariété, et souvent par un dégoût insurmontable pour les personnes et les choses qui lui avaient été jusque-là constamment agréables. Elle prit successivement plusieurs médecins, plutôt pour disserter sur ses maux que pour faire des remèdes. Consulté à mon tour, et prévenu de l'instabilité de sa confiance, je n'aurais pas mieux réussi que mes confrères à la captiver, si un pronostic fâcheux que j'annonçai sans ménagement, pour amener cette malade à la docilité par la frayeur, ne s'était promptement vérifié. Je lui prédis une attaque d'apoplexie, que suivraient, dans le cas où elle ne serait pas mortelle, la perte du sens de l'ouïe et une désorganisation complète des facultés intellectuelles. Quelques jours après, à la suite d'un dîner où elle avait mangé plus que de coutume, se trouvant à une table de jeu, elle sentit tout à coup, sans perdre connaissance, qu'elle ne pouvait tenir ses cartes, et que sa langue s'embarrassait. Ces deux symptômes durèrent tout au plus deux minutes ; et au moment où elle se félicitait d'en avoir été quitte pour la peur, elle fut étonnée de ne rien entendre de ce qu'elle disait elle-même sur son accident, et de se trouver environnée, au milieu d'une nombreuse assemblée, du plus profond silence. La surdité était complète de l'une et l'autre oreille. Appelé dès le soir même, je fis appliquer de suite, quoique la digestion ne fût pas encore terminée, douze sangsues au cou, et je prescrivis un vomitif pour le lendemain matin. Ces moyens firent disparaître la pesanteur habituelle de la tête et les tintements d'oreilles, mais ils n'amenèrent qu'une faible diminution dans la surdité. Une saignée copieuse du bras, pratiquée le surlendemain, n'eut pas plus d'effet; même inefficacité de plusieurs autres moyens employés dans les mêmes vues, tels que pédiluves, purgatifs, vésicatoires derrière les oreilles. Je ne crus pas devoir tenter la perforation de la membrane, qui, ayant conservé toute sa transparence, ne laissait voir derrière elle aucun fluide épanché. Cette dame est restée sourde, quoique complétement délivrée de toutes les autres incommodités qui avaient précédé, et en quelque sorte préparé ce fâcheux accident.

Deuxième observation. — Ramollissement du cerveau chez un sujet blessé à la tête plusieurs années auparavant. — Céphalalgie. — Perte successive de l'ouïe, de la vue et de la mémoire. — Mort. — Désordres considérables dans les méninges et dans la substance cérébrale. — Peu d'altération dans l'organe auditif.

« Un maçon, âgé de quarante-un ans, fut fortement blessé il y a huit ans à l'angle droit de la mâchoire inférieure par la chute d'un mur ; il survint des suggillations et de la tuméfaction : excepté une migraine au côté droit, le malade se portait bien. Il y a trois ans, sans cause connue, cette douleur devint peu à peu plus fréquente, et si vive qu'il ne pouvait reposer jour et nuit ; elle occupait le front et l'occiput. Plusieurs médecins qui furent consultés employèrent différents remèdes sans succès. De temps en temps la douleur devint plus forte, l'œil se dirigea à droite ; la paupière supérieure était incomplétement paralysée ; par là, l'œil à demi ouvert, délire, accès de frénésie, ouïe plus dure au côté droit plus tard, surdité, avec sentiment de sifflement et de bruissement.

A son entrée à l'hôpital d'Utrecht, M. Schrœder le trouva dans l'état suivant :

Conformation du corps faible, maigreur, figure rouge, œil évidemment tourné à droite, paralysie de la face droite, conjonctive de l'œil droit à moitié ouvert, très-rouge et œdémateuse, douleur en écartant les paupières ; œil mobile, mais un peu dirigé à droite ; par là, strabisme externe à un faible degré ; facultés intellectuelles affaiblies, selles normales, appétit bon et pouls fort. Déglutition un peu difficile.

Après quelques jours le malade se trouva si bien qu'il désira reprendre ses occupations, il ne se plaignait d'aucune douleur ; mais bientôt la céphalalgie revint avec une nouvelle intensité. Le malade jetait des cris pendant la nuit, ayant la tête rejetée en arrière.

Le 11 février, il fut frappé d'apoplexie ; en reprenant connaissance la parole était difficile et la déglutition gênée; la marche était vacillante, les conjonctives injectées et la cornée tuméfiée. Nouvelle attaque plus violente le 21 février. Le corps est devenu raide et les mouvements difficiles.

Le 2 mars, le malade quoique affaibli, paraissait jouir davantage de ses facultés intellectuelles; il annonça sa mort prochaine et désira arranger plusieurs affaires. Il mourut dans la nuit.

Dans les derniers jours, la conjonctive de l'œil gauche est devenue également rouge et enflée. Après la mort, l'œil droit paralysé était ouvert, le gauche fermé. Le traitement avait consisté dans l'application de cautères et de sangsues à l'endroit douloureux.

Autopsie, dure-mère très-adhérente au côté droit et injectée, arachnoïde de l'hémisphère droit enflammée, lobe postérieur de cet hémisphère fortement adhérent à la dure-mère. Toute la partie de la fosse de Sylvius, jusqu'au bord du cervelet, était distinctement ramollie et mêlée avec du pus. Le pus était réuni surtout en grande quantité dans une cavité qui se trouvait à la partie inférieure de ce lobe dont les extrémités paraissaient presque complétement détruites. Les bords de cet abcès étaient séparés de la partie postérieure et saine de la moelle, par un bord sanguinolent presque noirâtre; en même temps, il existait un épanchement d'une sérosité purulente sous l'arachnoïde à toute la base du cerveau, qui s'étendait jusqu'aux caisses de cet organe, au pont de varole et à moelle allongée; quatrième ventricule et cervelet sains, ventricules latéraux remplis d'une grande quantité de cérumen, dure-mère devant l'os pétreux presque cartilagineuse, d'une épaisseur de plus de deux lignes. L'inflammation de la dure-mère s'étendait à côté jusqu'à la selle turcique. Les nerfs de la troisième paire étaient enflammés dans un espace d'un demi-pouce, et rouges jusque dans la profondeur. Les nerfs de la sixième, de la quatrième et de la cinquième paire, ainsi que le nerf optique, étaient sains. La partie de la dure-mère qui tapisse l'os pétreux était saine, mais un peu rouge vers le bas; en ouvrant la cavité du tympan, on la trouva complétement remplie de lymphe coagulée, les osselets de l'ouïe très-rouges ainsi que le vestibule même. Les vaisseaux sanguins de cette partie, et les canaux, étaient plus distincts qu'à l'ordinaire. Nerfs sains non enflammés. L'oreille gauche était saine et la cavité du tympan remplie d'air. Nerf facial normal, aux deux côtés.

CHAPITRE V.

Hypocousie et acousie symptomatiques d'un état morbide du tube digestif.

Tous les ophthalmologistes ont reconnu l'influence des maladies des voies digestives et des affections vermineuses, dans la production de la cécité. L'action de ces maladies n'est pas moins marquée dans le développement de quelques hypocousies et acousies. La cophose est rarement alors bornée à une oreille ; le plus souvent, les deux organes sont envahis en même temps.

L'acousie survient quelquefois, tout à coup, comme dans le cas que nous rapportons à la fin de ce chapitre; mais, le plus ordinairement, elle se développe avec lenteur et s'accompagne de bourdonnements.

La surdité ne présente pas d'ordinaire une marche

régulière. Elle augmente ou diminue, assez généralement, en suivant les phases de l'affection digestive.

La durée de l'acousie que nous étudions est généralement subordonnée à celle de l'affection principale; elle est, par conséquent, très-prolongée dans la plupart des cas. Nous n'avons pas observé de lésion acoustique persistant après la guérison de la maladie abdominale: mais, d'après ce qui a lieu dans les amblyopies, nous ne doutons pas que ce résultat ne soit assez commun.

Le traitement de l'hypocousie et de l'acousie gastro-intestinales est nécessairement lié à celui de l'affection primitive. C'est en guérissant, d'abord, celle-ci, que l'on peut espérer faire disparaître, ou au moins améliorer, le symptôme acoustique qui l'accompagne. Le régime, les sangsues au siége, les laxatifs et les autres agents thérapeutiques prescrits dans les affections chroniques des voies digestives; les anthelmintiques, etc., tels sont les moyens indiqués dans les divers cas dont nous nous occupons.

PREMIÈRE OBSERVATION. — Surdité subite avec céphalalgie chez un enfant de six ans. — Application de sangsues. — Pédiluves. — Vésicatoires sans résultat. — Alternatives spontanées d'amélioration et d'aggravation de la maladie. — Administration de calomel. — Expulsion de lombrics suivie de retour de l'ouïe.

Évelina Chollet, jeune enfant âgée de six ans, douée d'une santé parfaite, de beaucoup de fraîcheur et d'embonpoint, mais très-encline à la gourmandise, et gâtée par les domestiques de sa mère, qui souvent la faisaient manger en cachette, même après les repas, s'éveilla un matin presque entièrement sourde, quoiqu'elle n'eût eu le soir en se couchant aucun symptôme de cette incommodité. Comme cette enfant était très-colorée, et qu'elle se plaignait en même temps de mal de tête, le médecin de la maison fit appliquer des sangsues derrière chaque oreille. La surdité persista pendant trois jours, au bout desquels elle disparut complétement, pour se reproduire de nouveau le surlendemain matin. Pendant plusieurs jours, on remarqua de semblables alternatives, pour lesquelles on se contenta de prescrire des pédiluves et un vésicatoire derrière chaque oreille. Cependant la surdité paraissait tendre à devenir continue; elle persistait souvent à un même degré pendant des semaines entières, et ne disparaissait que pour quelques moments : c'est alors que je fus consulté. En voyant le teint fleuri et égal de cette jeune fille, je fus loin de soupçonner que la cause de son incommodité pût être dans l'estomac; mais l'ayant placée très-près de moi pour regarder ses oreilles au soleil, je sentis exhaler de sa bouche cette espèce d'odeur fade et acide qui n'appartient qu'à la présence des vers, et qu'on reconnaît si bien quand elle a frappé une seule fois l'odorat. N'en voulant pas moins m'assurer de l'état du conduit et de la membrane, et n'y ayant rien aperçu qui pût rendre raison de la surdité, je crus pouvoir annoncer qu'elle tenait à la présence des vers, et que leur expulsion rétablirait infailliblement l'audition. Je prescrivis en conséquence de donner chaque matin six grains de mercure doux, et je recommandai de faire prendre pardessus une panade légère. Le soir du troisième jour de l'administration de ce vermifuge, cette enfant rendit six gros lombrics tout entiers; et le lendemain en s'éveillant, elle en vomit deux qui étaient encore vivants. Avant que la première des deux évacuations eût eu lieu, et dès le matin même, l'ouïe s'était tout à coup rétablie. Je conseillai néanmoins d'aller jusqu'à la sixième dose de mercure doux. On obtint encore la sortie de trois autres lombrics, et d'une grande quantité de détritus intestinal qui accompagne ordinairement l'expulsion de ces animaux. Jamais, depuis, l'ouïe n'a éprouvé aucun autre dérangement.

DEUXIÈME OBSERVATION. — Surdité symptomatique d'une dyspepsie chez une femme à l'époque du retour. — Guérison par l'emploi des tonipurgatifs et des saignées générales, à longs intervalles.

Madame Fréond, âgée de quarante-cinq ans, douée d'une constitution robuste et d'un tempérament sanguin, était tourmentée, depuis quelques mois qu'elle avait cessé d'être réglée, de plusieurs incommodités amenées par cette époque critique, et entre autres d'une dyspepsie des plus fatigantes. Les digestions étaient d'une extrême lenteur, accompagnées d'éructations fréquentes et d'un ballonnement de bas-ventre tel, qu'on l'eût prise dans ces moments, pour une femme grosse de quatre ou cinq mois. En même temps, il survenait un violent bourdonnement dans les oreilles; l'audition devenait confuse et même douloureuse, pour peu que les sons de la voix s'élevassent au-dessus du diapason ordinaire. Aussitôt que la digestion était finie, les bourdonnements cessaient, et l'ouïe reprenait toute son intégrité. Les stomachiques, unis aux absorbants, avaient fait disparaître plusieurs fois tous ces symptômes, mais seulement pour une ou deux semaines; ce qui fit donner au médecin le conseil d'attendre de la fin de l'époque critique la guérison de cette espèce de surdité intermittente; mais peu à peu les intervalles devinrent plus courts et moins marqués, de telle sorte que, dans vingt-quatre heures, il n'y avait que les deux ou trois heures qui précédaient les repas, pendant lesquelles l'audition fût plus ou moins nette. Dans les autres instants de la révolution diurne, et surtout pendant la nuit, le bourdonnement était intolérable et la surdité presque complète : ce fut alors qu'on m'adressa sur cet état un mémoire à consulter. Quoique cette surdité me parût, comme au médecin traitant, une suite d'épiphénomènes attachés à l'époque de la cessation des menstrues, je ne plaçai pas, comme lui, un espoir assuré de guérison dans la terminaison de cette époque; j'avais vu des surdités symptomatiques subsister après la disparition de l'affection principale, et je regardai comme très-douteuse la guérison spontanée de celle-ci. Je m'attachai donc à recommander de revenir, aussi souvent qu'il serait nécessaire, à l'emploi des évacuants et des stomachiques, de remédier à la fatigue de la digestion par des aliments légers et peu copieux, de pratiquer une petite saignée, d'abord tous les trois mois pendant un an, et ensuite de six en six mois, jusqu'à la quatrième année ; et enfin, d'appliquer et d'entretenir, tant que durerait cette époque, un vésicatoire au bras. Un succès complet couronna l'emploi de ces moyens. Les forces digestives et l'audition se trouvèrent rétablies par l'usage réitéré des évacuants et par une nourriture peu abondante, de sorte qu'on n'eut pas même recours aux autres moyens proposés. »

CHAPITRE VI.

Hypocousie et acousie symptomatiques de névroses plus générales.

On trouve, dans les institutions de sourds-muets, un certain nombre de sujets, dont la cophose est due à des convulsions. Il est rare que les personnes âgées éprouvent le même accident, bien qu'on l'ait cependant observé quelquefois. Le plus ordinairement, l'origine de cette maladie remonte à la première dentition, et, trop souvent, la paralysie du nerf acoustique s'accompagne de celle du nerf optique, du plexus brachial, ou même d'une hémiplégie.

Les névroses des plexus de l'abdomen et du bassin, l'hypocondrie et l'hystérie, sont accompagnées quelquefois d'une acousie plus ou moins complète. Des bourdonnements et des bruits de diverses sortes existent, d'ordinaire, en même temps que la surdité, qui est rarement bornée à une oreille. A la lésion du sens auditif se joignent souvent celles du goût, de la vue ou de l'odorat. La durée, la marche et la terminaison des cophoses de cette nature sont, assez ordinairement, subordonnées aux diverses phases de la maladie qui leur a donné naissance. Quelquefois cependant, la névrose de l'oreille persiste, alors que l'affection générale a cessé, et cette persistance est toujours d'un fâcheux augure.

Le précepte de thérapeutique qui recommande de remonter à la source de la maladie, pour la combattre avec avantage, est peut-être plus rigoureux encore dans la surdité que nous étudions que dans aucune autre. Itard considère comme *incurables* les cophoses provenant de convulsions, et l'expérience de chaque jour vient malheureusement confirmer ce fâcheux pronostic, au moins pour les cas où la névrose principale a depuis longtemps disparu. Mais en serait-il ainsi, si l'on attaquait la surdité dès l'origine? Nous ne pouvons le croire; et si les preuves directes nous manquent pour appuyer notre opinion, nous avons, du moins, pour nous l'analogie et l'induction. Nous voyons, en effet, dans tous les traités d'ophthalmologie, que des amauroses, dues à des convulsions, ont été guéries au moyen de révulsifs et d'excitants. On a observé, d'un autre côté, des cophoses survenues à la suite de convulsions, et qui s'amélioraient spontanément. Il ne s'agit donc que d'imiter la conduite des ophthalmologistes, pour réussir comme eux, dans le premier cas, et il suffit de seconder les efforts de l'organisme pour hâter la cure de la maladie, dans le second.

Quand les convulsions, et l'hypocousie qui en est la suite, tiennent aux difficultés qu'éprouve l'évolution dentaire, on doit favoriser la sortie des ostéïdes, en incisant convenablement les gencives. Si l'on peut rattacher la névrose à la présence de vers dans le tube digestif, les anthelmintiques offrent une ressource précieuse, qu'il faut mettre à profit. Quant à la surdité qui est due à des convulsions depuis longtemps guéries, elle rentre dans la classe des acousies idiopathiques, et les moyens thérapeutiques que nous avons conseillés contre cette dernière névrose lui sont applicables.

L'hypocousie hystérique ou hypocondriaque guérit, le plus ordinairement, par l'emploi des remèdes qui font cesser la névrose générale. Ces remèdes, qui sont en partie médicamenteux, en plus grande partie hygiéniques, sont indiqués dans tous les traités de pathologie, et connus des praticiens. Si la surdité persiste, quand l'hystérie a cédé à leur emploi, elle rentre dans la classe des acousies idiopathiques.

Le journal de Hufeland, continué par Osann (numéro de novembre 1840), contient l'observation d'une surdité survenue pendant un accès d'épilepsie, et que le docteur Steinhall guérit par un traitement antiphlogistique.

PREMIÈRE OBSERVATION. — Acousie symptomatique d'une affection hypocondriaque chez un sujet de soixante ans. — Guérison par l'emploi des purgatifs. — Rechute au bout de onze mois. — Mort. — (ITARD.)

« Un prêtre, âgé de 60 ans, doué d'un tempérament bilioso-nerveux, affecté d'hypocousie depuis dix-huit mois, avait, par suite de cette maladie, éprouvé un affaiblissement considérable dans ses facultés digestives. Langue continuellement pâteuse, excrétions abondantes d'une salive acide, éructations, borborygmes, ballonnement de l'abdomen, nécessité de varier au moins chaque semaine le choix de ses aliments, qu'il lui devenait impossible de digérer sans ces fréquents changements. Le dérangement du système gastrique avait été suivi d'affaiblissement de la vue, de bourdonnements et de surdité incomplète. Cette incommodité était plus intense pendant la nuit et après les repas, que le matin, et dans l'état de vacuité de l'estomac.

A différentes époques, pendant et avant l'affection hypocondriaque, quelques hémorroïdes s'étaient montrées, mais sans vive douleur, sans écoulement muqueux ni sanglant. Cette circonstance me fit penser que la surdité tenait à une pléthore locale, et je prescrivis l'application des sangsues au fondement. Ce moyen fut plutôt désavantageux qu'utile ; l'estomac parut en avoir été plus affaibli, et la surdité, ainsi que les bourdonnements, furent notablement augmentés. Mais, comme j'avais prescrit avec ma saignée, et pour remplir la même indication, l'usage de pilules aloétiques, cet ecclésiastique, qui demeurait à quelques lieues de Paris, malgré le peu de succès du premier moyen, n'en eut pas moins recours au second, avec une entière confiance. Heureusement les pilules, au lieu de provoquer un travail hémorroïdaire, comme je me l'étais proposé, agirent comme purgatif. Les évacuations qui en furent le résultat délivrèrent presque immédiatement les oreilles des bourdonnements, et diminuèrent la surdité.

Ce premier succès ne se démentit point; de nouvelles purgations, opérées par les mêmes pilules, débarrassèrent complétement l'estomac et la tête, et rendirent l'ouïe à son état naturel. Cette guérison ne se soutint que pendant onze mois: au bout de ce temps, les symptômes de l'hypocondrie s'étant fortement exaspérés, les digestions languirent de nouveau, les bourdonnements reparurent avec la surdité. La vue, déjà très-affaiblie, fut encore troublée par l'apparition fantastique de petits fantômes lumineux, qui rendaient éblouissants les corps soumis à la vision, et se présentaient même quelquefois dans les lieux les plus sombres. Privé ainsi du libre exercice de la vue et de l'ouïe, cherchant en vain le silence et l'obscurité pour s'y soustraire à des bruits étourdissants, et à des éblouissements de lumière non moins fatigants; ne pouvant, par les mêmes causes, recourir aux consolations que fournissent aux valétudinaires le commerce de l'amitié, la lecture des livres et la contemplation de la nature; ce malheureux ecclésiastique, soit par une dégénérescence assez ordinaire à l'hypocondrie, soit par le sentiment profond et prolongé de sa déplorable situation, tomba dans la mélancolie maniaque, et prit la vie en horreur.

Peut-être eût-il cherché à s'en délivrer, si l'excès de ses maux n'en avait naturellement amené le terme. Il mourut quelques mois après, dans une de nos provinces méridionales, où il avait été appelé et emmené par un de ses parents. C'était un de ses neveux, dont il avait soigné l'enfance et dirigé la première éducation. Ce brave jeune homme, réduit par le malheur des temps à une fortune des plus médiocres, joignit ses propres économies à un peu d'argent qu'il emprunta, et fit, à pied à peu de frais, un voyage de deux cent cinquante lieues, afin de prodiguer à son oncle toutes les commodités de l'aisance. Le succès aurait dû couronner des soins aussi touchants.

CHAPITRE VII.

Hypocousie et acousie symptomatiques de quelques fièvres graves.

Hippocrate a insisté, dans plusieurs parties de ses œuvres, sur la fréquence et sur les dangers des cophoses symptomatiques de diverses fièvres. C'est surtout dans le cours des fièvres nerveuses et larvées que l'on observe les surdités, qui peuvent se montrer également dans les trois périodes qui composent ces maladies, persister pendant leur durée, et survivre à leur guérison.

On a également observé la surdité nerveuse, à la suite de fièvre d'accès, et la trente-huitième observation des *Actes des Curieux de la Nature* en offre un exemple remarquable. C'est celui d'un homme de soixante ans, qui devint sourd au neuvième accès d'une fièvre double-quarte, et que rien ne put guérir de sa cophose. Plusieurs auteurs ont vu l'acousie survenir en même temps que des accès de rhumatisme goutteux, et diminuer beaucoup, lorsque ceux-ci acquéraient une grande intensité. Nous avons observé, de notre côté, une malade qui offrait les mêmes symptômes, et dont la surdité est devenue incurable.

La surdité nerveuse, que l'on a indiquée comme un symptôme fréquent des fièvres typhoïdes, se rencontre, en effet, dans la forme ataxique, comme le prouve l'observation que nous rapportons à la fin de ce chapitre. Mais c'est par la lésion des membranes muqueuses que la cophose a lieu le plus ordinairement, dans la forme adynamique, ainsi que le pense, du reste, le professeur Chomel. « La surdité, dit-il (1), est un phénomène assez commun, plus commun dans les fièvres typhoïdes que dans les autres maladies aiguës. Les malades ont l'ouïe dure, et, selon nous, cela ne semble pas seulement tenir à un état particulier du système nerveux. Dans la fièvre typhoïde, toutes les muqueuses sont plus ou moins prises, et, souvent, la dureté de l'ouïe dépend de ce que la muqueuse du conduit auditif se trouve affectée aussi. »

On a encore accusé plusieurs affections, notamment les fièvres éruptives, de provoquer des surdités nerveuses. Cette opinion est une erreur, au moins dans la grande majorité des cas. Les fièvres éruptives s'accompagnent, d'ordinaire, de bronchites et d'angines. C'est, ainsi que nous l'avons dit, en se propageant à la muqueuse de l'oreille moyenne que la tuméfaction des membranes gutturo-bronchiques produit la cophose, dans ces cas, et non d'une autre manière. Ce n'est que quand l'éruption se complique de convulsions ou d'autres phénomènes nerveux, que l'on peut considérer l'acousie comme dépendant d'une lésion de l'encéphale.

(1) Gazette des hôpitaux. Janvier 1845.

Aussi longtemps que durent les maladies que nous venons de passer en revue, la surdité qui les accompagne ne peut fixer l'attention qu'à titre de symptôme, et c'est ainsi qu'Hippocrate l'envisage constamment. Mais, lorsque l'affection principale ayant cédé, la surdité persiste, il faut alors se hâter de la combattre. On ne peut plus, dans ce cas, considérer la cophose comme le symptôme d'une affection qui a disparu; mais bien comme une lésion nerveuse idiopathique, et l'on doit la traiter en conséquence.

Observation d'acousie et d'altération notable de la voix, à la suite d'une fièvre adynamique, chez un sujet de quinze ans. — Purgatifs. — Sudorifiques. — Vésicants. — Préparations de valériane et de fer, sans résultat.

Victor L...., qui est le sujet de cette observation, vint me consulter pour la surdité dont il est atteint, le 25 janvier 1842. Il était accompagné de sa mère, qui compléta les renseignements qui suivent. Victor est âgé de quinze ans, et fortement constitué. La pâleur qu'il présente est accidentelle. Il avait des couleurs avant sa maladie. Il n'a jamais éprouvé d'autres accidents, dans son enfance, qu'une éruption de gourmes qui a persisté jusqu'à douze ans. Du reste, ses oreilles n'ont jamais flué, personne n'est sourd dans sa famille, et lui-même a toujours eu l'ouïe excellente jusqu'en novembre dernier. A la fin de ce mois, il a éprouvé une courbature générale qui a été suivie de vomissements copieux. Le médecin de la famille, appelé le lendemain, a prescrit une infusion de thé et a fait appliquer douze sangsues au siége. Le soir, il a prescrit des synapismes aux pieds, pour combattre un violent mal de tête. Mais la douleur et les accidents se sont beaucoup aggravés dans la nuit. Le malade a eu du délire, et, le lendemain matin, on considéra son affection comme une fièvre cérébrale.

Dès la veille, on s'aperçut que V. n'entendait plus que sa voix devenait rauque. Elle fut inintelligible, les jours suivants. Quatre saignées du bras furent pratiquées dans le cours de la maladie, qui mit le malade en danger pendant quatre semaines. On prescrivit en outre plusieurs purgatifs, et des vésicatoires furent appliqués à la nuque et derrière les oreilles. Victor a échappé au danger, grâce aux soins assidus et éclairés dont il a été entouré : mais l'ouïe n'est pas revenue : la parole seulement est devenue intelligible.

V., comme je l'ai dit, m'a été conduit par sa mère, au commencement de sa convalescence, sept semaines après l'invasion de la maladie. Il est encore faible, mais il a repris beaucoup d'appétit, et il dort parfaitement. Il paraît très-affligé de son état, et il insiste pour que je lui fasse, sur-le-champ, les opérations nécessaires pour le guérir.

La voix du jeune Victor est rauque, sans expression, et semble sortir d'une caverne. Il n'entend plus, même au contact, le bruit de ma montre, et sa mère a constaté, avec douleur, que c'est *par les pieds* qu'il entend le bruit des voitures. Il sent, du reste, si bien son infirmité que, malgré le désir qu'il éprouve de courir sans cesse, il n'a pas encore osé mettre le pied hors de la maison, sans tenir la main ou les vêtements de quelqu'un. L'oreille externe est belle ; les membranes du tympan intactes et nacrées ; la gorge en bon état ; et les trompes d'Eustache complétement libres, des deux côtés. Le diagnostic ne pouvait, dans ce cas, rester un instant douteux. Le malade est atteint d'une acousie persistante, à la suite d'une fièvre ataxique grave dont il est guéri, et l'on doit le traiter en conséquence.

La disparition tardive de la croûte de lait me sembla présenter une indication de traitement. Je suivis le conseil d'Itard; et je prescrivis de raser la tête du malade, de pratiquer des lotions savonneuses et de faire des frictions, avec de la flanelle, sur toute la surface du cuir chevelu. La tête fut recouverte d'un serre-tête de taffetas gommé, dans l'intervalle de ces lotions qui furent faites, d'abord, matin et soir. Je prescrivis, en même temps, un purgatif pour le lendemain. J'obtins de cette dernière prescription tout l'effet que je désirais, et les frictions sur la tête provoquèrent une transpiration abondante et soutenue, pendant plusieurs jours. Je fis prendre, en même temps, une tisane amère et des pilules de fer et de valériane. Le 5 février, je n'avais obtenu aucun résultat.

Je prescrivis alors des frictions derrière chaque oreille, avec la pommade stibiée. L'éruption eut lieu; et, le 8, le malade entendit ma montre à gauche... Les mêmes moyens thérapeutiques furent continués. Mais l'ouïe, qui avait semblé vouloir revivre, pour un instant, se perdit de nouveau, malgré tous nos efforts.

Le 2 mars, je conseillai l'application des ventouses Junod, à une jambe, d'abord, puis à l'autre, le lendemain, en ayant soin d'éviter une action trop forte de ce moyen. La pesanteur de la tête se dissipa un peu; mais l'ouïe et la parole restèrent dans le même état. La famille du jeune Victor, découragée de l'inefficacité des remèdes, se décida à n'en plus faire et à attendre tout de la Providence.

CHAPITRE VIII.

Hypocousie et acousie symptomatiques d'états divers qui ne peuvent être considérés comme des maladies.

Nous réunissons, dans ce chapitre, plusieurs espèces d'hypocousie et d'acousie que l'on ne peut rattacher à aucune des espèces que nous avons jusqu'ici étudiées. Certaines de ces cophoses, celle, par exemple, dont était atteinte la jeune personne citée par Itard, qui cessait d'entendre chaque fois qu'on lui peignait la tête, sont complétement inexplicables dans leur mode de production.

Les journaux de médecine, français et anglais, ont, dans ces derniers temps, rapporté plusieurs exemples de surdité, produite par l'usage du sulfate de quinine, à haute dose. Le journal de la Société académique de la Loire-Inférieure contient même une observation de mutisme observé par le docteur Ménage, après l'administration du même sel. Le journal anglais *the Lancet*, (novembre 1840), renferme trois observations de surdités produites par cette cause, et le Bulletin général de thérapeutique (t. XIX, p. 382, et t. XXII, p. 181 et suiv.), cite, de son côté, plusieurs cas analogues. Dans toutes les observations de cette espèce, recueillies jusqu'ici, la surdité s'accompagnait de bourdonnements, et toujours elle a cédé, quand on a suspendu l'usage du sel végétal.

Quant aux surdités produites par une cause morale, telle que la peur, elles sont, comme les cophoses dont nous venons de parler, accompagnées de bourdonnements : mais la disparition de la cause n'amène pas toujours celle de l'effet.

Dans les exemples de surdités produites par la faim, que nous possédons, toujours l'alimentation a été suivie du retour de l'ouïe.

On peut expliquer aisément les deux dernières formes de surdité par une influence nerveuse, et traiter le malade, en conséquence de cette donnée, si l'infirmité persiste; mais il n'en est plus de même, pour le cas rapporté par Itard, ni pour ceux où l'acousie dépend de l'usage du quinquina. Ce sont des faits qu'il faut accepter, comme beaucoup d'autres, quitte à les expliquer plus tard, s'il est possible.

Il en est encore de même du fait suivant qui nous a été rapporté par M. le docteur de Chamberet, ancien médecin en chef du Val-de-Grâce.

« M. N..., de Lille, âgé de 50 ans, d'une forte constitution et d'une excellente santé, était devenu sourd, dès sa jeunesse. Depuis trente ans surtout, il avait cessé de prendre part aux conversations ordinaires, par suite de son infirmité; M. N... en un mot, était complétement sourd, et tous les traitements qu'il avait subis étaient demeurés inutiles.

Un soir, en rentrant chez lui, M. N... crut entendre le bruit de sa sonnette. Il l'agita de nouveau et s'aperçut qu'il ne s'était pas trompé. Émerveillé de sa découverte, il en fit part aussitôt à tous ceux de la maison, qui partagèrent sa surprise et sa joie. Mais celle-ci fut de bien courte durée. M. N... qui ne dormit que quelques heures, se réveilla aussi sourd que la veille, et aucune amélioration ne s'est fait sentir depuis dans son état.

CHAPITRE IX.

Dépravation de l'ouïe ou paracousie. — Paracousie idiopathique.

Le caractère saillant des névroses, que nous avons précédemment décrites, consistait soit dans la douleur, soit dans l'exaltation ou dans la diminution d'activité de l'organe auditif. Le principal symptôme de celles que nous étudions dans ce chapitre, et dans les deux suivants, consiste dans la perversion des fonctions du même organe. L'affection, désignée par Sauvages sous le nom de *paracusis duplicata*, les sifflements, les *bourdonnements* et les *murmures d'oreille*, rentrent dans la classe des paracousies.

L'audition de bruits qui n'existent plus, qui n'existent que dans l'imagination du malade, ou qui n'ont jamais existé, ne constitue pas le seul phénomène de la paracousie. L'audition double, que l'on peut comparer au *visus duplex* des ophthalmologistes, et l'impossibilité de percevoir certains sons, qui correspond à celle de percevoir certaines couleurs, forment encore d'autres variétés de paracousie.

On a imaginé diverses hypothèses pour expliquer ces bruits. Les anciens, qui croyaient, sur la foi d'Aristote, à la présence d'un air inné dans la caisse, les attribuaient à l'agitation spontanée de cet air. Leschevin explique autrement ce phénomène. « Il est évident, dit-il, que l'air contenu dans le conduit auditif, par quelque cause que ce soit, produit le tintement. C'est un fait dont je crois que personne ne doute. » ..... « A l'égard de la différence des sons, tantôt graves, tantôt aigus, dont l'oreille est affectée dans le tintement, elle ne peut être attribuée qu'au degré de tension plus ou moins grand des membranes et des nerfs. Lorsque ces parties sont dans le relâchement, le son est grave, et l'on n'entend qu'un bourdonnement ; lors, au contraire, qu'elles sont tendues, le son devient aigu, et forme des tintements, des sifflements, etc. (1). »

Itard divise les bourdonnements en *vrais* (2), « qui s'opèrent dans l'intérieur de l'oreille ou de la tête, d'après les lois de la physique », et en *faux*, « qui ne dépendent d'aucune espèce de bruit existant au moment où ils se font entendre, et dont les uns tout à fait fantastiques, ne reconnaissent aucune des causes du son, tandis que les autres ont pour origine une perception réelle, qui s'est prolongée plus ou moins longtemps après que l'impression du son a cessé, ou qui se répète par intervalles, sans que le son se soit reproduit. » Itard compare ces deux états à la vue des phantasmes, qui, tantôt dépendent de filaments suspendus dans l'humeur de Morgagni, tantôt tiennent à une altération du nerf. Quant aux bruits qui sont la suite du rétrécissement des conduits auditifs, il en compare le mécanisme à celui du vent se précipitant dans un appartement chauffé, à travers les fissures d'une porte. L'hypothèse explicative d'Itard nous semble satisfaisante pour les derniers cas où il la propose. On voit tous les jours, en effet, des bourdonnements qui se dissipent d'eux-mêmes, quand on a désobstrué les conduits auditifs, momentanément fermés. Quant aux bruits que nous étudions dans ce

(1) Mémoire sur les maladies de l'oreille. Prix de l'Académie royale de médecine, tom. IV, p. 83.

(2) Ouvrage cité, tom. I, p. 365.

chapitre, aucune hypothèse satisfaisante n'a encore été proposée pour les expliquer.

Saissy (1) indique un *bruit tournoyant* qu'il croit avoir observé une fois, et qu'un autre auteur a également étudié. Ce bruit dépend, selon lui, de l'entrée de l'air dans le limaçon et de sa course dans les spirales de cette partie. Ce phénomène ne peut évidemment se produire que quand la membrane d'une des fenêtres est détruite, et alors le liquide labyrinthique s'écoule, et l'ouïe est complètement perdue.

Le diagnostic différentiel de la paracousie idiopathique est loin d'être facile à établir, et souvent ce n'est qu'en procédant par voie d'exclusion que l'on y parvient. D'abord, la plupart des malades affirment que ce sont les bruits d'oreilles qui causent leur surdité, et souvent il est difficile de remonter à l'origine de ces bruits, et de constater que la lésion organique qui les produit cause, en même temps, la cophose. Quelquefois aussi, la maladie principale a disparu depuis longtemps, en ne laissant qu'une altération de tissus, à peine appréciable, tandis que les bourdonnements conservent toute leur intensité. On reconnaît toujours, dans ces cas, que la paracousie est accompagnée d'une diminution de l'ouïe, et l'on peut s'en assurer, de la manière la plus positive, si les phénomènes morbides ne siégent que dans une oreille; celle-ci alors est moins fine que l'autre. Si la paracousie est le résultat du rétrécissement persistant de l'un des conduits auditifs, ou encore si elle dépend de la sécheresse du méat ou d'une autre lésion organique appréciable, on fait cesser les bruits, en remédiant à ces diverses lésions.

(1) Voy. Dictionnaire des sciences médicales, art. Oreille malade.

Il faut encore exclure de la paracousie idiopathique, celles que nous étudions dans les deux chapitres suivants, et qui dépendent d'un état bien déterminé, comme la pléthore, ou d'une névrose plus générale, l'hystérie ou l'hypocondrie, par exemple. Dans le cadre circonscrit, qui reste à la paracousie idiopathique, et que des études ultérieures permettront, sans doute, de restreindre encore, nous aurons à étudier des bruits aussi variés dans leur nature que dans leur origine, et dans leur mode particulier de production. Itard a rejeté avec raison les distinctions nombreuses, établies par les auteurs entre les diverses nuances de paracousies, qu'ils ont désignées sous les noms de *murmure*, *tintement*, *crépitation*, etc., tandis qu'il a mis une grande importance à rechercher l'origine de ces bruits. Ce n'est, en effet, qu'en remontant à la cause génératrice de ces divers états, que l'on peut les combattre avec avantage.

Quels que soient, d'ailleurs, le caractère et la nature de ces bruits, ils surviennent tout à coup ou graduellement, sont ordinairement continus, et s'aggravent sous l'influence de certaines causes, ou conservent le même type pendant toute la durée de la maladie. Enfin, ils sont accompagnés de souffrance ou restent indolores.

On ne rencontre guère la paracousie idiopathique que chez les personnes nerveuses, dont l'ouïe a été ébranlée par des bruits violents, ou plutôt encore par un bruit continu. On rapporte des exemples de canonniers qui avaient éprouvés cette névrose à la suite des détonations d'artillerie. D'autres personnes en ont été atteintes par des commotions électriques, et chez un plus grand nombre encore, elle est produite par le bruit de machines et de moulins en mouvement ; d'après des renseignements particuliers qui nous sont transmis, nous savons que la paracousie est très-commune chez les meuniers de la basse Silésie. — Enfin, il a suffi, dans d'autres cas, d'un bruit peu intense et passager, coïncidant avec une émotion vive, pour produire cette infirmité. — Tel est l'exemple suivant rapporté par Itard.

« Madame de Souvray, âgée de vingt-neuf ans, douée d'une vive imagination et d'une grande mobilité nerveuse est, une nuit, éveillée en sursaut par un mugissement sourd, partant d'une chambre voisine, où était couché son fils unique âgé de cinq ans. Elle se lève avec effroi et précipitation, ouvre la porte de cette chambre, et trouve les rideaux du lit de son fils en proie aux flammes, dont l'activité redoubla avec un bruit plus effrayant encore dès que la porte fut ouverte. Elle écarte ces draperies embrasées, se précipite sur le lit, saisit son enfant qui dormait encore, s'enfuit avec ce précieux fardeau dans la chambre à coucher de son mari, auprès duquel elle tombe évanouie, sans avoir pu articuler d'autres mots que ceux-ci : Le feu ! le feu ! Je passe sous silence toutes les suites de cet accident, qui n'ont aucun rapport avec l'objet principal de cette observation.

« Après-dix huit mois d'une maladie nerveuse, caractérisée par des convulsions fréquentes, des crampes de la poitrine et de l'estomac, une menstruation très-irrégulière, des mouvements de terreur sans cause réelle, une maigreur excessive; elle se rétablit en partie dans un voyage qu'elle fit, pendant l'été de 1818, dans les pays méridionaux. C'est là que je la vis, et qu'elle me consulta sur le reliquat très-pénible de sa maladie. C'était un bourdonnement d'oreilles continuel, et qui, pour le tourment de cette dame, simulait parfaitement le bruit des flammes, tel que ses oreilles en avaient été frappées à l'instant où elle avait ouvert la porte de la chambre de son fils. Ce faux mugissement augmentait à l'approche de la nuit, et ne laissait à la malade qu'un sommeil agité, et continuellement interrompu par la crainte du feu, dont elle se croyait environnée au sortir de ces accès effrayants.

«Cet état était si pénible, que madame de Souvray redoutait l'approche de la nuit et du sommeil, et craignait de voir disparaître, à l'approche de l'hiver, tout le bien qu'elle avait retiré de son voyage et de la belle saison.

« Pour que cette crainte, qui me paraissait raisonnablement fondée, ne se vérifiât pas, je conseillai de tenter la guérison de ce fâcheux bourdonnement. Il était, à la vérité, plus aisé de pressentir l'urgence de l'indication que de trouver le moyen de la remplir. Le savoir et l'intelligence des médecins qui avaient dirigé la malade, ne me laissaient aucun remède rationnel à tenter.

« Je sentis donc qu'il fallait chercher ailleurs que dans la pharmacie et la chirurgie des moyens curatifs. D'après l'idée que j'avais de la nature de cette affection et des causes qui devaient l'augmenter et la diminuer, j'obtins, en questionnant madame de Souvray, divers renseignements, dont les plus précieux furent que, lorsqu'elle pouvait s'endormir dans la journée, il n'y avait point de réveil en sursaut ni de rêve effrayant; qu'ayant passé pendant son voyage deux nuits pleines en voiture, le peu de repos qu'elle avait pu goûter avait été également tranquille et sans rêve; que lorsque la voiture avait roulé pendant quelque temps sur un pavé sec et inégal, le tintement était beaucoup moindre; qu'elle avait pareillement éprouvé une diminution de son incommodité, un jour qu'en voyant défiler des troupes à Lyon, elle avait, pendant plus d'une heure, entendu battre le tambour. D'après ces divers renseignements je crus devoir conseiller à cette dame de s'habituer à dormir dans la journée, après son dîner, qui était le moment où elle se trouvait le mieux ; de se faire éveiller à l'entrée de la nuit ; d'occuper alors ses oreilles aussi longtemps que possible du son d'un instrument de musique un peu bruyant, tel que la clarinette ou le violon, dont heureusement son mari savait très-bien jouer ; de lire ou de se faire lire à haute voix quelque ouvrage qui captivât fortement son attention ; de renouveler fréquemment ses courses, en voiture sur le pavé, et à son retour, dans son pays, de se loger dans les quartiers les plus bruyants de la ville, au lieu de se confiner, ainsi qu'elle l'avait fait jusque-là, dans une petite maison isolée. Comme elle saisissait parfaitement l'indication que je me proposais de remplir par ces divers moyens, elle me demanda si je ne croyais pas qu'il lui fût utile de se loger dans un moulin à eau ; et qu'en ayant un en propriété, il lui serait facile de s'y établir. J'approuvai fort ce moyen...... Enfin, « elle fut débarrassée de ses bourdonnements au bout de quinze jours, et ce n'avait été que dans la crainte d'une récidive qu'elle avait continué pendant deux mois. »

Traitement. — La conduite d'Itard, dans le cas qui précède, donne la mesure de celle qu'il faudrait tenir dans la même circonstance : détruire la perception d'un bruit imaginaire, en produisant un bruit réel. Dans d'autres cas, au contraire, on ne peut guérir les malades qu'en les éloignant des bruits continuels, qui ont causé la paracousie dont ils sont atteints.

CHAPITRE X.

Paracousie symptomatique de congestion sanguine.

Nous avons réuni, dans ce chapitre, quelques névroses que M. Kramer a complètement omises, et que l'on trouve décrites sous les noms de surdité et de bourdonnements par pléthore dans le traité d'Itard. Le principal caractère de la *paracousie par congestion* consiste dans un bruissement continuel, et plus souvent, encore, dans des battements d'oreilles isochrones aux pulsations du pouls, et augmentant ou diminuant d'intensité en même temps que la circulation générale. Une dureté d'ouïe, plus ou moins intense, accompagne constamment ces battements, et elle augmente et diminue alternativement en même temps qu'eux. Si l'on comprime avec soin l'une des artères carotides, les battements cessent aussitôt de se faire sentir dans l'oreille correspondante, et si cette oreille est seule atteinte, le malade se trouve momentanément guéri (1).

La paracousie congestive est produite de deux manières distinctes qu'il importe de bien connaître. La première consiste dans un abord brusque du sang vers l'organe auditif, sans anévrisme des vaisseaux qui s'y rendent. Cette paracousie accompagne fréquemment l'otite interne, et les autres affections aiguës de l'oreille et des parties voisines, qui déterminent un afflux sanguin abondant vers la tête. Le second mode de production de la paracousie congestive, tient à la dilatation anévrismatique des artériols de l'oreille ou des grosses

(1) Voy. Itard, ouvrage cité, tom. I, et tom. II, p. 255.

artères qui avoisinent cet organe. Les bruits, qui augmentent ou diminuent, en raison de l'activité ou de la lenteur de la circulation générale, deviennent quelquefois tumultueux, sous l'influence des exercices violents, ou sous celle d'une émotion profonde. Ils augmentent encore et deviennent très-incommodes, lorsque le malade baisse la tête, ou quand il couvre trop cette partie. Duverney rapporte l'histoire d'une dame qui éprouvait, dans une oreille, des battements tellement forts, qu'il les compare à ceux d'une pendule, et qu'ils étaient entendus des personnes voisines. Il ajoute que ces bruits étaient dus à la dilatation d'une artère. Mercurialis et Plater citent des faits semblables. L'observation rapportée à la fin de ce chapitre, est un exemple remarquable de dilatation anévrismatique de toutes les artères qui se rendent à l'oreille. Elle a été recueillie dans la pratique de Dupuytren.

D'après la distinction que nous venons d'établir entre les deux espèces de paracousie congestive, on voit que la dernière, celle qui tient à la dilatation des vaisseaux auriculaires, présente, dans son origine et dans ses développements, tous les caractères des anévrismes, et est, par conséquent, persistante. La première, au contraire, qui tient à l'afflux capillaire sanguin dans l'organe, est accidentelle, naît sous l'influence d'une pléthore générale ou locale, et est due, le plus souvent, à l'irritation. Elle est toujours, alors, accompagnée d'une surdité plus ou moins intense, qui diminue, ou même disparaît presque complètement, avec la cause irritante qui l'a produite, tandis que les bourdonnements persistent.

La marche et la durée de la paracousie, par congestion capillaire, sont subordonnées aux phases de la congestion générale ou de l'irritation locale qui en est la cause première. On améliore ou l'on fait cesser la paracousie, en diminuant ou en faisant cesser la pléthore générale, ou l'irritation locale qui lui donne naissance. La durée de la paracousie anévrismatique, au contraire, est toujours indéterminée, ou plutôt on ne peut guère espérer la guérison spontanée de cette affection dont le pronostic est, par conséquent, plus grave que celui de la première espèce.

Traitement. — Les évacuations sanguines générales et locales tiennent le premier rang dans la thérapeutique de la paracousie par pléthore. On seconde l'emploi des antiphlogistiques par un régime ténu, les bains de pieds, les purgatifs et les autres moyens propres à diminuer la masse du sang, et à attirer ce liquide vers les parties inférieures. Nous avons obtenu, dans un cas, d'excellents effets des ventouses du docteur Junod, appliquées aux extrémités inférieures. Les sangsues autour de l'oreille ont quelquefois l'inconvénient de produire l'effet contraire à celui que l'on en attend, et d'augmenter la congestion sanguine, au lieu de la faire cesser.

Des divers moyens curatifs qui ont été proposés contre les anévrismes artériels, on ne peut guère songer qu'à l'emploi de la ligature, quand elle est praticable. La compression ne peut être que fort rarement exécutée, en raison de la profondeur des artères, de la difficulté de trouver un point d'appui, et de la mobilité des parties auxquelles on devrait l'appliquer. Il est rare que la ligature de l'une des artères de l'oreille suffise pour faire cesser les bruits. Il faut, le plus ordinairement, comme dans l'exemple que nous rapportons, lier le tronc artériel lui-même pour guérir la dilatation anévrismatique des branches. Il est inutile d'ajouter qu'une opération aussi grave ne doit, dans aucun cas, être pratiquée pour obvier à une simple infirmité, telle que celle que produisent les bourdonnements. On ne peut la proposer que quand la vie du malade est menacée, comme dans l'exemple suivant. Dans les autres cas, on doit s'en tenir à la prescription d'un régime doux et tempérant, et à l'emploi des moyens connus de tous les praticiens, pour ralentir l'activité de la circulation.

Observation de ligature de l'artère carotide primitive, dans un cas de dilatation anévrismatique des artères de l'oreille, de la tempe, de l'occiput, et de production de tissu érectile. — Lue à l'Institut, le 6 juin 1825.

Étienne Dumand entra à l'Hôtel-Dieu de Paris le 3 avril 1818. Ce malade, âgé de vingt ans, avait une constitution peu robuste, une taille élevée, des formes grêles, un tempérament bilieux, et il exerçait la profession de charron.

Il avait apporté, en naissant, deux petites altérations à la peau, communément appelées taches de vin, sur le repli extérieur de la conque de l'oreille droite. Celle-ci n'était pas déformée; elle semblait seulement un peu plus large et plus épaisse à l'endroit occupé par les taches. Une démangeaison légère était la seule incommodité qu'elles occasionnaient; mais le jeune malade, excité par des démangeaisons, grattait souvent son oreille, et chaque fois qu'il entamait la peau de cette partie, il en coulait un sang rouge et vermeil.

Il resta dans le même état jusqu'à l'âge de douze ans: à cette époque, marquée par le développement des parties génitales, l'oreille commença à prendre plus de volume : elle changea de couleur et devint violette.

Trois ans après, le malade s'aperçut qu'elle était agitée par de légers mouvements. Elle avait alors acquis le double de son volume ordinaire, et les taches s'étaient élargies dans la même proportion.

Huit mois après l'apparition des battements, une première hémorrhagie eut lieu, et fut déterminée par un effort exercé pour lui arracher son chapeau de dessus sa tête. Cette hémorrhagie ne put être arrêtée qu'à l'aide d'un tamponnement très-exact : elle affaiblit le malade; mais le volume de la tumeur parut un peu diminué, et les battements s'y firent sentir avec moins de force. Cette amélioration ne fut que momentanée : l'oreille ne tarda pas à reprendre son volume primitif, sa tension et ses battements. Quoiqu'il n'eût que quinze à seize ans, le malade s'abstenait des plaisirs de son âge : car il avait remarqué que toutes les fois qu'il se livrait à des exercices un peu violents, qu'il dansait ou courait, qu'il prenait des aliments trop substantiels, ou qu'il usait de vin et de liqueurs, son oreille acquérait plus de volume, et que les battements s'y faisaient sentir avec plus de force.

Dans quatre hémorrhagies, qui se déclarèrent successivement, le sang, quoique rouge, vermeil, et évidemment artériel, sortait non par secousses, mais en bavant, et comme il a coutume de le faire lorsqu'il s'échappe d'un fongus hématoïde, dont la surface a été entamée. Effrayé par la répétition de ces hémorrhagies et par l'accroissement de la tumeur, le malade se décida enfin à entrer à l'Hôtel-Dieu de Sens, le 5 août 1817.

Il était alors dans l'état suivant :

L'oreille droite avait trois fois plus de volume que la gauche, elle avait l'épaisseur du doigt, et, abandonnée à elle-même, elle retombait par son propre poids. Elle était agitée de battements isochrones à ceux du cœur. Le cuir chevelu de la tempe offrait des bosselures nombreuses, et la petite plaie qui avait fourni la première hémorrhagie n'était pas encore cicatrisée : après avoir tenté d'abord une compression méthodique, MM. Populus et Tétif, qui dirigent cet hôpital, se décidèrent à attaquer la maladie par la ligature, et à pratiquer cette opération successivement sur les artères temporale, auriculaire antérieure, et occipitale. La ligature des premières de ces branches artérielles diminua un peu le volume de l'oreille ; mais les battements, quoique moins forts, persistèrent.

Vingt et un jours après ces premières ligatures, il se manifesta tout à coup, par la petite plaie de l'hélix, une cinquième hémorrhagie, qui ne céda qu'à une forte compression : le sang était rouge et artériel, comme les premières fois. Peu de jours après, une sixième hémorrhagie eut encore lieu, et par la même plaie.

Le vingt-huitième jour, une eschare gangréneuse, de la largeur d'une pièce de cinq francs, se forma entre l'hélix et l'anthélix. La chute de cette eschare eut lieu le trente-cinquième jour.

La ligature de l'artère occipitale et de l'artère temporale superficielle, qui était très-dilatée, n'eut ni plus de succès, ni plus d'inconvénients que les autres, et le malade sortit de l'hôpital de Sens après trois mois de séjour.

Revenu chez lui, le volume de l'oreille s'accrut de nouveau, et les battements augmentèrent. Il se décida pour lors à venir à Paris, et à entrer à l'Hôtel-Dieu.

L'oreille malade avait deux fois plus de longueur que l'autre : elle avait l'épaisseur du doigt. L'hélix et l'anthélix étaient effacés : le contour de l'extrémité supérieure de l'oreille offrait en arrière une sorte d'échancrure peu profonde, résultant de la chute de l'eschare dont il a été parlé. Toute l'oreille était d'une rougeur violet foncé : elle était molle et compressible, les doigts y pouvaient distinctement sentir des battements dans quelques points, et dans d'autres des mouvements d'expansion et de contraction isochrones aux pulsations du cœur. Ces mouvements imprimaient à l'oreille une secousse générale, qui l'éloignait de la partie latérale de la tête et l'en rapprochait alternativement.

La presque totalité du cuir chevelu de la tempe et de l'occiput offrait une couleur bleuâtre, et était parsemée de bosselures nombreuses. La compression exercée sur l'artère carotide primitive, de manière à y intercepter le passage du sang, suffisait pour faire cesser tout battement dans la tumeur, qui s'affaissait aussitôt, pâlissait, et restait dans cet état jusqu'à ce que la compression fût levée. Alors la tuméfaction et la rougeur reparaissaient ; et les pulsations, plus fortes pendant quelques instants, imprimaient des mouvements plus marqués à la tumeur. Cette partie paraissait au malade plus chaude que les autres, et il éprouvait, à chaque fois que le cœur y poussait une colonne de sang, un espèce de bruissement incommode et douloureux.

Du reste, la santé était fort bonne ; le malade ne se plaignait de rien, pas même de douleurs à la tête : il entendait bien de l'oreille, et voyait bien de l'œil du côté malade. Seulement, il était obligé à de continuelles précautions pour éviter le frottement, dans la crainte d'une hémorrhagie.

CHAPITRE XI.

Paracousie symptomatique d'une névrose plus générale.

L'hystérie et l'hypocondrie, qui donnent lieu, comme nous l'avons dit, à la diminution de l'ouïe, produisent, plus souvent encore, la perturbation du sens auditif. La paracousie symptomatique présente le plus ordinairement alors, dans sa marche et dans sa durée, les caractères d'intermittence et d'irrégularité de la névrose plus générale dont elle n'est qu'un symptôme. C'est surtout dans les paracousies de cette espèce que les malades entendent les bruits les plus étranges de voix humaines, de chant d'oiseaux, de mugissement des vagues, de roulements de tonnerre, etc., et chez quelques-uns, ces bruits varient à chaque accès. Les symptômes de la névropathie, dite protéïforme, se font aussi quelquefois sentir dans l'organe auditif, et s'y accompagnent de bruits discordants et douloureux. Quelquefois aussi la paracousie symptomatique coïncide avec des troubles dans la vue, dans l'odorat, ou dans d'autres sens; cette coïncidence indique, d'ordinaire, une affection plus générale, et, quelquefois, une lésion des grands centres nerveux.

La marche de la paracousie symptomatique est essentiellement irrégulière, et, le plus ordinairement, intermittente. Sa durée est, en général, subordonnée à celle de l'affection principale. Cependant, on a vu la névrose de l'oreille persister après la disparition de l'hystérie ou de l'hypocondrie qui lui avait donné naissance. Le pronostic de l'hypercousie symptomatique est presque toujours défavorable.

On ne peut d'avance déterminer les règles du *traitement* qui convient à la névrose qui nous occupe. C'est au médecin de puiser dans l'étiologie, dans les symptômes, dans la marche, etc., de l'affection principale, les données thérapeutiques les plus convenables pour guérir cette maladie, et, en même temps, la paracousie, que l'on ne peut considérer que comme un symptôme.

QUATRIÈME CLASSE. — Inflammations.

CHAPITRE PREMIER.

Otite externe.

L'otite externe décrite par les auteurs, sous les noms de phlegmon de l'oreille externe, inflammation de l'oreille, etc., est une maladie assez rare. La phlogose atteint quelquefois les deux organes, mais plus souvent encore, elle est bornée à un seul, et même à une partie de celui-ci. Ainsi, dans la première observation, que nous rapportons à la fin de ce chapitre, l'inflammation n'occupait que l'auricule : elle était bornée au conduit auditif dans la seconde; tandis qu'elle avait envahi toute l'oreille externe dans la troisième.

On trouve dans l'otite, comme dans les autres phlegmasies, les phénomènes de douleur, de rougeur et de chaleur qui sont toujours proportionnés à l'intensité de la maladie. Quand celle-ci est peu intense, les symptômes restent purement locaux, et aucune réaction n'a lieu. Mais, dans les cas graves, la douleur s'étend du point enflammé au reste de l'organe, et de là aux parties voisines. Le côté correspondant de la tête devient douloureux au contact, et les battements artériels y apparaissent plus fréquents et plus forts. Les mouvements de mastication provoquent de grandes souffrances, et les élancements s'étendent le long du cou, et même jusqu'à l'épaule et au bras correspondant. Des bourdonnements et de la dysécie accompagnent ces symptômes. Un appareil fébrile plus ou moins intense, et proportionné à l'irritabilité du sujet, et à la gravité des symptômes locaux, survient en même temps que ces douleurs, et augmente avec elles, pour diminuer et disparaître dans la période suivante. Celle-ci, qui marque la formation du pus et sa collection en abcès, est précédée d'un sentiment de lourdeur dans les parties malades, et quelquefois même de frisson. La tumeur augmente et s'élève en pointe; la peau s'amincit, et, enfin, elle se déchire pour laisser échapper le pus. En même temps que cette période avance, la fièvre de réaction tombe, et tous les accidents vont en diminuant graduellement, pour disparaître enfin tout à fait, du septième au dixième jour.

Terminaison. — *Pronostic.* — La terminaison la plus ordinaire de l'otite externe est celle que nous venons de décrire : la suppuration. La résolution est, après la suppuration, le résultat le plus commun, et, en même temps, le plus favorable de cette maladie. La mortification et la dégénérescence des tissus ont encore été observées à la suite de l'otite externe. Une autre issue, non moins fâcheuse que la précédente, est la propagation de la maladie, des parties molles au tissu osseux qu'elles recouvrent. Enfin, la métastase est encore un autre mode de terminaison qui a été observé et décrit par les auteurs.

Le pronostic est, en général, favorable dans l'otite externe. Il l'est surtout quand la maladie est d'origine traumatique; quand elle n'attaque qu'un organe ou mieux l'une de ces parties seulement, le pavillon, par exemple. Il est encore favorable, lorsque ces symptômes restent bornés à l'oreille, ou du moins, quand les phénomènes de réaction ont peu d'intensité. Il est grave, au contraire, dans les circonstances opposées, alors surtout que l'organe est frappé de dégénérescence et que l'os participe à la maladie ou est mis à découvert.

Étiologie. — Les lésions traumatiques sont les causes occasionnelles les plus fréquentes de l'otite externe. Bien que l'on ait peine à se rendre compte de l'invasion de cette maladie, par suite d'un coup porté sur un point éloigné de la tête, on a cependant des exemples authentiques de ces faits, et l'observation recueillie par Leschevin, et que nous rapportons, à la fin de ce chapitre, en fait foi. Les répercussions, les métastases, le refroidissement, etc., donnent encore lieu à l'invasion de l'otite; et, presque constamment, comme cause prédisposante de cette maladie, on trouve la jeunesse et le tempérament sanguin. Ce dernier caractère contribue à distinguer l'otite externe de l'otorrhée, qui, au contraire, n'atteint guère que les enfants et les sujets lymphatiques.

Traitement.—L'objet que l'on doit se proposer dans le traitement de l'otite externe commençante, c'est d'entraver la marche des symptômes inflammatoires; quand le médecin, appelé trop tard, n'a pu obtenir la résolution du mal, ses efforts doivent tendre à favoriser une suppuration de bonne nature et une cicatrisation prompte et facile.

C'est, par un traitement antiphlogistique général et local, que l'on obtient le premier résultat. C'est, par l'emploi de topiques émollients, et par des pansements méthodiques, que l'on atteint le second. Une saignée du bras ou du pied est presque toujours indiquée, au début, quand le sujet est jeune, sanguin et que l'inflammation locale est accompagnée de symptômes généraux. Une application de sangsues autour de l'organe suffit ordinairement, quand les phénomènes morbides ont moins d'intensité. On prescrit, en même temps, les topiques émollients et résolutifs, les bains de pieds irritants, une température douce et uniforme, le repos, etc., en un mot les moyens hygiéniques et médicamenteux les plus propres à favoriser la résolution de la phlogose. Dans quelques cas, le malade présente tous les symptômes de l'embarras gastrique ou intestinal. Les vomitifs et les purgatifs sont alors indiqués et prescrits, avec avantage. Ces derniers médicaments, surtout, contribuent, pour une grande part, à la résolution complète; et c'est à eux qu'il faut presque toujours recourir, pour prévenir la désorganisation des parties enflammées, ou les autres terminaisons fâcheuses dont nous avons parlé.

Quand, malgré tous les soins apportés au traitement général, on n'a pu obtenir la résolution de la phlogose, ou quand le travail de suppuration est déjà commencé, on doit, par des applications émollientes et maturatives, hâter la formation de l'abcès, et, aussitôt que la collection est suffisante, donner jour au pus, par une incision étroite faite au centre de la tumeur. Le reste du pansement est celui des abcès et des plaies ordinaires.

Galien avait déjà signalé le danger des préparations opiacées, introduites dans le conduit auditif, et l'expérience s'est, depuis, prononcée plusieurs fois dans le même sens... On doit donc se borner, quand les douleurs de l'oreille sont très-vives, à arroser les cataplasmes de quelques gouttes de laudanum. L'exposition de l'organe malade aux vapeurs émollientes et résolutives soulage quelquefois plus vite et plus sûrement que tous les autres moyens que l'on peut mettre en usage. On doit donc y recourir souvent.

Inflammation bornée au pavillon. — « Le nommé Harween Bergget, âgé de vingt-sept ans, natif de Haoster-Capel, en Hollande, entra à l'hôpital le 9 mars 1765, pour un mal d'oreille qui avait commencé depuis quinze jours; en l'examinant, j'aperçus la face antérieure du pavillon, élevée en bosse arrondie, depuis l'hélix, jusqu'à la crête transversale de la coque. Cette tumeur avait, à peu près, le volume et la grosseur d'un œuf; la membrane qui la recouvrait, quoique assez épaisse, n'empêchait point d'y reconnaître un fluide. En effet, après avoir cerné cette espèce de calotte, il sortit une quantité de lymphe roussâtre, mélangée avec une matière purulente, mal liée, dont l'évacuation entière mit à découvert le cartilage, de façon que je reconnus aisément que ce singulier dépôt avait son siége entre ce dernier et la peau qui le recouvre. Le pansement fut des plus simples; le malade guérit, dans l'espace d'un mois, ayant son oreille, comme on peut le penser, repliée en cornet, et en dedans (1). »

Inflammation bornée aux conduits auditifs (2).—M. V... notaire, en passant précipitamment par une porte trop basse, se heurta vivement au sommet de la tête. Il demeura un moment étourdi du coup qu'il s'était donné; mais, revenu à lui, quelques instants après, il ne fit point de cas de cet accident. Cependant, il continua d'entendre un bourdonnement dans les oreilles, qui était accompagné de douleur dans ces parties. On lui conseilla de se faire saigner, il méprisa cet avis. Enfin, il parut, peu de temps après, une suppuration par les deux oreilles, qui continue encore, quoique l'accident qui y a donné lieu soit arrivé il y a plus de trois mois. On ne peut pas douter que cette suppuration ne soit la terminaison de l'inflammation du conduit, annoncée par les douleurs et le tintement qui ont précédé.»

Inflammation occupant l'auricule et le conduit auditif (3). « Une jeune personne âgée de douze ans, pensionnaire chez madame G..., institutrice, douée d'une forte constitution, était convalescente d'une rougeole pour laquelle je lui avais donné mes soins. Très-difficile à purger, elle avait pris sans aucun effet bien marqué deux potions purgatives, dont la dernière était composée des drastiques les plus actifs. Deux jours après cette seconde purgation, mademoiselle R... ressentit, dans l'oreille droite, un bourdonnement sourd, accompagné de douleur et d'une audition très-obtuse. Je prescri-

(1) Ancien Journal de médecine, tom. XXV.
(2) Leschevin, Mémoire cité.
(3) ITARD, ouvrage cité, tom. I, p. 150.

vis l'application d'un cataplasme émollient et une injection sédative; la garde, que je chargeai de la faire, me dit le lendemain que le liquide poussé par la seringue n'avait pu pénétrer dans l'oreille, parce que le conduit en était bouché. Je trouvai en effet le méat auditif extraordinairement rétréci par de petites tumeurs rougeâtres situées à peu de distance de son orifice. Je les pris pour un polype qui, n'étant pas d'abord accompagné de douleurs, aurait pu se développer lentement, à l'insu de la malade. Le lendemain, la douleur s'était beaucoup accrue et se montrait tout à fait à l'entrée du conduit. Devenue plus apparente, et en même temps visiblement phlegmoneuse, la tumeur me parut alors (ce qu'elle était en effet) un petit abcès qui avait son siége dans l'épaisseur de la membrane du conduit. Il s'ouvrit spontanément le jour d'après, quatrième à dater de celui où la douleur s'était fait sentir. Il en coula un pus épais, sanguinolent, très-abondant en raison du volume nécessairement limité du petit phlegmon. Cet écoulement purulent dura à peu près une semaine, au bout de laquelle la source qui fournissait le pus se ferma. Mais il resta toujours dans la membrane une sorte d'engorgement, et par conséquent un rétrécissement dans la partie du conduit qui avait été le siége de l'abcès sans que ce rétrécissement nuisît à la libre perception des sons.

CHAPITRE II.

Otite interne.

(Phlegmon de l'oreille des auteurs. — Catarrhe interne chronique du docteur Alard : Otite interne catarrhale, purulente, surdité par engouement d'Itard. — Catarrhe de l'oreille interne de Saissy. — Inflammation de la muqueuse de l'oreille moyenne du docteur Kramer.)

Diagnostic. — L'otite interne touche, par de nombreux points de contact, au catarrhe aigu de l'oreille. Nous avons déjà noté cette analogie en traitant du diagnostic différentiel des deux affections. Nous n'aurons que peu de mots à y ajouter.

Le malaise et le frisson qui précèdent, d'ordinaire, l'invasion des maladies graves, ne manquent presque jamais au commencement de l'otite, à moins que celle-ci ne soit, par cause traumatique. Une douleur vive, lancinante, qui augmente bientôt et s'étend rapidement, d'un côté vers la gorge, de l'autre vers le méat auditif, constitue le premier et le plus tenace des symptômes de l'otite. Cette douleur, qui existe rarement dans les deux oreilles à la fois, s'accompagne de dureté d'ouïe et de bourdonnements. Bientôt, elle s'étend à la partie correspondante de la tête, du cou et de l'épaule, et augmente par le contact, à la suite des mouvements imprimés à ces parties, et surtout par la mastication.

Un appareil fébrile, en rapport avec l'intensité des phénomènes morbides locaux, commence dès l'origine des douleurs, croît et se développe avec elles. La peau devient sèche, la soif s'allume, la constipation survient, et le pouls s'arrête, en même temps que la céphalalgie et la faiblesse augmentent. Chez les sujets nerveux, chez les femmes et chez les enfants, les spasmes et le délire viennent fort souvent compliquer cet état déjà si grave.

La phlogose pourrait sans doute, comme le catarrhe, rester bornée à la trompe d'Eustache, mais ce cas est plus rare encore que le premier. Personne ne l'a décrit; et, pour notre part, nous ne l'avons jamais rencontré. Une douleur bornée au conduit guttural et sans réaction fébrile accuserait sans doute cette affection.

Marche.—Durée.—Terminaison.—Au bout de cinq à sept jours, à dater de l'invasion, la douleur locale diminue dans quelques cas, soit naturellement, soit par l'effet des remèdes; les accidents généraux cèdent, en même temps, et le malade et l'organe reviennent à la santé. Plus souvent encore, à la même époque, des battements forts et continus se font sentir dans l'oreille. L'excitation fébrile, qui soutenait les forces du malade, tombe et est remplacée par le *collapsus;* à la sécheresse de la peau et de la bouche, succède l'humidité de ces parties, et tout annonce la formation du pus. Celui-ci, accumulé dans la caisse, s'écoule bientôt par la trompe d'Eustache, ou, plus souvent, il s'échappe en déchirant la membrane du tympan. Cette terminaison qui a lieu, du septième au quinzième jour de la maladie, est accompagnée ou non de l'issue des osselets. Dans d'autres cas, l'os dénudé se carie, et l'otite devient ainsi l'origine d'une des plus graves maladies qui attaquent l'organe auditif.

Les métastases ne sont pas rares dans l'otite. Celle que l'on a le plus souvent observée, et qui est en même temps la plus fâcheuse de toutes, a lieu sur les méninges ou sur l'encéphale lui-même. La terminaison est, dans ces cas, presque toujours funeste. D'autres métastases, au contraire, sont favorables, et doivent même être provoquées par l'art, tel est l'établissement d'un flux de ventre ou d'un écoulement hémorroïdal.

— *Pronostic.* L'otite interne, d'après ce que nous venons d'en dire, est toujours une maladie fort grave. Hippocrate la regardait comme presque constamment mortelle. La résolution est rare. Dans les cas même où elle a lieu, l'ouïe reste plus ou moins faible, et la fonction est presque constamment abolie, après la formation des abcès.

Etiologie. — La faiblesse générale, les constitutions lymphatiques et scrofuleuses, qui prédisposent si manifestement aux affections catarrhales de l'oreille, n'ont plus la même action dans la production des phlogoses de cet organe. La jeunesse, le tempérament sanguin et la constitution hémorroïdale, au contraire, sont les conditions les plus favorables au développement de cette phlegmasie. L'otite se montre, d'ailleurs, sous l'influence des autres causes générales des maladies, telles que le refroidissement, l'insolation, les grandes fatigues, etc., et, plus souvent encore, elle est due à l'action directe des agents traumatiques. En traitant des « solutions de continuité de la membrane du tympan », nous rapportons plusieurs observations d'otites, causées par la perforation de cette membrane. La présence de corps étrangers dans la caisse, la fait naître presque infailliblement, et l'injection de substances liquides, pratiquée dans ses cavités, y a déterminé fréquemment l'invasion de la phlogose. On a encore observé la propagation de l'inflammation de la gorge à la caisse, par les trompes d'Eustache, et du conduit auditif externe à la même cavité à travers la cloison. Ce mode d'invasion par voie de contiguïté, n'est pas cependant aussi commun que les modes qui ont été précédemment indiqués.

Traitement.—La saignée générale est presque toujours indiquée, au début de l'otite interne. L'intensité des symptômes exige même parfois que l'on ait, de nouveau, recours aux évacuations sanguines. La saignée du pied est, dans quelques cas, préférable à celle du bras : c'est surtout lorsque le cerveau menace de se prendre, que l'on doit la pratiquer. Les applications de sangsues au siége sont indiquées chez les sujets hémorroïdaux, et quand on peut rapporter l'origine de la maladie à la suppression d'un écoulement sanguin, rien ne peut remplacer les saignées locales. Il faut, dans ces deux derniers cas, favoriser l'écoulement du sang, en plaçant les parties malades au-dessus d'eau chaude en vaporisation.

Quand la faiblesse du sujet ne permet pas de recourir aux saignées générales, il est souvent utile d'employer les saignées locales. Les sangsues, dans ce cas, doivent être appliquées aux côtés du cou, sur le trajet des vaisseaux jugulaires. Des symptômes bien prononcés d'embarras gastrique, au début, emportent avec eux l'indication d'un vomitif. Les lavements émollients et laxatifs pour remédier à la constipation ; la prescription des purgatifs, vers la fin de la maladie, et les boissons rafraîchissantes pendant le cours de celle-ci, sont encore des moyens que l'on ne doit pas omettre dans le traitement de l'otite. Les gargarismes adoucissants, composés d'eau d'orge ou de guimauve miellée, sont prescrits avec avantage dans le cours de la maladie, où ils remplissent, en quelque sorte, l'office de bains locaux. Il en est de même de l'inspiration de vapeurs émollientes. Le conduit auditif externe doit être bouché avec soin, dès le début de l'otite, pour empêcher le contact de l'air, et l'on obtient même quelquefois un grand soulagement d'applications émollientes sur le côté de la tête correspondant à la douleur.

Lorsque la formation du pus dans la caisse est bien évidente, on ne doit pas hésiter à introduire un cathéter flexible dans la trompe d'Eustache, pour donner issue au liquide. C'est, souvent, le seul moyen de prévenir la rupture de la membrane du tympan. Quand la tuméfaction des parois de la gorge, ou l'hypertrophie des amygdales s'opposent à l'introduction de l'instrument, il ne faut pas hésiter à pratiquer sur ces parties les scarifications nécessaires pour en obtenir le dégorgement.

Quand, malgré tous ces soins, on n'a pu prévenir la rupture de la cloison, il faut s'efforcer d'obtenir la cicatrice de ses bords. On y parvient quelquefois, bien que la difficulté soit très-grande, en tenant le conduit auditif hermétiquement bouché, au moyen d'une boule de coton et en évitant avec le plus grand soin tous les efforts d'expiration. Le canal doit en outre, être souvent débarrassé des matières accumulées dans son fond.

Les complications et les métastases de l'otite interne, doivent être traitées par les moyens appropriés à leur nature, et qu'il n'est pas de notre sujet de rappeler ici. On verra, dans l'une des observations suivantes, la résorption du pus de l'otite déterminer des accidents promptement mortels, chez un sujet jeune et robuste.

« Nicolas Paris, militaire, âgé de vingt-huit ans, doué d'un tempérament bilieux, d'une constitution robuste, n'ayant jamais ressenti de douleurs rhumatismales, ni aucune fluxion aux oreilles, éprouva, le 12 frimaire an x, à la suite d'une manœuvre très-fatigante, des bourdonnements dans l'une et l'autre oreille, qui furent bientôt suivis de douleur et de surdité incomplète. Au bout de trois jours, la douleur fut des plus vives, et se compliqua de fièvre, de céphalalgie et d'insomnie. Le moindre bruit, l'exposition même des yeux à une lumière vive, les mouvements de la tête et de la mâchoire, augmentaient les angoisses du malade. Il retira pourtant quelque soulagement de l'application des sangsues derrière l'oreille, et d'une salivation abondante qu'il se procura en fumant du tabac à plusieurs reprises. Au bout de quinze jours, la douleur, d'aiguë qu'elle était, devint gravative, et la surdité presque complète. Ce fut alors que, dans un effort de toux catarrhale qui compliquait cette affection, la congestion formée dans la caisse de l'oreille gauche s'ouvrit spontanément, et se fit jour par le conduit auditif. L'écoulement, d'abord très-abondant, diminua promptement de lui-même au bout de quinze jours ; mais, aussitôt après, l'oreille droite, qui était toujours dure et douloureuse, le devint encore davantage, et ne laissa de calme au malade que lorsque la matière qu'elle contenait se fit jour au dehors.

Dès ce moment, disparition de la douleur et de la surdité, bien-être inexprimable, retour du sommeil et de l'appétit. Ce militaire ayant aussitôt repris son service par un temps froid et pluvieux, l'écoulement se supprima. Aussitôt reparurent la douleur et surtout la surdité, pour laquelle il entra à l'hôpital le 15 nivôse an XIII.

J'examinai à la clarté du soleil l'intérieur des conduits auditifs; je trouvai celui du côté droit obstrué par une matière jaunâtre, croûteuse, de consistance très-dure. Après avoir entraîné une grande partie de cette matière avec l'extrémité d'une sonde cannelée à cul-de sac, je détachai ce qui restait, et qui était beaucoup moins solide, par une injection d'eau tiède, poussée avec violence. Ayant ainsi nettoyé le canal, j'en examinai le fond, et je pus voir distinctement la membrane du tambour que je crus intacte : mais elle ne l'était apparemment que dans la partie visible; car, ayant ordonné au malade de se moucher avec violence, il s'échappa par ce même conduit des bulles d'air mêlées avec une matière puriforme et sanguinolente, qui, sans doute, avait son foyer dans la caisse. Dès ce moment, l'écoulement se rétablit et continua avec plus d'abondance qu'auparavant. Le conduit auditif, les anfractuosités de la conque, abreuvées continuellement d'une matière qui possédait apparemment des qualités irritantes, se phlogosèrent, prirent un aspect purulent, et sécrétèrent de même un liquide épais, puriforme, qui se concrétait facilement par l'action de l'air, et qui déterminait, sur les parties voisines du cou, et partout où il coulait, de la rougeur, du prurit et des pustules vésiculaires. Avec l'écoulement se rétablirent presque entièrement les fonctions de l'ouïe; mais elles se perdirent de nouveau à mesure que le conduit auditif se trouva lui-même atteint de cette inflammation consécutive. D'abord on s'était borné à faire des injections détersives, et à purger fréquemment le malade. Ces moyens n'ayant eu aucun effet contre l'abondance de l'écoulement, on prescrivit un vésicatoire à la nuque. Cette application eut l'effet que je lui ai vu depuis produire le plus souvent dans des circonstances analogues : elle augmenta considérablement l'écoulement. On revint aux purgatifs fréquemment répétés ; le malade fut mis à l'usage des sucs de cresson, de cerfeuil et de bourrache. Ces moyens, et un laps de temps de six semaines, diminuèrent l'écoulement ; et ce qui contribua sans doute à le tarir complétement fut un dévoiement considérable qui, par les ténesmes qu'il occasionna, rétablit un flux muqueux hémorroïdal auquel ce militaire était sujet depuis quelques années.

L'écoulement tari, l'oreille qui en avait été le siége resta néanmoins un peu dure ; toutes les fois que le malade se mouchait, il entendait dans cette même oreille un sifflement pareil à celui que produit l'air quand il s'échappe avec peine par une ouverture très-étroite. Cependant la membrane du tambour paraissait intacte, au moins dans sa partie visible ; il était aisé néanmoins de voir qu'elle avait perdu sa transparence. »

« Jean Bouquette, âgé de vingt-six ans, fusilier dans le dix-huitième régiment de ligne, doué d'un tempérament sanguin et d'une constitution robuste, fut reçu à l'hôpital militaire du Val-de-Grâce le 19 ventôse an XII, et placé dans la salle du cloître, qui m'était alors confiée. Sa maladie était une pleurésie, dont il avait été pris, deux jours auparavant, en montant la garde. Les principaux symptômes étaient une douleur vive, redoublant par le toucher, occupant tout le rebord des fausses côtes gauches et une partie de l'hypochondre du même côté, une toux fréquente qui amenait difficilement des crachements muqueux, un peu sanguinolents et très-visqueux, beaucoup d'oppression, une langue couverte d'un limon épais, les pommettes colorées d'un rouge vergeté, beaucoup d'anxiété, un pouls dur, plein et fréquent.

Je prescrivis une saignée de dix onces, un vomitif avec l'ipécacuanha pour le lendemain matin, un cataplasme émollient très-chaud sur la partie douloureuse, la diète et des boissons oxymellées.

Le lendemain, quatrième jour de la maladie, la douleur de poitrine et de l'hypochondre avait entièrement passé à l'épaule, la respiration était libre; la toux, quoiqu'assez fréquente, indiquait beaucoup moins d'embarras dans les bronches; la figure était moins animée et moins jaune, mais le pouls toujours fréquent et dur, quoique moins plein; nul remède, même boisson. Le malade, d'après mon conseil, se revêt à nu d'un gilet de laine tricoté qu'il portait sur sa chemise. Dans la soirée la douleur se déplaça de nouveau, et se porta vers la région lombaire; les urines, qui jusque-là avaient présenté une couleur naturelle, devinrent rouges, briquetées et sédimenteuses. Pendant la nuit, sueurs abondantes.

Le cinquième, au matin, la douleur des lombes était moindre, mais l'état de la poitrine à peu près le même que la veille; le malade souffrait beaucoup d'un torticolis, accompagné de gonflement dans les glandes parotides. Ce gonflement s'accrut rapidement dans la journée, et prit le caractère des oreillons. Il s'y joignit une douleur vive dans les oreilles, surtout dans celle du côté gauche, et un bourdonnement qui imitait le bruit d'un torrent. Fomentations et cataplasmes émollients appliqués sur les parotides; vaporisations d'éther dirigées vers le conduit auditif.

Le sixième, gonflement monstrueux des parties latérales et supérieures du cou et du pourtour inférieur de la face; douleurs intolérables, lancinantes, avec pulsations dans les oreilles, surtout à gauche; mastication et déglutition excessivement douloureuses, céphalalgie violente, figure animée, pouls dur et plein; plus d'oppression ni de douleur, et cependant toux sèche, expectoration muqueuse peu abondante et libre. Nulle lésion visible dans l'intérieur de l'oreille, qu'on ne peut explorer qu'imparfaitement, faute d'un jour assez pur. Mêmes remèdes que le jour précédent. Les accidents redoublent dans la soirée. Le malade, ne pouvant goûter aucun repos, ne trouvant aucune bonne position dans son lit, le quitte, se promène à grands pas dans une salle voisine dont toutes les croisées étaient ouvertes, parce qu'il n'y avait point de malades, et ne rentre dans sa salle et dans son lit que lorsqu'il y est forcé par un redoublement de fièvre, précédé d'un frisson des plus vifs. Pendant la nuit, un peu de délire et beaucoup d'agitation.

Le septième jour, au matin, je trouvai le malade bien moins souffrant, mais dans un état plus alarmant. La douleur des oreilles était supportable, la tuméfaction du cou était entièrement affaissée, la figure pâle, le pouls profond et fréquent, la respiration forte. Le malade éprouvait sous le mamelon gauche une douleur profonde dont il ne se plaignait que lorsque la toux l'arrachait à une sorte de stupeur dans laquelle il était tombé. Je reconnus dans l'ensemble de ces symptômes, une véritable pleurésie métastatique. Mais ce fut en vain que, d'après cette idée, je tentai de ramener le point d'irritation à son siége primitif en faisant appliquer deux vésicatoires sur les parotides. Les symptômes ne firent qu'empirer, et le malade mourut le lendemain matin.

A l'ouverture du cadavre qui fut faite vingt-quatre heures après la mort, je trouvai dans la cavité thoracique le poumon droit tenant en plusieurs points à la plèvre costale par des adhérences anciennes, compacte et crépitant sous les doigts ; le poumon gauche adhérait aussi à la plèvre, mais à la faveur de fausses membranes récentes ; gorgé de sang, il se laissait déchirer par la traction, à l'instar de la rate, et baignait dans une assez grande quantité d'eau sanguinolente. Plusieurs incisions, faites en divers endroits de sa substance, ne fournirent qu'un liquide rougeâtre et très-gluant, dont les bronches étaient totalement engouées.

Les parotides et le tissu cellulaire environnant ne présentèrent aucune sorte de tuméfaction ; j'y aperçus seulement un réseau vasculaire fortement injecté, avec nombre de taches ressemblant à des ecchymoses. La dissection des oreilles me laissa voir, dans celle de droite, la membrane de la caisse encore rouge, gonflée, villeuse, tapissée d'un mucus puriforme, dont cette cavité était entièrement remplie ; les liens membraneux qui unissent les osselets entre eux considérablement épaissis ; un bourrelet circulaire formé tout autour de la membrane du tambour, résultant évidemment du gonflement inflammatoire du feuillet membraneux fourni à cette membrane par celle de la caisse ; de telle sorte que, vue de ce côté, la membrane tympanique, au lieu d'être convexe, présentait une excavation dont le fond seulement avait conservé l'épaisseur et la transparence ordinaire de cette cloison. Les cellules mastoïdiennes étaient pareillement engouées de matières muqueuses, ainsi que tout l'intérieur de la trompe d'Eustache. Le mucus amassé dans ce conduit était plus épais, moins puriforme, que celui de l'intérieur de la caisse ; sa consistance étant plus considérable encore vers l'orifice guttural, il formait là un bouchon assez résistant pour empêcher l'écoulement des matières muqueuses.

L'oreille gauche, qui avait été le siège d'une douleur beaucoup plus vive, ne présenta pas à beaucoup près les traces d'une inflammation aussi intense. La membrane tympanique n'avait perdu ni sa ténuité ni sa transparence, l'intérieur de la caisse et les cellules mastoïdiennes ne présentèrent aucune congestion muqueuse; néanmoins la membrane qui tapisse les cavités était d'un rouge très-foncé, ainsi que celle qui revêt la trompe d'Eustache. Mais le canal ne présentait de ce côté aucun obstacle qui en produisît l'oblitération ; ce qui donnait lieu de penser que l'excrétion muqueuse inflammatoire s'était évacuée par la trompe. La partie de la dure-mère qui revêt le rocher dans ses deux faces antérieure et postérieure, tenait au cerveau par les adhérences récentes; elle était rouge, épaissie, détachée du rocher, qui avait déjà une couleur terne. Entre cet os et la membrane se trouvait une demi-once à peu près, d'un liquide gélatineux et transparent. »

CHAPITRE III.

Otorrhée.

Écoulement d'oreille des auteurs. — Catarrhe externe de l'oreille du docteur Alard. — Otite catarrhale purulente. Otorrhée muqueuse purulente d'Itard. — Inflammation du tissu glandulaire du conduit auditif du docteur Kramer. — Inflammation catarrhale. — Otite chronique, etc.

Diagnostic. — *Marche.* — Nous désignons sous le

nom d'otorrhée ou inflammation des follicules cérumineux du conduit auditif l'une des affections de l'oreille les mieux connues et les mieux décrites, bien que sous des noms très-divers, comme le prouvent les synonymies des auteurs. L'otorrhée est caractérisée par un écoulement de nature purulente, ayant sa source dans le conduit auditif externe, et s'aggravant constamment sous l'influence du froid et de l'humidité. Sa marche est essentiellement lente, et présente tous les caractères des affections chroniques. Les douleurs sont sourdes et mériteraient plutôt le nom de démangeaisons, s'il ne survenait, de temps à autre, des élancements, à l'occasion du froid, de la chaleur, et aussi quand la suppuration augmente ou diminue.

La matière de l'écoulement presque tout à fait séreuse, et même légèrement sanguinolente, dans quelques cas, au commencement de la maladie, prend graduellement de la consistance. Bientôt elle devient séro-purulente, et conserve quelquefois ce caractère pendant fort longtemps. Enfin, elle prend la consistance du pus, lorsque la résolution commence à s'opérer. Cette suppuration, ordinairement inodore dans le principe de la maladie, contracte graduellement une odeur aigre particulière, qu'elle présente même, dans certains cas, dès l'origine, surtout chez les enfants. Cette odeur devient quelquefois fétide et repoussante chez les sujets peu soigneux, ou quand l'écoulement est de nature virulente. D'autres fois aussi, la fétidité provient d'une suppuration de l'os. Alors, la carie complique l'otorrhée, et l'excrétion morbide irrite et enflamme toutes les parties soumises à son contact.

Une démangeaison plus ou moins vive paraît ordinairement dès l'origine de l'otorrhée, et le malade porte à chaque instant le doigt dans l'oreille, comme pour se débarrasser d'un corps étranger. Dans quelques cas, l'écoulement existe sans aucune douleur ; mais, plus souvent encore, la sensibilité morbide se propage du conduit auditif à l'auricule et aux parties voisines, et alors, les mouvements de la mâchoire deviennent douloureux.

La partie la plus profonde du canal, dont la peau renferme le moins de follicules glanduleux, est aussi celle qui fournit à la suppuration. Celle-ci, cependant, suinte, dans quelques cas, de tous les points du canal, et alors un gonflement notable l'accompagne, et s'oppose, jusqu'à un certain point, à l'exploration des parties, et à l'écoulement du pus. Ce gonflement est aussi accompagné de rougeur, tandis que, dans les inflammations légères, la couleur des tissus n'est nullement changée.

L'otorrhée est constamment accompagnée d'une lésion de fonctions, en rapport avec la gravité des symptômes locaux. Les bourdonnements n'existent pas, chez quelques malades ; mais on peut, dans tous les temps et à tous les degrés de la maladie, constater la diminution, et quelquefois même, une abolition presque complète de l'ouïe.

Bien que l'otorrhée soit une affection très-commune, et que les parties où elle siége soient parfaitement en vue, on l'a néanmoins, plusieurs fois, confondue avec d'autres maladies, avec l'otite et la carie du rocher notamment. Ces diverses lésions offrent pourtant entre elles des différences assez tranchées, pour que l'on puisse aisément les séparer. Ainsi, l'otite n'a avec l'otorrhée d'autre rapport que la sécrétion du pus, mais le liquide élaboré dans la première est le pus des abcès, et la suppuration de la seconde est, le plus ordinairement, séreuse. La marche de l'otite est rapide ; celle de l'otorrhée essentiellement lente. Les douleurs sont vives, dès l'origine, dans la première affection ; elles se bornent à quelques démangeaisons, dans la dernière. La carie présente bien, comme l'otorrhée, un écoulement chronique; mais la nature seule des suppurations suffirait pour établir la distinction entre les deux maladies. L'exploration directe fournit un moyen plus certain encore de constater cette différence. La source qui fournit le pus osseux communique à la surface du conduit par un pertuis, dans lequel pénètre aisément un stylet. En y introduisant celui-ci, on sent les rugosités de l'os, et l'on en peut même souvent extraire des esquilles.

Marche. — Durée. — Terminaison. — La marche de l'otorrhée est essentiellement lente, et sa durée indéterminée. La terminaison par résolution est malheureusement très-rare, tandis que rien n'est plus fréquent que les métastases; celles-ci ont presque toujours lieu à la suite d'un refroidissement général ou partiel. La maladie se porte alors, soit sur les membranes muqueuses de l'œil, des bronches ou des intestins, soit sur la peau, où elle détermine des érysipèles graves, ainsi qu'Itard en rapporte un remarquable exemple, soit encore sur un organe parenchymateux.

L'otorrhée est une maladie légère, dans la plupart des cas, et elle ne provoque que bien rarement des phénomènes de réaction. Mais, ainsi que le fait observer Itard, elle présente « opiniâtreté invincible; nul effet des remèdes locaux, ou bien, guérison momentanée aux dépens de quelque autre organe, etc. »

Étiologie. — On observe l'otorrhée chez des sujets de

tout âge et de toute constitution, et dans les conditions d'existence les plus opposées. Cependant, il est incontestable que la faiblesse innée ou acquise y prédispose, et qu'elle est plus commune chez les enfants et chez les femmes, que chez les adultes et les vieillards. Le tempérament lymphatique et les idiosyncrasies scrofuleuses, herpétiques, etc., sont les conditions favorables aux développements de l'otorrhée, ainsi que l'habitation des pays humides et la mauvaise nourriture. Les convalescences pénibles, les pertes abondantes de fluides rendent également plus facile l'invasion de l'otorrhée.

La cause déterminante la plus ordinaire de l'otorrhée est le refroidissement, soit qu'il porte sur tout le corps, ou seulement sur les oreilles. Les blessures, les brûlures, l'introduction de corps étrangers dans le conduit auditif, etc., déterminent encore quelquefois l'invasion de l'otorrhée chez les sujets prédisposés. La présence de polypes dans le conduit auditif a été regardée, par quelques-uns, comme une cause de l'otorrhée; mais nous démontrons au chapitre de la seconde partie, que les excroissances sont toujours consécutives à l'écoulement dont on leur attribue l'origine, bien qu'elles servent plus tard à l'entretenir.

Traitement. — Les topiques ne sont que d'une médiocre efficacité dans le traitement d'une maladie dont les racines sont, presque toujours, dans l'économie tout entière. Aussi doit-on, en général, compter peu sur les remèdes locaux pour obtenir la guérison de l'otorrhée. Les remèdes généraux eux-mêmes resteraient encore le plus ordinairement insuffisants, s'ils n'étaient secondés par les conditions hygiéniques convenables. Celles-ci consistent dans un bon air, une alimentation substantielle, les soins de propreté, l'insolation. Toutes choses égales d'ailleurs, l'été, surtout quand il est sec et chaud, est la saison la plus favorable au traitement de l'otorrhée. L'hiver, par la raison contraire, est l'époque de l'année la moins avantageuse.

On doit cependant, quelle que soit la saison, se hâter d'entreprendre le traitement, quand surtout la maladie est récente. Plus tard, l'écoulement étant devenu pour l'organe une sorte d'habitude, il devient beaucoup plus difficile de le combattre avec succès.

La saignée, que Franck et quelques auteurs conseillent dans l'otorrhée, n'est, pour ainsi dire, jamais utile, et la médication antiphlogistique, qui convient à la curation de l'otite, exaspère, presque toujours, les symptômes de l'otorrhée, et l'entretient indéfiniment. Les amers et les purgatifs sont presque toujours indiqués dans l'otorrhée. Parmi ces derniers, ceux qui conviennent le mieux aux enfants sont les purgatifs végétaux, la rhubarbe, le jalap, etc. Les préparations de fer et d'iode, soit réunies, soit isolées, sont souvent utiles, et nous les employons journellement, avec avantage, chez les enfants faibles et scrofuleux. Les sudorifiques ne réussissent pas moins bien que les toniques, dans certains cas d'otorrhée. Il ne s'agit que de les employer avec discernement, et de n'en pas abuser, comme l'ont fait quelques médecins du nord. Ils sont souvent utiles, quand la maladie est récente et reconnaît pour cause une suppression de transpiration.

Les vésicants, dont nous blâmons généralement l'usage dans le traitement des surdités catarrhales et nerveuses, sont, au contraire, fort souvent utiles dans l'otorrhée. Nous préférons cependant, à l'emploi du vésicatoire, celui de la pommade stibiée, dont l'action est plus profonde et plus énergique.

Les topiques que l'on emploie, pour obtenir la cessation de l'écoulement, présentent tous les propriétés styptiques. Les agents actifs de ces médicaments, que l'on administre surtout en injections, sont les sels de plomb, d'argent, de cuivre, de zinc, etc. Les introductions d'huiles irritantes et de trochisques de diverses sortes dans l'oreille, ont plusieurs inconvénients, sans avoir aucun avantage. Les premières rancissent avec une extrême facilité. Les derniers, par le fait seul de leur présence, augmentent l'irritation qui existe déjà dans l'organe, et rendent, souvent la cure beaucoup plus difficile.

Quel que soit, du reste, l'agent médicamenteux que l'on emploie, pour arrêter l'écoulement auriculaire, on ne doit jamais perdre de vue que la plupart des accidents qui suivent l'otorrhée, sont dus à la suppression intempestive de cet écoulement. Ce n'est donc qu'après avoir convenablement préparé le malade, par les moyens généraux que nous avons indiqués ; et aussi, en remplissant selon le cas, les indications particulières qu'il nous reste à faire connaître, que l'on doit attaquer directement la source du flux morbide.

Quand l'otorrhée est due, à la répercussion d'un exanthème, à la suppression d'un écoulement accidentel ou normal, à la disparition de quelque maladie, etc., le chirurgien doit s'attacher à faire reparaître cet exanthème, à rappeler ce flux, comme il est de règle, du reste, d'en agir en toute espèce de maladie. Les auteurs contiennent à ce sujet, des exemples qui, au premier abord, paraissent extraordinaires. Telle est, entre autres, l'observation suivante rapportée par Plater. « Une fille, âgée de treize ans, avait une maladie de vessie qui procurait une surabondance d'urine. On arrêta cette évacuation et, aussitôt l'oreille droite se mit à fluer copieusement. Les diurétiques, ayant rappelé les urines, supprimèrent l'écoulement de l'oreille. Ce mouvement alternatif de la vessie à l'oreille se renouvela deux ou trois fois, après quoi la malade fut guérie. Beaucoup d'autres malades ont, de même, obtenu la guérison d'otorrhées opiniâtres, par le retour d'écoulements hémorroïdaux ou menstruels, et par la réouverture d'anciens ulcères que l'on avait fait cicatriser inconsidérément » (1).

Parmi les accidents qui peuvent survenir pendant le cours de l'otorrhée, le plus commun, sans contredit, et le plus grave, en même temps, est la suppression de l'écoulement. C'est à cet arrêt que l'on doit rapporter, dans la plupart des cas, la prolongation indéfinie des douleurs, et les redoutables métastases qui ont lieu sur l'encéphale, et sur les principaux viscères. On ne saurait attaquer ces complications avec trop de promptitude et de vigueur.

Duverney (2) cite un homme replet, de soixante-cinq ans, qui portait depuis l'âge de quarante ans, un écoulement considérable de l'oreille. La santé se maintint aussi longtemps que le flux continua. La suppuration s'étant arrêtée, il mourut dans les vingt-quatre heures. Stalpart vit périr presque subitement, à Venise, un homme chez lequel on avait supprimé, sans précaution, un énorme

(1) Plater, livre III, p. 375.
(2) Duverney, Traité de l'ouïe.

écoulement d'oreilles (1). Le docteur Alard (2) perdit, de la même manière, un procureur de Paris. Itard, de son côté, cite de nombreux exemples de morts dues à une cause semblable; et nous avons traité nous-même un adulte, jusqu'alors bien portant, qui mourut en trois jours d'une fièvre cérébrale due à une semblable suppression. Rien ne put entraver la maladie, ni même diminuer l'intensité des symptômes. Nous rapportons, à la fin de ce chapitre, quelques exemples d'otorrhées graves, dont plusieurs furent suivies de mort.

La première indication qui se présente, lorsqu'un écoulement du conduit auditif vient à se supprimer, c'est de rechercher la cause de cet accident, pour l'éloigner s'il est encore possible; c'est de rappeler le flux, dans les cas contraires. Il suffit quelquefois, quand la suppression est due à un arrêt subit de transpiration, de provoquer la sueur au moyen de boissons chaudes, ou encore par un bain de vapeurs, pour faire reparaître aussitôt l'écoulement de l'oreille. Dans d'autres cas, où l'accident est survenu à la suite d'un excès de table, après l'abus de liqueurs spiritueuses, etc., il suffit quelquefois, pour guérir le malade, de le soumettre à une diète sévère. André Knafel (3) rapporte l'exemple d'un gentilhomme Polonais qui, à la suite de grandes fatigues, fut pris de violents maux de tête qui persistèrent, jusqu'à l'apparition d'un écoulement de pus par l'oreille gauche, qui les fit cesser. Aussi longtemps que l'écoulement était abondant, les douleurs de tête étaient nulles. Mais elles reparaissaient plus fortes, aussitôt que celui-ci ve-

(1) Bart, Comment. ad. Avicen.

(2) Mémoire sur le catarrhe déjà cité.

(3) Ephémérides des curieux de la nature. — Année 1675.

nait à s'arrêter, et le flux était supprimé, chaque fois que le malade faisait un excès de table; un jour de diète, au contraire, le rappelait constamment, et l'ouïe s'améliorait, en même temps, d'une manière sensible.

L'application de cataplasmes émollients sur l'oreille malade; les fumigations de même nature, dirigées dans le conduit, au moyen d'un entonnoir, suffisent dans les cas légers, pour rappeler l'écoulement supprimé. Mais si ces moyens restent sans résultat, ou si l'on a lieu de craindre une grande ténacité de la maladie, on doit suivre le conseil d'Itard, et appliquer sur l'oreille un pain sortant du four, et dépouillé de sa croûte. Il faut renouveler ce topique toutes les trois heures, et injecter dans le conduit, à chaque pansement, une dissolution de deux centigrammes de sublimé dans trente grammes d'eau distillée; l'écoulement revenu, on cesse les injections; mais on doit couvrir, avec le plus grand soin, la tête et l'oreille malade, pour les soustraire à l'action du froid.

PREMIÈRE OBSERVATION. — Otorrhée causée par l'action du froid, chez une jeune femme phthisique.—Mort. (ITARD.)

La femme d'un pâtissier du faubourg Saint-Jacques, âgée de vingt et un ans, douée d'une constitution délicate et d'un tempérament sanguin, ayant, dans un des jours gras de l'an IX, couru les rues de Paris, la figure couverte d'un masque qui fit transpirer abondamment cette partie, et s'étant tout à coup, après s'être démasquée, exposée à un courant d'air froid et rapide, fut prise d'un gonflement douloureux de tout le côté gauche de la face. Œdème des paupières, raideur du cou, céphalalgie violente, langue sale, pouls légèrement fébrile ; vin tiède sucré, pris en grande quantité, d'après le conseil de son mari ; sueurs abondantes, crachement continuel ; disparition de la fluxion au bout de deux jours. Le lendemain, bourdonnement continuel dans l'oreille gauche, douleur très-supportable, qui ne précéda que de quelques heures un écoulement de matière muqueuse très-liée. Cette affection catarrhale, qui n'avait eu jusque-là que des symptômes peu prononcés, augmenta d'intensité, et fut accompagnée de fièvre, de surdité, d'une douleur des plus vives, d'un écoulement de matière qui enflammait toutes les parties qu'elle touchait, et d'une agitation continuelle qui écartait le repos et le sommeil. Cependant, après cinq ou six jours, tous ces symptômes s'adoucirent et disparurent, à l'exception de la surdité, et de l'écoulement, qui ne tarit qu'au bout de deux mois ; pour la surdité, elle resta dans le même état. Je ne proposai aucun remède pour la dissiper, tout occupé que j'étais des soins qu'exigeait une maladie bien plus grave dont cette femme commençait à ressentir les atteintes : c'était une phthisie pulmonaire, à laquelle elle était doublement disposée et par sa conformation et par hérédité. Tous les secours de l'art furent inutiles : la marche de la maladie fut si rapide que la malade y succomba au bout de deux mois et demi. Ayant demandé et obtenu d'en faire l'ouverture, je n'oubliai pas, après avoir examiné la poitrine, de visiter soigneusement l'oreille, qui, à la suite de l'otite survenue deux mois auparavant, était restée atteinte de surdité complète. Je crus en trouver la véritable cause dans la membrane du tympan, qui était opaque et visiblement plus épaisse ; cette cause me parut d'autant plus démontrée, qu'ayant examiné avec soin l'oreille interne, je n'y pus découvrir aucune trace de lésion organique.

DEUXIÈME OBSERVATION. — Otorrhée chez un sujet scrofuleux. — Suppression d'écoulement suivie d'accidents graves. — Guérison de la fièvre. — Persistance de la surdité.

Un cuirassier, âgé de vingt-sept ans, portait derrière l'angle droit de la mâchoire deux cicatrices d'écrouelles. Tourmenté toutes les années, depuis le commencement de l'hiver jusqu'à la fin du printemps, par un catarrhe pulmonaire très-opiniâtre, il entra pour la même maladie à l'hôpital militaire du Val-de-Grâce, dans le milieu de prairial an XII, et fut placé dans une des salles dont la visite m'était confiée. Je traitai cette affection catarrhale avec les sucs de cresson et les vomitifs, fréquemment répétés. Ce militaire, entièrement débarrassé de sa toux au bout de huit jours, était près de quitter l'hôpital, lorsqu'il fut pris presque tout à coup d'une violente douleur dans l'oreille gauche, accompagnée d'une grande dureté d'ouïe, d'un bourdonnement aigu, qu'il arrêtait à son gré en enfonçant le bout de son petit doigt dans le conduit auditif, ce qu'il ne pouvait faire cependant sans beaucoup augmenter la douleur. Insomnie, agitation, perte de l'appétit, pouls dur, quoique peu fébrile. Je mis le malade à la diète et prescrivis l'application de trois sangsues derrière l'oreille et des vaporisations éthérées. A la suite de ces moyens, diminution de la douleur, disparition momentanée du tintement.

Le deuxième jour de cette nouvelle affection je trouvai le malade plus souffrant que jamais ; il balançait sa tête sans relâche, ne trouvait de repos dans aucune position, et demandait que je lui ouvrisse l'oreille. J'examinai cet organe aux rayons du soleil ; je trouvai le conduit auditif d'un rouge très-foncé, nullement gonflé cependant, ce qui me permit de voir la membrane, que je trouvai de même fortement injectée. Saignée du bras, cataplasme émollient, large et épais, couvrant l'oreille et toute la région latérale de la tête. Le chirurgien chargé du pansement étant venu le soir pour le renouveler, trouva le cataplasme imprégné d'une sérosité roussâtre. Dans la nuit, l'écoulement muqueux s'établit complétement, et le malade se trouvait le lendemain, à la visite du matin, considérablement soulagé, et délivré complétement du tintement d'oreille. Cependant la dureté d'ouïe n'avait éprouvé aucune diminution. Injections et fumigations émollientes, nourriture légère.

Cet écoulement tantôt plus, tantôt moins abondant et consistant, toujours accompagné de surdité incomplète, se soutint ainsi pendant un mois, au bout duquel je parvins à l'arrêter, en donnant plusieurs purgatifs drastiques, à des distances très-rapprochées. Restait toujours la dureté d'ouïe du côté qui avait été affecté. Je fis appliquer, pour la dissiper, un vésicatoire à la nuque, et prescrivis en même temps les sialagogues et les errhins les plus actifs ; ce fut en vain. Cette incommodité persista. Le militaire, impatienté du peu de succès de ces moyens, ne voulut plus se soumettre à aucun autre, et sortit de l'hôpital.

CINQUIÈME CLASSE. — Désorganisations.

CHAPITRE PREMIER.

Gangrène. — Charbon. — Pustule maligne. — Carcinome. — Pourriture d'hôpital.

Toutes les maladies décrites dans ce chapitre agissent de la même manière sur les parties molles. Toutes aussi réclament les mêmes moyens généraux de traitement, et peuvent, par conséquent, être réunies avec avantage dans un même chapitre. Nous ne consacrerons, en conséquence, qu'une faible place à chacune d'elles.

1° La *gangrène*, qui n'est autre chose, à proprement parler, que la mort anticipée d'une partie du corps, attaque de préférence, comme on sait, les appendices les plus éloignés du cœur, ceux où la circulation est le moins active. L'oreille qui présente, au plus haut point, ces conditions de position et de structure, se sphacèle avec une grande facilité, et l'on a observé la gangrène dans cette partie, à tous les degrés et par les mêmes causes qui la font naître d'ordinaire, dans les autres organes.

2° Le *charbon* et la *pustule maligne* qui ont, le plus ordinairement, la même origine, et sont transmis par contagion de l'animal à l'homme, ont été observés fréquemment à l'auricule. La première de ces maladies, qui est caractérisée par un bouton noir, entouré d'une zône inflammatoire, ne diffère de la seconde que par l'aspect physique. Au lieu du point central noir, la pustule présente d'abord une tache rouge, qui devient vésiculeuse, puis dégénère en tubercule. Dans les deux cas, du reste, le charbon et la pustule forment un point morbide central, d'où rayonne la phlogose et la mortification des parties.

3° Le *carcinome* ou *ulcère phagédénique,* désorganise les tissus où il siége, de la même manière que la pourriture d'hôpital. Il les détruit, comme cette dernière, sans y causer d'engorgement préalable, et ce mode d'action le sépare du *cancer,* avec lequel il a, d'ailleurs, de nombreux points de contact, surtout lorsqu'on considère les deux maladies à une époque avancée de leur développement. Le carcinome diffère surtout de la pourriture d'hôpital, en ce qu'il n'est pas contagieux comme elle. Les formes ulcéreuse et pulpeuse de cette dernière maladie ont été, du reste, suivies plusieurs fois dans l'oreille. Nous avons eu occasion d'en étudier la marche rapide chez plusieurs malades.

Traitement. — Toutes les maladies que nous venons de passer en revue ne présentent, à proprement parler, qu'une indication : c'est d'arrêter les progrès de la mort. Il suffit quelquefois de soustraire l'organe à l'action de la cause désorganisatrice, pour obtenir ce résultat. Tel est le cas où la gangrène est due à un décubitus trop prolongé sur l'oreille. Mais ces cas heureux sont rares, et, le plus ordinairement, il ne reste d'autre ressource, pour conserver les parties vivantes, que de provoquer l'élimination des parties mortes.

Les divers agents antiseptiques, corrosifs et autres, qui ont été conseillés, restent le plus ordinairement impuissants, et toutes les tentatives que l'on dirige dans cette voie font perdre un temps précieux. L'agent curatif, par excellence, dans ces désorganisations, c'est le cautère actuel, que ni l'instrument tranchant ni les caustiques, ne peuvent remplacer. Les avantages du feu, déjà signalés par Pouteau dans les désorganisations, ont été mis hors de toute contestation par Percy, Larrey, Dupuytren, Ollivier, Delpech, etc. L'application de cet agent, facile, en général, l'est plus encore peut-être sur l'oreille qu'ailleurs. Les règles de son emploi sont connues. On sait qu'il faut, pour agir efficacement, porter son action au delà des parties mortifiées, et ici le précepte est de rigueur, surtout quand la peau du conduit auditif est menacée ou déjà envahie. Le reste du traitement rentre dans la thérapeutique générale, et n'a pas, par conséquent, besoin d'être décrit.

CHAPITRE II.

Carie. — Nécrose. — (Otorrhées purulentes primitive et secondaire des auteurs.)

Diagnostic spécial et différentiel. — La carie et la nécrose, malgré leur fréquence, avaient été confondues par la plupart des auteurs, jusqu'à notre célèbre chirurgien J.-L. Petit (1). Galien cependant semble avoir entrevu la différence qui existe entre ces maladies, puisqu'il avait comparé la première à l'ulcère. Mais, c'est à Monro (2) que revient l'honneur d'avoir établi nettement la distinction entre elles. Dans la première de ces lésions, les os sont comme fondus et détruits partiellement; dans la seconde, ils sont frappés de mort en

(1) Maladies des os, tom. II, p. 27.
(2) Edimb. Medic. Essays, tom. V, art. 25.

masse. La carie est l'ulcère rongeant des parties dures. La nécrose en est le sphacèle. Les os qui entrent dans la composition de l'organe auditif peuvent être atteints de l'une ou de l'autre de ces affections. Cependant la carie y est plus fréquente que la nécrose, et le docteur Lallemand (1) ne rapporte pas moins de trente-cinq exemples de nécropsies, pratiquées à la suite de carie du rocher.

On a observé la carie sur tous les points de l'os temporal ; mais la lame osseuse, qui forme le conduit auditif externe, et l'apophyse mastoïde sont les parties sur lesquelles cette maladie se montre le plus souvent : viennent ensuite le rocher, les os propres de l'organe, qui peuvent être, jusqu'à un certain point, considérés comme une dépendance de l'os temporal, et enfin, la portion écailleuse de cet os. Dans toutes ces parties, la carie peut être plus ou moins étendue en superficie et en profondeur, plus ou moins ancienne, etc., et il en est de même, en tous points, de la nécrose, qui peut être bornée à une partie peu étendue, ou envahir la plus grande portion de l'os, comme nous en rapporterons deux exemples.

La carie présente dans les os temporaux les mêmes caractères que dans les autres os du crâne ; elle cause des douleurs sourdes, dans la plupart des cas ; dans d'autres, elle détermine des élancements, et quelquefois une douleur gravative, qui s'irradie aux parties voisines, augmente au moindre contact, et s'exaspère, par suite des plus légers mouvements.

La suppuration fournie par la carie teint souvent en

(1) Voy. Lettre 4e sur l'Encéphale.

vert ou en couleur bleuâtre les pièces d'appareil. Dans tous les cas, elle offre un caractère particulier d'âcreté, et brunit les instruments d'argent. Souvent la suppuration charrie des débris et des esquilles d'os. Dans quelques cas, ces esquilles sont tellement minces, que l'on ne peut les percevoir qu'en étendant le pus entre les doigts, où elles produisent le même effet que des grains de sable fin. Un stylet, introduit dans l'os carié, rencontre des rugosités formées par les esquilles, et l'on peut, en imprimant des mouvements de circumduction à l'instrument, lui faire parcourir tout le contour de la cavité, dont les parois sont comme vermoulues, et crépitent par le contact du stylet.

Dans les caries profondes du rocher, dans celles qui attaquent primitivement l'apophyse mastoïde ou les osselets, on ne peut recourir à ce moyen direct d'investigation, et l'on doit s'en tenir aux autres signes rationnels que nous avons indiqués, et à ceux que nous allons faire connaître. Ainsi, la carie de l'apophyse mastoïde est ordinairement accompagnée d'un empâtement, et quelquefois d'une tumeur considérable des parties molles qui la recouvrent. La maladie est presque toujours produite, soit par une lésion traumatique directe, soit par l'extension d'un autre maladie de l'organe auditif, et alors on a pu, en quelque façon, suivre les progrès du mal, de la caisse du tympan ou du conduit auditif dans la région mastoïdienne. La carie des osselets est due quelquefois à un abcès qui s'ouvre dans la gorge par les trompes d'Eustache, et, plus souvent encore, dans le conduit auditif externe, à travers la membrane du tympan déchirée. Dans tous les cas, les ostéïdes sont ordinairement entraînées avec la matière de l'abcès.

L'otorrhée, les tubercules et la nécrose du temporal présentent, avec la carie de cet os, plusieurs points de ressemblance, qui les ont fait souvent confondre. En y apportant un peu de soin, cependant, on peut établir la distinction, et dans les cas où elle est très-difficile, comme dans certaines nécroses peu étendues, la confusion du diagnostic n'est que d'une faible importance, au point de vue du traitement.

On ne peut plus, quand on a étudié l'otorrhée avec quelque soin, confondre cette affection avec la carie; la nature du pus, dans cette dernière, et l'ulcération de l'os, suffisent pour établir la distinction.

Quant au tubercule, son mode d'action diffère complétement de celui de la carie. Au lieu de dissoudre la substance osseuse, il la transforme et la désorganise; son siége le plus ordinaire est dans le rocher et dans l'apophyse mastoïde, tandis que la carie attaque de préférence la lame du conduit auditif. Enfin, la carie est, le plus souvent, consécutive à une lésion traumatique ou à une maladie des parties molles, telle que l'otite ou l'otorrhée, tandis que le tubercule est toujours une affection primitive, qui naît sous l'influence d'une cachexie bien prononcée.

Dans la carie et dans la nécrose, la lésion de fonctions est toujours en rapport avec l'étendue de la lésion organique, et avec l'importance des parties lésées. L'ouïe est abolie, quand le rocher est envahi par la désorganisation.

Marche, durée. — La marche de la carie est lente dans les os de l'oreille, comme dans les autres os du corps. On observe cependant de notables différences, selon la partie de l'organe qu'occupe la maladie, selon l'âge du sujet, et aussi selon la cause qui a déterminé l'invasion des accidents. Ainsi, « lorsque la carie a son siége dans l'apophyse mastoïde, dit Sanson (1), elle fait des progrès plus rapides que dans aucun autre point des parois du crâne, en raison de la structure spongieuse de cette apophyse. » La maladie, au contraire, marche dans le rocher avec une extrême lenteur, par la raison anatomique inverse. La jeunesse, qui imprime aux diverses fonctions normales et morbides une activité toute particulière, exerce la même influence sur le développement de la carie et de la nécrose. La marche de ces affections est beaucoup plus rapide, toutes choses égales, d'ailleurs, quand le sujet qui en est atteint est plus rapproché des premières années de la vie. La carie et la nécrose ont aussi une marche beaucoup plus prompte, quand la cause qui leur a donné naissance a agi avec beaucoup d'intensité, et quand, surtout, l'os malade se trouve dénudé.

Terminaison. — *Pronostic.* — La terminaison la plus heureuse de la carie et de la nécrose est la cicatrisation, qui a lieu, soit naturellement, soit provoquée par l'art. Dans les deux cas, la guérison succède à l'expulsion complète des parties mortifiées. Celles-ci sortent, en général, très-minces, comme vermoulues, et mêlées au pus, dans la carie. La portion frappée de mort, dans la nécrose, est expulsée en bloc, et le travail inflammatoire, qui concourt à la destruction, dans la première de ces maladies, tend à la conservation, dans la seconde. La cicatrice se fait, dans ces deux cas, de la même manière. Des bourgeons charnus s'élèvent du fond de la plaie, la remplissent et forment, en s'unis-

(1) Nouveaux éléments de pathologie médico-chirurgicale.

sant aux bords sains de la peau, une cicatrice lisse et en entonnoir.

Dans des cas moins favorables, la carie continue ses ravages, malgré tous les moyens qu'on peut lui opposer, et elle ne s'arrête qu'après avoir complétement détruit l'os. La nécrose, de son côté, est quelquefois tellement étendue, que les forces du malade ne peuvent suffire aux frais d'élimination ; la mort en est alors la conséquence nécessaire. Une autre terminaison également funeste, et malheureusement trop commune de la carie et de la nécrose, est la résorption purulente et les accidents adynamiques et ataxiques qui l'accompagnent.

Le pronostic est toujours grave dans les cas de carie et de nécrose du temporal, moins cependant dans la première de ces affections que dans la seconde ; moins encore quand la lésion est accidentelle, que dans les circonstances opposées. Ces maladies ont toute leur gravité, quand elles attaquent des sujets âgés, et quand elles naissent sous l'influence d'une affection virulente. Elles sont surtout extrêmement dangereuses, quand elles siégent sur le rocher et qu'elles portent leur action à l'intérieur du crâne. Dans ce dernier cas, elles constituent l'otorrhée purulente secondaire des auteurs.

Causes. — Tous les auteurs ont signalé l'influence des diathèses scrofuleuse et syphilitique dans la production de la nécrose et de la carie. Cette dernière affection, surtout, se montre bien rarement chez des sujets parfaitement sains. On a aussi cité les idiosyncrasies rhumatismale et goutteuse comme des conditions favorables à la désorganisation des os. Nous rapportons, à la fin de ce chapitre, un exemple qui semble venir à l'appui de cette opinion. On observe plus souvent la carie des os de l'oreille chez les enfants que chez les adultes, et les conditions de froid et d'humidité favorisent son développement. Les causes occasionnelles de la nécrose sont, le plus ordinairement, des coups, des chutes ou d'autres violences extérieures. La carie se montre aussi quelquefois dans les mêmes circonstances; mais, plus souvent encore, elle survient par la propagation d'une ulcération des parties molles à l'os. On reconnaît ce dernier mode de production à la persistance inaccoutumée de l'otite ou de l'otorrhée qui lui sert de point de départ, et aux caractères que revêt la suppuration. Celle-ci, comme nous l'avons vu, devient sanieuse, fétide, charrie des débris d'os, et teint en noir les instruments d'argent.

Traitement. — La première indication à remplir, dans le traitement de la carie et de la nécrose des os de l'oreille, c'est d'attaquer, dans son principe, l'affection virulente qui a fait naître ces maladies ou qui les entretient. Le traitement local ne vient qu'ensuite.

On doit s'attacher, dans le traitement de la nécrose, à opérer l'extraction des séquestres osseux, devenus de véritables *corps étrangers* au milieu des parties vivantes. On y parvient, soit en dilatant les conduits fistuleux, au moyen de l'éponge préparée, soit en incisant convenablement les parties molles superposées à l'esquille que l'on veut extraire. Il suffit, quelquefois, d'élargir le conduit fistuleux qui, de l'extérieur communique à l'os, pour opérer convenablement sur celui-ci. Mais, toutes les fois que l'esquille a quelque étendue, on est forcé de recourir à l'instrument tranchant, et l'on doit souvent commencer d'emblée par l'incision, quand les parties molles qui recouvrent le séquestre sont restées intactes. Lorsque, par des incisions et des débridements convenables, on a mis à nu le fond du clapier, c'est sur celui-ci qu'il faut agir, pour arrêter les progrès de la désorganisation, changer la nature de la plaie, et la mettre dans les conditions favorables à la cicatrisation. Le cautère actuel, que rien ne peut remplacer pour arrêter la marche des ulcères de mauvaise nature, est encore le meilleur moyen à opposer aux progrès de la carie. Toute la difficulté consiste dans l'application de cet agent; elle est laborieuse ou même impossible, quand le trajet fistuleux est profondément situé dans le conduit auditif. Il faut, dans ce cas, porter le feu à travers une canule qui protége les parois saines du canal. Le spéculum à branches convient le mieux pour cet objet, et l'opérateur introduit l'instrument, de manière à ce que l'ouverture des vulves corresponde au point qu'il veut cautériser. Après avoir nettoyé avec soin le fond de la plaie, on applique le cautère sur la surface cariée, et l'on renouvelle, au besoin, cette application deux ou plusieurs fois. On doit plutôt craindre le défaut que l'excès dans cette application. Le pansement est celui des plaies ordinaires, et il ne mérite pas, par conséquent, de description à part.

Plusieurs praticiens préfèrent, à l'emploi du cautère actuel, celui des agents chimiques. Ceux-ci sont presque toujours à l'état liquide, et portés sur la plaie, au moyen d'un pinceau de charpie. Les caustiques employés, de cette manière, sont les acides azotique et sulfurique, le nitrate acide de mercure, la dissolution concentrée de sublimé, la créosote, etc. Tous ces médicaments ont un inconvénient commun, c'est que leur action est trop superficielle, et qu'il faut presque toujours recourir à plusieurs applications pour obtenir une cautérisation assez profonde.

PREMIÈRE OBSERVATION. — Nécrose de plusieurs portions du temporal déterminée par une lésion traumatique. — Extraction des esquilles. — Guérison (1).

« Au commencement de l'année 1775, un soldat du régiment de Boulonnais, nommé la Sonde, vint à l'hôpital militaire de cette ville; il se plaignit d'avoir fait une chute huit ou neuf mois auparavant; il était tombé sur des pierres, le côté gauche de la tête avait supporté tout l'effort du coup. Il ne sentit rien immédiatement après cet accident; mais au bout de quelque temps il éprouva des douleurs cuisantes sur toute la partie gauche de la tête; il se forma un dépôt sur l'oreille externe. La tumeur avait une étendue considérable; on l'ouvrit, tous les téguments étaient rongés, tant au-dessus du crotaphite qu'autour de l'oreille, il n'y avait que l'antitragus qui ne fût point encore totalement endommagé; l'ouverture faite, il sortit une quantité considérable de matière granuleuse, noirâtre, par pelotons, et d'une fétidité insupportable. Le crotaphite se trouva dépouillé, surtout dans sa partie inférieure et la plus tendineuse; l'oreille externe et l'apophyse mastoïde où était le foyer le furent de même; les membranes communes du muscle temporal étaient également détruites par le pus; la mauvaise qualité de cette matière, jointe à l'époque déjà assez reculée de la chute, fit augurer à M. Rochard que le traitement de la maladie serait très-long, et que

(1) Ancien Journal de médecine, tom. VII. — BARRATTE, chirurgien à Belle-Isle.

la cure en serait fastidieuse. Il faut observer aussi que cet homme était sujet à une humeur catarrhale qui augmentait la fluxion autour de l'abcès, et n'y faisait qu'entretenir la suppuration.

On commença par dilater la plaie, afin de donner d'abord une issue au pus, et de mettre à découvert l'origine du mal. L'ulcère fut pansé avec des digestifs spiritueux, plus ou moins actifs et pénétrants; selon l'état du fond de la plaie et les différentes gradations du mal. Quoique la plaie parût se remplir de bourgeons charnus bien conditionnés, M. Rochard s'aperçut qu'elle prenait l'aspect d'une plaie véritablement fistuleuse. Il jugea donc à propos de sacrifier toutes ces parties, et d'enlever une bonne portion du crotaphite et du péricrâne; il survint de la fièvre, des mouvements convulsifs dans la mâchoire, qui était fort douloureuse. M. Rochard dissipa ces accidents avec des saignées, des antiphlogistiques et des calmants. Il s'était servi ci-devant des *exfoliatifs* fort doux; mais, soit qu'ils ne fussent pas parvenus jusqu'au siége du mal, soit que l'exfoliation première n'eût pas été assez considérable, ou que les efforts de la nature n'eussent pas été assez efficaces, M. Rochard augura que le cautère actuel remplirait mieux son attente. Il en fit usage sur toute la partie découverte, en se servant d'un instrument moulé convenablement, et proportionné à l'étendue et à la profondeur du mal. Il eut grand soin de garantir les parties environnantes de l'effet de ce remède, et emporta par ce moyen quelques petites lames d'os qui étaient cariées. Malgré toutes ces précautions, la maladie annonça toujours beaucoup d'opiniâtreté. Les teintures de myrrhe, d'aloës, d'euphorbe, les huiles de gaïac, les essences de térébenthine, le baume de Fioraventi, le baume vert de Metz, etc., ne furent pas oubliés ; les remèdes internes, de concert, furent administrés, comme les purgatifs fondants, et même quelquefois hydragogues, souvent répétés ; on employa aussi les aromatiques, les céphaliques, rendus apéritifs, à cause du vice catarrhal. On mit ensuite en usage les décoctions des bois sudorifiques. Comme tous les remèdes que M. Rochard avait appliqués sur l'oreille extérieure, l'avaient détruite, il trouva les moyens de voir les progrès du mal, qui s'étendait visiblement jusqu'à la caisse. On continua d'avoir recours aux injections détersives. Par le moyen d'une curette, M. Rochard retira une grande quantité d'humeur sébacée, rance et fétide, réunie en un peloton qui empêchait l'évacuation du pus ; immédiatement après cette opération, le malade fut considérablement soulagé. Mais comme M. Rochard s'aperçut que les moyens dont il s'était servi n'avaient été d'aucune utilité, et qu'il y avait toujours carie, il eut recours à une dissolution mercurielle, dont il se servit en injections, et dont il chargea quelques morceaux de charpie qu'il plaça sur les parties affectées. Ce dernier remède eut un succès marqué, car l'exfoliation se fit de jour en jour, et M. Rochard eut la satisfaction de voir la plaie se remplir de chairs louables. Depuis plus d'un an ce soldat jouit d'une santé parfaite, et ne se ressent nullement de sa maladie.»

DEUXIÈME OBSERVATION (1). — Carie peu étendue du rocher chez un sujet scrofuleux. — Suppression de l'écoulement. — Mort.

Étienne Lartigau, âgé de trente-sept ans, d'une mau-

(1) MARTIN, ancien Journal de médecine, tom. XXX.

vaise constitution, sujet à des douleurs vagues, entra à l'hôpital le 27 octobre 1764, pour se faire traiter d'une suppuration de l'oreille droite, qui fournissait moins de pus qu'elle n'avait précédemment fait, et qui lui causait une pesanteur de tête portée au point de l'empêcher de marcher et souvent de reposer. Ayant jugé que ces accidents dépendaient de la résorption ou de la suppression du pus, je fis appliquer des vésicatoires, qui parurent le soulager, mais qui ne rétablirent point le cours de la suppuration. La fièvre se mit de la partie, et le malade mourut, malgré nos soins, le 25 novembre suivant.

Quoique la fièvre qui survint à ce malheureux et qui termina sa vie dans si peu de jours, ne pût être raisonnablement attribuée qu'à un défaut de l'écoulement par l'oreille, je crus néanmoins devoir faire l'ouverture de son cadavre, autant pour m'assurer du lieu qui fournissait le pus dans le premier temps, que pour savoir celui qui avait été affecté, lorsque la suppuration fut arrêtée.

Le cerveau ne me présenta rien de particulier, non plus que ses membranes, si ce n'est la dure-mère, qui me parut bossuée et peu adhérente à l'endroit où elle couvre la face postérieure de l'os pierreux. Je la dégageai de cette partie, qui était presque toute cariée, et qui permettait, par différentes ouvertures, de passer un stylet dans toutes les parties de l'oreille, sans qu'il y en eût une à la dure-mère, qui était seulement dans cet endroit imprégnée d'une matière gypseuse, sans communication avec la substance du cerveau.

TROISIÈME OBSERVATION. — Carie syphilitique du temporal. — Traitement mercuriel. — Guérison. (ITARD).

La femme d'un sous-officier dans le corps des vétérans de Paris me fit appeler pour la soigner d'une maladie qu'elle désignait sous le nom de scorbut, et qui n'était autre chose qu'une ancienne syphilis, dont les symptômes avaient principalement attaqué le voile du palais. Comme je ne pus lui déguiser la nature de sa maladie, elle en rejeta la faute sur son mari, qui était en effet, depuis longtemps, infecté d'une syphilis constitutionnelle, caractérisée par des pustules à la partie interne des cuisses et des excroissances à l'anus, qu'il regardait comme des *feux* (ce fut son expression). Il avait de plus un écoulement par l'oreille gauche, lequel s'était manifesté à la suite d'une blennorrhée arrêtée par des bains froids. La matière de cet écoulement était très-abondante, verdâtre, souvent teinte de sang ; elle avait amené plusieurs fois au dehors des fragments d'os ; le malade m'en montra quelques-uns, parmi lesquels je trouvai l'enclume et le marteau. Les autres, qui étaient évidemment des débris du rocher, étaient néanmoins vermoulus et friables. L'ulcération de l'intérieur de la caisse se prolongeait sur tout le conduit auditif externe, et même sur une partie de la conque. Les bords de cette ulcération étaient pâles, élevés, douloureux ; et le fond d'un rouge vif, et semé de petits bourgeons pointus, excessivement douloureux.

La carie avait tellement rongé la partie cartilagineuse et osseuse du conduit auditif, que la conque paraissait près de se détacher dès qu'on la soulevait avec les doigts. Des fusées de pus, répandu dans la gouttière que forment d'un côté la branche de la mâchoire et de l'autre l'apophyse mastoïde, refluaient par la compression vers l'oreille, et se vidaient par le conduit auditif. Après avoir été longtemps le siége d'une douleur qui ne se faisait sentir que par l'attouchement, l'apophyse mastoïde avait fini par s'ouvrir, et devenir le siége d'une fistule qui avait deux orifices à la peau, et fournissait une matière purulente très-abondante et très-fétide ; la surdité était complète.

Je proposai un traitement mercuriel : le malade y consentit. Je crus devoir essayer la méthode de Clarc, mais je n'en obtins aucun effet ; quoique j'eusse porté la dose du calomelas en frictions à vingt-quatre grains, matin et soir, il n'y eut aucune apparence, je ne dirai pas de l'efficacité, mais d'une action quelconque de ce médicament. Le mercure éteint dans le miel et converti en pilules fut la base du traitement que je substituai au premier. Je poussai la dose jusqu'à obtenir une salivation abondante; dès qu'elle fut déclarée, les pustules des cuisses s'affaissèrent, les excroissances de l'anus excisées se cicatrisèrent sans repulluler ; l'ulcération visible de l'oreille se guérit, et l'écoulement du conduit auditif diminua, mais non celui de la fistule mastoïdienne. J'injectai par cette ouverture une solution de six grains de sublimé corrosif dans huit onces d'eau gommée. Cette injection revint par l'oreille, et causa dans le conduit auditif une vive douleur. L'écoulement en fut considérablement augmenté pendant quelques jours, au bout desquels il diminua rapidement, et finit par tarir; celui que fournissait l'apophyse mastoïde resta très-abondant encore pendant plus de six mois, au bout desquels il se trouva réduit à un suintement de sérosité limpide. Je portai un stylet dans l'une des deux ouvertures fistuleuses, et je sentis que l'extrémité de l'instrument ébranlait une esquille volumineuse; je réunis par une incision les deux ouvertures de la peau, afin d'obtenir une plaie transversale assez large pour donner passage à l'esquille. Après en avoir fait l'extraction, au lieu de découvrir les cavités mastoïdiennes, comme je me l'étais imaginé, je ne pus voir qu'une substance charnue, pareille aux bourgeons d'une cicatrice louable. Cette opération mit fin à l'écoulement, et fut suivie d'une prompte cicatrisation. Le militaire resta complétement sourd de cette oreille.

Quatrième observation (1). — Nécrose de plusieurs portions du temporal, à la suite d'un refroidissement subit. — Tentatives inutiles de traitement. — Guérison après l'enlèvement de séquestres nécrosés.

Un officier, nommé M. de Grandfort, âgé de trente-neuf ans, après avoir essuyé les fatigues du siége de Savannah, et passé plusieurs mois à bord du vaisseau sur lequel il avait été embarqué pour repasser à la Martinique, fut détaché, le 19 décembre 1779, pour défendre un poste sur le bord de la mer, où il passa deux nuits au bivouac. Dans un moment où il était mouillé de sueur, il fut tout d'un coup saisi par un coup de vent, dont l'action, également vive et subite, fut dirigée sur la partie supérieure et toute la partie latérale gauche de la tête.

La première impression qu'éprouva M. de Grandfort fut un frisson général, auquel succédèrent, dès le lendemain, différents symptômes, entre lesquels on doit

(1) Histoire de la Société de médecine, 1780-1.

distinguer la douleur gravative de toute la tête, un bourdonnement continuel dans les oreilles, et un malaise dans toutes les parties du corps. Peu de jours après, les douleurs de la tête devinrent aiguës, le malade y sentit des élancements violents, et la fièvre se déclara, ainsi qu'un écoulement considérable par les deux oreilles et le nez. Les différents accidents furent constamment accompagnés d'une insomnie, qui persista pendant cinq mois entiers.

Tous les moyens que l'art pouvait suggérer aux différents médecins et chirurgiens auxquels le malade accordait sa confiance, furent infructueux, et n'empêchèrent point la maladie de faire des progrès rapides. On n'éprouva pas plus de succès des frictions mercurielles, qui furent administrées d'après le soupçon que ces accidents pouvaient être entretenus par le vice vénérien ; ce traitement parut même aggraver la maladie.

Enfin, le 7 septembre 1780, c'est-à-dire, neuf mois après l'époque du premier accident, le malade, réduit à un degré de marasme qui faisait craindre pour ses jours, se fit transporter au Cap, et se mit entre les mains de M. Planté, qui, l'ayant examiné avec soin, et lui ayant rasé la tête, y découvrit un gonflement pâteux et différentes tumeurs qui en occupaient la partie supérieure et toute la partie latérale gauche. C'étaient ces parties que le coup d'air avait frappées. A cette époque, l'écoulement par les deux oreilles, surtout par la gauche, était très-considérable. La matière qui en coulait était purulente et très-fétide, et le malade en augmentait la quantité en appuyant et pressant sur le pariétal gauche, et en dirigeant cette pression du côté de l'oreille. M. Planté jugea qu'il devait y avoir carie aux os, et que la matière purulente se faisait jour par l'oreille, au moyen de quelques conduits fistuleux.

On découvrit successivement différentes tumeurs, qui décelèrent la carie ; celle-ci existait dans une portion du coronal, deux ou trois parties du pariétal, et une partie du temporal. Dans quelques endroits, elle n'avait attaqué et détruit que la lame externe des os; dans d'autres, elle n'avait point épargné la substance diploïque; enfin, dans quelques portions du pariétal, toute la substance de l'os était cariée et exfoliée. Cette exfoliation mit à découvert la dure-mère, dont le mouvement fut observé pendant plusieurs jours de la manière la plus sensible.

Les différentes pièces osseuses qui s'isolèrent étaient au nombre de dix-neuf, dont quatorze nous ont été représentées. Deux d'entre elles ont été prises par M. Planté pour deux osselets de l'ouïe, et, à ce qu'il paraît, avec quelque fondement, puisque la surdité n'a eu lieu que du jour où elles ont été détachées.

Enfin, après dix-sept mois des souffrances les plus vives, pendant lesquelles la fermeté et le courage du malade ne se démentirent jamais, quoique sa vie fût menacée du plus grand danger, les plaies commencèrent à se cicatriser, et elles étaient parfaitement guéries à l'époque du 24 mars 1781 ; mais il restait cependant encore au malade un écoulement de matière sanieuse par l'oreille gauche, avec surdité du même côté, et quelques élancements, qui se faisaient particulièrement sentir dans les changements de temps.

CINQUIÈME OBSERVATION. — Maladie de l'oreille s'étendant au cerveau; par M. Kramer. — Société médicale de Liverpool. 1840.

Un enfant, âgé de deux ans, eut une hémorrhagie par l'oreille durant une attaque de coqueluche. Elle fut remplacée par de l'inflammation, suivie de suppuration, qui revenait de temps en temps.

Cinq mois après, l'enfant devint paralytique de la portion dure de la septième paire de ce côté. Alors la suppuration s'arrêta ; on la fit reparaître par des applications chaudes ; la paralysie cessa.

Plus tard, l'enfant tomba dans le coma, fut pris ensuite de convulsions, et succomba.

A l'ouverture du crâne, on vit que la dure-mère dans le lieu où elle recouvre la portion pierreuse du temporal avait changé de couleur ; il y avait un épanchement de lymphe entre l'arachnoïde et la pie-mère dans le voisinage. En détachant la dure-mère, on trouva un abcès qui avait envahi toute l'étendue de l'oreille interne, dont le tissu osseux était entièrement détruit par la carie.

CHAPITRE III.

Tubercules des os.

Dans aucun traité de pathologie auriculaire, on n'a même signalé l'existence des tubercules osseux de l'oreille. Cependant, ces productions morbides sont assez communes, pour que le docteur Nélaton (1) ait assigné aux « tubercules de l'apophyse pétrée » le cinquième

(1) Voy. Recherches sur l'affection tuberculeuse. Thèse inaugurale. Paris, 1836, n° 376.

rang, relativement à la fréquence. «Indiquée plutôt que décrite, sous vingt noms différents, ajoute l'auteur que nous venons de citer, confondue avec la plupart des altérations du tissu osseux, surtout avec la carie, elle a plutôt été l'objet des explications théoriques de chaque époque que de recherches propres à faire découvrir ses caractères essentiels. »

Ce n'est guère, en effet, qu'au commencement de notre siècle que les chirurgiens ont entrevu l'existence des tubercules osseux, et l'on peut dire que Delpech (1) a le premier soulevé la question que Dupuytren (2), M. Michon (3), le docteur Nélaton, et M. Lisfranc, etc., ont éclairée par leurs travaux.

C'est surtout dans le rocher, suivant le docteur Nélaton, et dans l'apophyse mastoïde, selon M. Menière, que l'on trouve des tubercules. Beaucoup de maladies, qui ont été décrites par les auteurs sous le nom de caries et de nécroses des temporaux, n'étaient, sans doute, autre chose que des tubercules.

La matière tuberculeuse existe dans le temporal comme dans les autres os du corps; elle y est enkystée, et correspond aux tubercules isolés du poumon; ou elle s'y trouve à l'état d'infiltration, comme les tubercules en masse des mêmes organes. Quand les tubercules restent à l'état de crudité, le malade n'éprouve d'autres symptômes qu'une douleur plus ou moins gravative et continue, des bourdonnements et de la surdité. Quand la matière enkystée se ramollit et rompt les parois de la poche qui la retient, la suppuration s'écoule dans la

(1) Voy. Delpech, Traité des maladies réputées chirurgicales.

(2) Voy. Leçons orales, tom. II, p. 129 et suiv.

(3) Voy. Mémoire sur la nature et le traitement du mal, de Pott. 1835.

caisse ou pénètre dans la cavité crânienne. Dans le premier cas, de la caisse, le pus tombe dans la gorge, par la trompe d'Eustache, ou, plus souvent encore, il sort par le conduit auditif externe, après avoir rompu la membrane du tympan.

Quand le pus s'épanche dans le crâne, il y provoque les accidents de compression cérébrale signalés par tous les auteurs, et notamment par MM. Lallemand (1), Albers de Bonn (2), Toulmouche, de Rennes (3), Gély (4), Bricheteau, etc.

La marche du tubercule osseux est excessivement lente. Dans l'os temporal comme dans les autres os du crâne, le pronostic est toujours d'une extrême gravité, en raison de la profondeur des lésions et du voisinage du cerveau, et à cause de la diathèse qui donne naissance aux tubercules osseux.

Étiologie.—Une prédisposition particulière est nécessaire au développement des tubercules, quelle que soit, d'ailleurs, la partie du corps qu'ils occupent. Cette prédisposition est plus marquée encore, et la diathèse constitue une véritable cachexie, dans les cas où l'on observe la tuberculisation des os. L'enfance, le sexe féminin, le tempérament lymphatique, tous les agents de débilitation prédisposent aux tubercules, qui ne se développent le plus ordinairement dans les os, qu'après avoir déjà attaqué d'autres parties, le cerveau, les poumons, etc. Nous avons observé, chez plusieurs malades, des suppurations d'oreilles, qui ne pouvaient être attri-

(1) Voy. Lettres sur l'encéphale.

(2) Voy. Gazette médicale, tom. VI, p. 321, année 1838.

(3) Voy. Gazette médicale, tom. VI, p. 422, année 1838.

(4) Voy. Archives générales de médecine, novembre 1837.

buées qu'à la fonte de tubercules, et qui coïncidaient avec la présence d'une phthisie pulmonaire, au second ou au troisième degré. M. Menière a fait, de son côté, des remarques semblables.

Traitement. — Quand les tubercules siégent dans le rocher, on ne peut, en raison de la profondeur des parties, songer à les attaquer par des moyens locaux. Il ne reste qu'une ressource dans les cas de cette nature ; c'est de combattre, par les agents hygiéniques et médicamenteux usités en pareil cas, la diathèse qui a donné naissance au tubercule osseux, et qui l'entretient. Ces derniers moyens conviennent encore, quand les tubercules se sont développés dans l'apophyse mastoïde, mais alors on peut et l'on doit attaquer directement ces désorganisations, par l'application des caustiques et surtout du cautère actuel.

OBSERVATION recueillie par le docteur Grisolles (1).

« Odin, âgé de 23 ans, s'est bien porté depuis seize ans, époque à laquelle il s'est livré à la masturbation et a eu une forte hémoptysie ; depuis lors il s'est enrhumé tous les hivers. En 1834, il commença à souffrir de l'oreille droite : élancements profonds après deux mois de douleurs, écoulement purulent blanc, crémeux, inodore peu abondant, qui persiste depuis avec les mêmes qualités, surdité complète de l'oreille droite dès le début. Depuis un an, engorgement maxillaire qui suppure. Le 1er janvier 1837, il éprouva des élancements plus vifs que d'habitude dans l'oreille, l'écoulement purulent se supprima presque entièrement, il y

(1) Presse médicale, 1837, n° 32.

eut de la céphalalgie temporale, des étourdissements passagers, et six jours après, il s'aperçut que sa face déviait à gauche. A son entrée à l'Hôtel-Dieu, le 13, figure pâle, maigre : déviation de la face à gauche, surtout quand le malade veut parler ou rire. Le côté droit de la face paraît moins saillant et situé sur un plan postérieur à celui du côté gauche. La narine gauche se dilate plus complétement que la droite ; yeux sans injection, pupilles égales et contractées ; la vue est un peu trouble de l'œil droit, il n'y a pas de strabisme; les paupières correspondantes ne pouvant se rapprocher l'une de l'autre, l'œil reste constamment à découvert dans les trois quarts de sa surface ; lorsque le malade dort, il dirige avec effort la cornée vers la voûte orbitaire, afin de la soustraire à l'action de la lumière ; la paupière inférieure n'est pas sensiblement renversée, la supérieure peut s'élever complétement ; l'œil est bien humide ; il n'y a pas d'épiphora. Si l'on promène la barbe d'une plume sur la conjonctive droite, le malade sent la présence du corps étranger ; mais il n'en éprouve aucune sensation pénible, et n'exécute, ni avec l'œil ni avec les paupières, aucun mouvement pour s'en débarrasser. La surdité est complète de l'oreille droite qui est le siége d'un bourdonnement ou d'un sifflement continuel et souvent fort incommode. Tous les muscles expressifs du côté droit de la face ne se contractent plus ; ainsi le sourcil est immobile ; le côté correspondant du front ne peut plus se rider transversalement jusque sur la ligne médiane. Il y a impossibilité de distendre la joue droite avec de l'air ; et lorsque le malade souffle, le gaz s'échappe par la commissure droite. Il est, par conséquent, impossible au malade de siffler. Il ne mâche pas du côté droit, parce que les aliments, par suite de la paralysie du muscle buccinateur, s'accumulent entre les gencives et la joue correspondante. La langue est droite. Le sel appliqué des deux côtés, est moins distinctement perçu à droite qu'à gauche. Le voile du palais est bien contractile et non dévié; le nez est habituellement incliné à gauche; la narine droite paraît moins humide au malade; l'odeur du vinaigre n'est pas perçue à droite. Une prise de tabac est faiblement sentie par la même narine, tandis que du côté opposé, une quantité moitié moindre de cette poudre détermine l'éternument à plusieurs reprises. La sensibilité cutanée est légèrement diminuée dans tout le côté droit de la face, et dans le quart supérieur du cou; cette sensibilité est d'autant moins obtuse qu'on se rapproche davantage de la ligne médiane; pression douloureuse dans la région temporale, surtout derrière l'oreille et sur l'apophyse mastoïde. Signes physiques de tubercules pulmonaires. Deux cautères à la nuque. Les jours suivants, le malade fut pris d'une variole confluente à laquelle il succomba, le 7 février.

Autopsie. — Tubercules dans les deux poumons. Cerveau et tube digestif sains. Le *rocher*, disséqué par M. A. Andral, a présenté les lésions suivantes : à sa base, dans l'étendue de deux lignes carrées, tache d'un blanc jaunâtre subjacente à la dure-mère. Celle-ci détachée de l'os, on trouve, dans le point correspondant à la tachée, une matière solide, friable, d'un blanc mat, ressemblant à la matière tuberculeuse. Cette substance est logée dans l'épaisseur du temporal qu'elle a perforé dans une étendue de trois à quatre lignes. Ce corps énucléé, on arrive dans la caisse du tympan dont les parois sont rouges, fongueuses et baignées par une sanie purulente. Les bords de la perforation sont inégaux, mais ne présentent nullement les caractères anatomiques de la carie ou de la nécrose. Les osselets et la membrane tympanique ont disparu. En enlevant obliquement, à l'aide d'un trait de scie, une partie du rocher, on arrive sur une autre masse tuberculeuse qui remplit le conduit auditif interne dans l'étendue de quatre lignes environ. Cette masse est contournée supérieurement par le tronc du nerf facial, qui n'offre aucune modification appréciable dans sa structure, mais qui est fortement comprimé entre les parois osseuses et le tubercule. Celui-ci a complétement perforé le fond du conduit, pour pénétrer dans le vestibule qui est rempli d'une sanie purulente, inodore. Le nerf auditif est détruit. Le trifacial, à son renflement et dans les trois branches qui en partent, n'offre aucune lésion appréciable (Presse médicale, 1837, n° 32).

Tubercule du rocher coïncidant avec une lésion de même nature du cerveau, sans communication directe, chez une jeune fille affaiblie.— Mort. — Autopsie.

Une fille, âgée de dix-huit à vingt ans, avait une fièvre continue, avec redoublements, accompagnée de tous les symptômes qui caractérisent les fièvres putrides : des vomissements bilieux, vermineux, la langue fort chargée, le pouls grand et fréquent, les urines troubles, les déjections fétides. Ce qu'il y avait de particulier, c'était un écoulement de pus par le conduit de l'oreille droite, avec des douleurs de tête très-violentes. Cette espèce de suppuration avait commencé longtemps avant la fièvre, et l'on ignorait les symptômes qui auraient pu aider à en découvrir la cause; car lorsque la malade fut amenée dans l'hôpital, elle était si fort absorbée par la violence de la fièvre, qu'elle ne put jamais répondre à mes questions d'une manière satisfaisante.

Elle mourut le 20 juin 1754. A l'ouverture de son cadavre, on enleva la calotte du crâne, en la sciant horizontalement, et de façon à emporter la partie supérieure des os des tempes, à peu de distance de l'apophyse pierreuse. La scie avait déchiré la dure-mère du côté du temporal droit, et l'on fut surpris de voir, à travers l'ouverture de la dure-mère, que la substance du cerveau était jaune. Ayant enlevé la dure-mère, comme on examinait cette portion du cerveau, dont la consistance et la couleur n'étaient pas naturelles, on découvrit bientôt un corps étranger, renfermé, vers cet endroit qui répondait au temporal, dans une lame du cerveau fort mince et jaune. Il fut mis tout à fait à découvert; c'était un kyste oblong, cylindrique, du volume d'un gros œuf de poule, mollet comme serait à peu près une vessie imparfaitement pleine. Ce corps était enveloppé, sans adhérences, comme dans une boîte, par l'hémisphère droit du cerveau; inférieurement, il occupait une partie du lobe moyen et une partie du postérieur; il appuyait par une extrémité sur la tente du cervelet, et par l'autre sur l'apophyse pierreuse; une lame fort mince du cerveau le séparait de la tente et du rocher, de même que du reste du temporal. Cette lame était d'un jaune orangé, et toute la surface interne de la cavité dans laquelle le kyste était enchâssé de la même couleur. Elle avait aussi moins de consistance que la substance du cerveau n'en a naturellement ; elle était comme dissoute, sans être fluide. C'était cette portion du cerveau, ainsi corrompue, qui fournissait la matière de l'écoulement, comme nous l'allons voir.

Non-seulement il ne paraissait sur le kyste aucune ouverture par où l'humeur qu'il contenait pût sortir, mais même l'ayant pressé assez fortement il n'en sortit rien, preuve que le pus qui coulait par l'oreille n'était pas fourni par ce kyste, mais par les parties du cerveau qui l'environnaient, et dont la suppuration avait été occasionnée par la compression du corps étranger. On l'ouvrit avec un instrument, et on le trouva plein d'une liqueur qui avait presque la consistance d'un pus épais ordinaire, mais d'un jaune foncé. La tunique avait environ une ligne d'épaisseur, et était composée de deux lames. L'extérieure était une membrane lisse, polie et mince, comme celle qui revêt le foie et les autres viscères, ou la tunique externe des intestins. La lame interne était épaisse, inégale, spongieuse, de couleur noirâtre, comme du sang caillé.

A la face interne du temporal, il y avait une carie dont l'étendue, à la surface de l'os, pouvait avoir environ dix lignes de diamètre ; elle occupait la partie inférieure et postérieure de la portion écailleuse, le commencement de la face supérieure du rocher, et se portait jusque sur l'angle supérieur. Ce siége de la carie était le plus voisin de la partie malade du cerveau, et répondait à l'endroit de la dure-mère qui avait été déchiré par la scie, ce qui empêcha de voir si elle était percée ou corrodée par le pus. Toute la face postérieure du rocher était saine, de même que le conduit auditif interne et le nerf auditif, ce qui fait voir que le pus qui venait du cerveau, et qui sortait par l'oreille, ne passait point par le conduit auditif interne.

Dans l'enfoncement formé par la portion écailleuse et le rocher, où était le centre de la carie, elle avait fait un creux, dont le diamètre était d'environ trois lignes, la profondeur de deux lignes, et situé presque perpendiculairement au-dessus de l'apophyse mastoïde, avec les cellules de laquelle il communiquait. Ayant séparé avec une scie l'apophyse mastoïde, et une portion de la caisse du tambour, du reste de l'os, on trouva toutes les cellules imbibées de pus et colorées en jaune. On vit comment le pus qui avait creusé l'os jusqu'aux cellules se déchargeait dans la caisse par l'embouchure de ces mêmes cellules, et sortait par le conduit auditif externe, laissant intact le conduit interne et les autres parties de l'organe de l'ouïe.

Quelques jours avant la mort de la malade, le pus sortait aussi par le nez, auquel il ne pouvait être porté que par la trompe d'Eustache, sans doute lorsqu'elle était couchée sur le côté opposé.

CHAPITRE IV.

Squirrhe. — Cancer. — Ostéo-sarcome.

Les trois formes de dégénérescence que nous avons réunies dans ce chapitre, ne sont, à proprement parler, que trois variétés d'une maladie unique; ces lésions, sont, heureusement, très-rares. Itard n'en fait pas mention, et, des trois exemples que rapporte le docteur Kramer (1) comme appartenant à cette dégénérescence,

(1) Voy. Traité des maladies de l'oreille, p. 78 et suiv.

les deux qui lui sont propres, et qu'il a inscrits aux observations troisième et quatrième, sont évidemment des cas de dartre squameuse. Celui qu'il emprunte au docteur Fischer (1), et que nous rapportons appartient, réellement, au squirrhe dégénérant en cancer. Voici cette observation.

« Un cultivateur remarqua, à l'âge de huit ans, une « démangeaison produite par une teigne qui s'était « étendue à l'oreille droite : irritée par les frottements « rudes qu'il y faisait avec la main, elle commença à « ronger la peau. Depuis ce temps, il resta au malade « une rougeur et une tuméfaction de cette oreille. L'in- « flammation que ces symptômes décelaient était nour- « rie par une constitution robuste et humide. Le mal « resta toutefois stationnaire pendant quelques années ; « mais il reprit avec de nouvelles forces vers l'âge de la « virilité. A vingt ans, il avait acquis un développe- « ment tel que tout le pavillon était changé en une « masse tuberculeuse et informe ; on en reconnaissait « à peine les élévations naturelles. La dégénérescence « était déjà passée à la suppuration vers la partie anté- « rieure et supérieure de l'anthélix. Le docteur Fischer « enleva avec le couteau toute l'oreille dégénérée et « guérit la plaie au bout de six semaines. »

Cet exemple renferme l'historique ordinaire des dégénérescences squirrheuses et cancéreuses de l'oreille : une irritation locale, se propageant, avec une extrême lenteur, du point envahi aux parties voisines, et déterminant, enfin, l'ulcération cancéreuse, au bout de plusieurs années. Peu de douleurs pendant cette longue période.

(1) Fischer, Vom Krebse des Ohrs. — 1804.

Quel que soit, du reste, le point de l'organe auditif où commence la dégénérescence, elle peut se propager au temporal, et la maladie, sans changer de nature, prend le nom d'osteo-sarcôme. Le pronostic, dans ce dernier cas, est beaucoup plus grave encore que dans les précédents, et la mort du malade est presque inévitable.

Le seul traitement à opposer aux maladies que nous venons de décrire, c'est l'ablation des parties frappées de mort. Mais il faut agir à temps et enlever avec soin les derniers vestiges du mal. Malgré cette précaution, il arrive encore trop souvent que le cancer reparaît, soit dans la plaie elle-même, soit dans une partie plus ou moins éloignée, et cette reproduction n'a rien qui doive étonner, puisque ces dégénérescences sont, le plus souvent sinon toujours, le résultat d'une diathèse ou même d'une cachexie.

On a beaucoup vanté, dans ces derniers temps, l'emploi des agents chimiques pour la destruction des cancers. Le caustique du docteur Filhos a même acquis une réputation, justifiée, à notre connaissance, par d'heureux résultats. Nous croyons cependant que l'instrument tranchant est préférable, pour pratiquer l'ablation de l'auricule, et nous n'hésiterions pas à imiter la conduite du docteur Fischer.

SECONDE PARTIE.

LÉSIONS ANATOMIQUES.

PREMIÈRE CLASSE. — Solutions de continuité.

CHAPITRE Ier.

Blessures du pavillon.

Itard n'a pas traité des solutions de continuité de l'auricule, parce que, dit-il (1), « quoique le pavillon paraisse destiné à concourir à l'audition, les plaies qui peuvent le diviser, les engorgements qui le déforment, les ulcères qui le détruisent en partie, ne nuisent point aux fonctions de l'organe. » Le docteur Kramer, bien que d'un autre avis, ne parle pas non plus des lésions traumatiques de l'oreille. Nous allons nous efforcer de remplir la lacune laissée par ces auteurs.

On a rencontré, dans l'oreille externe, tous les genres de blessures, depuis les incisions les plus superficielles, jusqu'à l'ablation complète de l'organe. Dans cette région, comme dans les autres parties du corps, les plaies sont simples ou compliquées, uniques ou multiples, etc.

Elles peuvent n'intéresser que la peau, ou diviser, en même temps, cette membrane et le cartilage. Elles sont, avec ou sans perte de substance, récentes ou an-

(1) Tom. I, p. 274.

ciennes, distinctions utiles dans la pratique, et d'où découlent les indications curatives.

Les solutions de continuité de l'organe auditif sont, comme les autres lésions de même nature, accompagnées de douleurs et d'effusion sanguine, dans le principe, et d'un certain degré d'inflammation consécutive. La douleur est plus vive, et l'écoulement de sang plus copieux, quand la blessure a pour siége le conduit auditif.

Les corps vulnérants sont, ou des agents *physiques*, qui piquent, incisent ou contondent les tissus, ou des agents *chimiques*, qui les corrodent ou les détruisent, ou, enfin, des agents dits naturels qui, comme le feu, détruisent la trame organique, ou qui, comme le froid, la frappent de mort.

La marche des solutions de continuité de l'oreille est lente, et cette lenteur s'explique par l'éloignement de l'organe auditif des grands centres de circulation, et par la petite quantité de vaisseaux et de tissu cellulaire qu'il renferme.

Le pronostic des plaies simples de l'auricule est généralement favorable. L'érysipèle est la plus grave et malheureusement la plus fréquente des complications qui viennent entraver la marche de la cicatrice. On doit prendre les précautions nécessaires pour en prévevenir le développement.

Chaque fois que la réunion des lèvres de la plaie est possible, il faut la tenter. Larrey, et la plupart des chirurgiens ont vu des blessures, à la suite desquelles l'oreille ne tenait plus à la tête que par un lambeau, et qui, cependant, ont heureusement guéri. Dupuytren(1)

(1) Clinique chirurgicale, tom. VI, p. 233.

recommande formellement « *quand la séparation n'est pas entière* », de tenter la réunion, quelque mince que soit le lambeau.

Des exemples authentiques prouvent même que des portions de phalanges, de nez et d'oreilles, complètement arrachées, ont pu reprendre vie, après avoir été remises en place. Hoffaker a observé à Heidelberg plusieurs cas de cette espèce. M. Graham, à Londres (1), et M. Summer, à Coblentz (2), ont réuni, avec un plein succès, des phalanges détachées en entier. Un chirurgien de Bruessow, M. John, rapporte ainsi (3) la cure qu'il obtint dans un cas d'ablation presque complète de l'auricule :

« Un cheval arracha, d'un coup de dent, l'oreille d'un cultivateur, au moment où ce dernier était occupé à lui donner à manger. L'arrachement avait eu lieu de haut en bas, et l'oreille ne tenait plus que par le lobule. Quatre heures après l'accident, le blessé vint trouver M. John pour le prier de détacher la portion par laquelle l'oreille tenait encore. Au lieu d'obtempérer à ce désir, le chirurgien replaça l'oreille en position, et la maintint en place, à l'aide de trois points de suture; puis, il la recouvrit de compresses imbibées d'eau. Au bout de cinq jours, il y avait déjà un commencement de réunion, et la guérison parfaite eut lieu sans aucune difformité.»

Les anciens chirurgiens avaient proscrit complètement la suture du traitement des plaies de l'oreille, pour éviter la gangrène des cartilages, qui, selon eux, devait résulter du fait de la piqûre, « ce qui, dit A. Paré,

(1) London, médical Gazette, mai 1841.
(2) Medinische Zeitung, 1842.
(3) Medinische Zeitung, 1841, n° 50.

est souventes-fois arrivé. » Pibrac a renouvelé, au dernier siècle, la défense de l'ancien chirurgien français; mais Verduc et Leschevin ne tinrent compte de cette proscription, et Larrey a, plusieurs fois, pratiqué cette opération, sans nuire au succès du traitement.

On peut donc, sans aucune crainte, imiter l'exemple de ce praticien, pour obtenir l'adhésion de blessures très-étendues ou déchiquetées.

Dans les plaies simples, régulières, l'affrontement méthodique des lèvres de la solution de continuité et leur maintien en place, au moyen de bandelettes agglutinatives, suffisent d'ordinaire pour remplir l'indication. Les précautions à prendre dans le pansement des plaies du pavillon, sont celles qui conviennent dans les plaies des autres parties du corps. Deux recommandations particulières se présentent : c'est de maintenir le conduit auditif fermé, pour prévenir l'écoulement des liquides dans sa cavité, et éviter l'affaissement de l'hélix, d'une part; c'est de conserver à la lame auriculaire sa direction, au moyen d'un coussinet, appliqué derrière elle, de l'autre.

Dupuytren recommande encore de tenter la réunion des plaies de l'oreille, avec perte de substance, après la chute des escharres; ce conseil doit, en effet, être suivi chaque fois qu'il est praticable; mais il arrive souvent, surtout après les blessures par armes à feu, que cette réunion est tout à fait impossible, et alors il ne reste plus qu'à diriger la cicatrisation régulière par les moyens ordinaires.

Dupuytren a vu une balle engagée dans le rocher, où elle avait séjourné plusieurs années, sans que l'individu éprouvât d'accidents; mais ce cas est tout à fait exceptionnel, et peut-être sans analogue dans la science. En règle générale, les solutions de continuité du conduit auditif sont graves, et exigent, de la part du chirurgien, les plus grands soins. La médication anti-phlogistique est souvent indiquée dans ces sortes de cas. Nous n'avons pas besoin d'en tracer ici les règles, qui sont connues de tous les praticiens, non plus que de prévenir ceux-ci de proportionner l'énergie des moyens à l'intensité des phénomènes morbides locaux et généraux.

CHAPITRE II.

Blessures des parties molles profondes de l'oreille.

On peut rencontrer dans les parties profondes de l'organe auditif toutes les lésions que nous avons étudiées sur l'auricule. Des instruments piquants de toute sorte, des balles, des plombs, ont pénétré dans cette cavité à toutes les profondeurs, et y ont occasionné des accidents de plusieurs sortes.

Dans toutes les observations de blessures de l'oreille interne, qui sont rapportées par les auteurs, le corps vulnérant avait pénétré de l'extérieur dans l'intérieur de l'organe auditif. On ne trouve pas d'exemples de lésions de cette espèce, où l'agent vulnérant soit venu de l'intérieur des cavités buccales dans l'oreille. Ce mode d'introduction est cependant possible, mais les désordres qui accompagneraient une blessure de cette espèce auraient une telle gravité, que la mort en serait la conséquence presque nécessaire.

Outre les blessures qui peuvent lui être communes

avec les autres parties de l'organe, la cloison qui sépare l'oreille externe de la moyenne peut être atteinte de deux sortes de lésions, qui lui sont particulières. Les unes sont des déchirures, résultant de fortes explosions, les autres sont aussi des ruptures, déterminées par la pression d'un flot de liquide.

Dans le premier cas, l'air, puissamment dilaté par la gazéification subite de la poudre, imprime à l'atmosphère une série d'ondulations rapides, d'autant plus puissantes, qu'elles sont plus rapprochées du point de la conflagration. Lorsque le conduit auditif se trouve au voisinage et dans une direction parallèle à celle des ondes sonores, la membrane du tympan, surprise en quelque sorte, cède et se déchire. Cette lésion, déjà indiquée par Duverney, Itard, Curtis, Saissy, etc., observée depuis par tous les chirurgiens de la marine et de l'armée, explique la fréquence des saignements d'oreille, qui surviennent si souvent aux artilleurs pendant les exercices de tir, et les surdités que l'on observe chez les vieux canonniers.

M. Kramer (1) croit pouvoir nier un fait aussi bien constaté que celui de la rupture de la cloison du tympan, en s'appuyant de considérations purement anatomiques, et il nie, en même temps, la possibilité de cette rupture, par un jet de liquide; mais les considérations théoriques seules démontreraient suffisamment l'erreur du chirurgien allemand, qui soutient son opinion parce que, dit-il, « il s'est convaincu qu'en lançant, au moyen d'une grosse seringue, aussi directement que possible, un fort jet d'eau sur la membrane du tympan, on ne pour-

(1) Voy. KRAMER, ouvrage cité p. 140.

rait ni l'endommager ni la déplacer, quand même la suppuration en aurait déjà détruit une partie. » L'expérience précédente prouverait seulement la faiblesse du jet de liquide injecté, s'il n'en résultait encore la preuve du peu de respect du médecin allemand pour la santé de ses malades.

Qu'il nous soit permis d'appuyer les assertions que nous venons d'émettre d'une observation qui nous est propre, et que nous avons recueillie sur un de nos plus célèbres musiciens : M. Alexandre Batta (1) se baignait dans la Seine, l'été dernier, avec plusieurs de ses amis. L'un d'eux, arrivant tout à coup par derrière, et lui appuyant les mains sur les épaules, le fit enfoncer, en pratiquant ce que l'on nomme une *passe*, en terme de natation. M. B..., en revenant sur l'eau, voulut prendre sa revanche. L'adversaire, prévenu, se défendit, et, dans la lutte qui s'engagea entre eux, le talon de ce dernier porta perpendiculairement sur l'oreille gauche de M. B..., qui était alors entre deux eaux. Quoique jeune et fortement constitué, cet artiste eut à peine la force de faire quelques brasses pour regagner le bord, où il perdit presque connaissance. Secouru par ses amis, qui ne pouvaient, d'ailleurs, s'expliquer la cause de cette faiblesse, et voyant qu'il en était quitte pour l'effusion, par l'oreille, de quelques gouttes de sang, M. B... s'habilla et retourna chez lui. Mais il ne put dormir de la nuit, et, le lendemain matin, de fort bonne heure, il m'écrivit une invitation très-pressante, à laquelle je me

(1) Dans toutes les observations que nous rapportons, nous avons soin de n'inscrire que les initiales des noms ; si nous dérogeons ici à cette habitude, c'est qu'il s'agit d'un cas rare, et que M. BATTA nous a engagé lui-même à publier son nom.

rendis aussitôt. Je le trouvai avec un léger mouvement fébrile, et un peu d'agitation, bien que la douleur locale fût très-légère. L'oreiller, sur lequel avait reposé la tête, pendant la nuit, présentait une tache de sang, large comme la main, et entourée d'une auréole d'une teinte qui allait en se décolorant. Les détails de l'accident me firent aussitôt penser à la déchirure qui avait dû arriver à la cloison, par le fait du choc de la colonne de liquide vivement comprimée entre le talon et le fond du conduit auditif. Je constatai, en effet, cette lésion et je la fis voir à d'autres personnes.

La déchirure affectait la forme d'un T renversé. La principale incision était à peu près horizontale, et occupait les deux tiers environ de la largeur de la membrane au-dessous de l'attache du marteau. La seconde déchirure s'élevait un peu en avant du marteau et affectait une direction moins régulière que la précédente. Le fond du conduit était rempli d'une sérosité sanguinolente, de la même nature que celle qui avait flué par l'oreille. Il n'y avait, du reste, ni rougeur, ni aucune trace d'inflammation, dans toutes ces parties.

Je me bornai, d'après le conseil d'Itard, à boucher hermétiquement le conduit auditif externe, pour empêcher les ondes sonores d'arriver jusqu'à la cloison. Je recommandai, en même temps, au malade, d'éviter les efforts d'expiration susceptibles de déchirer la membrane du dedans au dehors, et ces simples précautions suffirent. Le troisième jour, les bords de la cloison étaient déjà accolés, et M. A. Batta put reprendre ses occupations au bout de huit jours. L'audition qui avait un peu souffert, dans les premiers temps, est revenue aussi parfaite de ce côté que de l'autre.

Outre les lésions dont nous venons de parler, et qui toutes sont le résultat d'accidents, on trouve aussi des solutions de continuité de la cloison du tympan opérées par l'art, dans le but de guérir la surdité.

Toutes les blessures de la membrane du tympan, quelque petites et quelque simples qu'elles soient, s'accompagnent d'un symptôme constant, inévitable, la diminution de l'ouïe. Ce résultat, bien que nié par plusieurs, n'en est pas moins incontestable. Dans un mémoire à l'Académie royale de médecine, nous rendions ainsi compte de ce fait. « J'ai examiné la portée comparative de l'ouïe chez des sujets sains et chez d'autres atteints de perforation de la membrane. J'ai fait la même expérience sur des sujets offrant la membrane du tympan intacte, d'un côté, et perforée de l'autre. Mes observations, variées de plusieurs manières, et faites sur plus de cent sujets de tout âge et à toutes les heures de la journée, ont constamment offert le même résultat. Partout, j'ai trouvé une diminution notable et, dans quelques cas, une abolition complète de l'ouïe, à la suite des solutions de continuité de la membrane du tympan. Le mètre avec ses divisions, et une montre de poche, m'ont servi à faire mes expériences. C'est en éloignant celle-ci graduellement de l'oreille, et en notant exactement sur le mètre le point où le malade cesse d'entendre, que l'on obtient la mesure précise que l'on recherche. Les mêmes expériences faites à Berlin par le docteur Kramer, lui ont donné un résultat analogue. »

La diminution de l'ouïe n'est pas le seul phénomène morbide, qui résulte de la solution de continuité de la membrane du tympan. Des bourdonnements très-incommodes accompagnent, d'ordinaire, la dysécie; et l'on a vu les accidents les plus graves succéder à la simple ponction de cet opercule.

Dès l'année 1806, on trouve dans Hymly, plusieurs exemples d'accidents graves, d'accidents mortels survenus à la suite de la perforation de la membrane du tympan. En 1810, Fuchs (1) fit connaître des cas nombreux où le passage du cérumen du conduit auditif externe dans la caisse, à travers la blessure de la membrane, avait déterminé des céphalées, des spasmes, des fièvres de mauvaise nature, etc. Il conseille même, pour éviter ces dangers, de pratiquer la perforation des cellules mastoïdiennes, de préférence à celle de la membrane, dans les cas où cette dernière opération est indiquée par les auteurs.

On trouve dans la Bibliothèque britannique (2) une curieuse observation d'accidents survenus chez une dame de quarante-six ans, à la suite de la perforation accidentelle de la cloison. S'étant enfoncé une aiguille au fond du conduit auditif : « A l'instant, elle sentit « une douleur horrible et un trouble inexprimable, il « lui parut que la chambre elle-même, et tout ce qui « l'environnait tournait sens dessus-dessous....» Cet état de vertige fut accompagné de spasmes et de contractions telles que tout son corps était courbé, sa tête rapprochée des genoux, et ses jambes fléchies, au point de ne pouvoir poser le pied par terre ; les traits de son visage, retirés et contractés, annonçaient la plus grande angoisse. Elle éprouvait, en même temps, des nausées et des vomissements très-violents et très-douloureux.

(1) Dissertatio de perforatione membranæ tympani, JENAC, 1810.

(2) Voy. VIEUSSEUX, Bibliothèque britannique, tom. XXII.

On employa, pendant quatre jours, toutes sortes de remèdes anti-spasmodiques sans le moindre succès.... Il se passa plus de deux ans avant que la malade pût supporter un bruit un peu plus fort qu'à l'ordinaire. Il lui était impossible de rester, sans se trouver mal, dans l'église, pendant le chant des psaumes, ou d'entendre une conversation entre des personnes qui élevaient la voix.... »

Cette longue série d'accidents, causés par la perforation accidentelle de la membrane, se retrouve trop fréquemment après la ponction pratiquée par l'art. « La lésion de la faculté auditive, dit Itard, n'est pas le seul résultat fâcheux que produit, dans quelques circonstances, la perforation de la membrane du tympan. Une foule d'accidents nerveux, tels que des vertiges opiniâtres, la céphalée, des élancements, des espèces de commotions électriques dans l'intérieur du cerveau, peuvent en être la suite, et persister longtemps, ainsi qu'on le verra, dans une des observations suivantes (1).» Les auristes modernes citent, de leur côté, des exemples de semblables accidents. Kramer, notamment, rapporte, dans son observation trente-huitième, l'histoire « d'un jeune homme de vingt-six ans, fortement constitué, qui, après la ponction, se trouva, pendant plusieurs heures, dans un état de langueur syncopale.»

Aux exemples d'issue fâcheuse de la perforation de la membrane du tympan que nous venons de rapporter, et dont nous pourrions augmenter de beaucoup la liste, en puisant dans les auteurs, nous ajouterons deux observations tirées de notre pratique particulière.

(1) Itard, ouvrage cité, tom. I, p. 318.

Première observation. — La première a pour sujet M. T..., de l'Eure, âgé de soixante ans, d'une forte constitution et d'une excellente santé. A l'âge de vingt ans, M. T... contracta une dureté d'ouïe, accompagnée de bourdonnements, à la suite d'un bain froid qu'il prit étant en sueur. Des saignées, des vésicatoires derrière l'oreille et la prescription d'autres remèdes, tels que des injections auriculaires, ne diminuèrent en rien la dysécie ni les bruits. M. T... put encore, pendant plusieurs années, aller dans le monde, faire ses affaires, etc. En un mot, on ne connaissait guère son infirmité que dans le cercle de ses familiers.

Cependant la surdité allait toujours en augmentant; et Itard, Boyer, Richerand et Dupuytren, consultés tour à tour, prescrivirent des remèdes dont aucun n'eut le pouvoir d'arrêter les progrès de la cophose. Elle est devenue telle aujourd'hui que le malade n'entend plus, même au contact, le bruit de sa montre, et reste complètement étranger aux conversations qui ont lieu autour de lui. Il a cessé aussi d'éprouver, comme autrefois, des changements dans l'audition, par suite des variations atmosphériques.

M. T., sur l'annonce des journaux politiques, vint à Paris, il y a quelques mois, pour se faire guérir. Après lui avoir prescrit un traitement anti-phlogistique, lui avoir sondé les trompes d'Eustache, et fait des injections éthérées dans la caisse du tympan, le tout suivi de grandes souffrances, et sans obtenir, d'ailleurs, aucune diminution de la surdité; le médecin traitant proposa et exécuta la perforation de la membrane du tympan à droite, assurant au malade que si cette opération ne lui faisait pas de bien, elle ne pouvait au moins lui faire de mal. La première affirmation a été complètement justifiée par le résultat : le malade même assure entendre moins qu'avant la ponction ; mais il n'en a pas été ainsi pour la seconde. Une douleur vive, suivie d'étourdissement et de vertiges, s'est manifestée immédiatement après l'opération ; une inflammation consécutive des plus violentes a succédé aux accidents primitifs et a nécessité l'emploi des saignées générales et locales, et l'usage d'un traitement anti-phlogistique énergique et prolongé.

Lorsque les accidents eurent diminué, et lorsqu'il eut pris congé du médecin qui lui avait donné des soins si éclairés, le malade me fut adressé par une dame que j'avais eu le bonheur de soulager. Il était complètement sourd, très-affecté de son état, et tourmenté, depuis son opération, par une sorte de vertige continuel qui le forçait à avoir toujours quelqu'un près de lui, pour le conduire et le soutenir.

Les parties extérieures de l'oreille, le pavillon et le conduit auditif, sont dans un état parfait d'intégrité des deux côtés. La membrane du tympan présente, inférieurement et avant, à droite, une petite ouverture, celle qui a été pratiquée par l'instrument. Les parties constituantes de l'arrière-bouche ne sont le siége d'aucune lésion ; et le malade fait très-aisément passer l'air de la gorge dans les deux caisses du tympan, ce qui indique la liberté complète des trompes d'Eustache.

Je cherchai vainement à m'expliquer le motif qui avait pu porter le médecin de M. T. à lui pratiquer la ponction dont il a failli être victime. Il ne présente, en effet, aucune des indications fournies par les auteurs pour cette opération, puisque les membranes du tympan sont transparentes et que les trompes d'Eustache sont libres dans toute leur étendue.

J'ai considéré la cophose de ce malade comme une *amaurose* de l'oreille; et, ne connaissant, dans l'état actuel de la science, aucun moyen curatif de cette affection, je n'ai pu souscrire à ses désirs et lui faire commencer un nouveau traitement.

Deuxième observation. — M. A. L., fils du docteur L., du Piémont, vint encore à Paris, sur la foi d'une annonce de journaux politiques, pour se faire guérir d'une surdité dont il avait ressenti les premières atteintes quatre ans auparavant, et qui avait fait, depuis quelques mois, des progrès considérables. M. A. L. est âgé de vingt ans, bien constitué, robuste, a la barbe et les cheveux noirs, une physionomie ouverte, et offre toutes les apparences extérieures d'un sujet de vingt-cinq ans de tempérament bilioso-sanguin. M. L. avait déjà subi dans son pays plusieurs traitements dépuratifs, avait été saigné, maculé de vésicatoires, etc., sans obtenir la guérison.

Le médecin qu'il est venu trouver à Paris a recommencé les mêmes traitements, prescrit des saignées, des purgatifs et des vésicatoires. Il a ajouté à l'emploi de ces moyens, le cathétérisme de la trompe d'Eustache, et il a secondé cette opération par des douches de vapeurs éthérées... le tout sans résultat.

Pour entretenir les espérances de son jeune malade et lui prouver l'étendue des ressources de la thérapeutique auriculaire, son médecin lui annonça qu'il allait lui faire une opération très-simple, d'une exécution des plus faciles, complétement exempte de dangers, et qui lui rendrait l'ouïe infailliblement, comme elle l'avait rendue à MM. A., B., etc. Cette opération, que le malade accepta avec joie, n'était autre que la perforation de la membrane du tympan. Il fut résolu qu'on la pratiquerait, d'abord sur l'oreille gauche, et que l'on attendrait que l'ouïe fut complétement rétablie de ce côté, pour passer à la droite. L'opération fut faite, en effet, le lendemain. Mais le malade, au lieu du bonheur qu'il se promettait, éprouva, par la ponction, une douleur horrible, lancinante qui, selon son expression, lui broya la tête; et cette douleur fut suivie aussitôt de spasmes, de nausées et d'accidents nerveux très-intenses. Espérant, au moins, trouver un dédommagement à ses maux dans l'amélioration de la fonction auditive, M. L. approcha de son oreille une montre qu'il entendait encore à une certaine distance avant l'opération. Il avait complétement cessé de l'entendre depuis, et cette triste certitude augmenta, sans doute, l'intensité des accidents nerveux, qui bientôt furent, comme ceux de M. T., suivis d'une violente inflammation, qui ne céda non plus qu'à un traitement anti-phlogistique énergique et prolongé.

Après avoir attentivement exploré l'organe auditif, en avoir extrait les corps étrangers, et avoir bien déterminé la nature et l'étendue de la lésion organique, le chirurgien doit s'attacher, d'abord, « à obtenir le résultat le plus désirable de tous, la cicatrisation normale de la blessure. La force cicatrisante de la cloison est heureusement très-considérable, comme l'ont prouvé les expériences faites par Valsalva, et répétées par Itard. Il faut mettre cette force à profit, et tâcher d'obtenir la cicatrisation immédiate, dans tous les cas où la lésion n'est pas compliquée de la présence de corps étrangers.

Itard donne ce conseil, et il l'a mis en pratique, comme le prouvent ses observations 97e et 99e, chez deux sujets atteints d'incision simple de la cloison. Il lui suffit de soustraire la membrane lacérée aux impulsions de dehors en dedans, et à celles de dedans en dehors, pour obtenir la cicatrisation. Il recommande, dans les cas de cette nature, de « soustraire le malade à toute sorte de bruit, de veiller à ce qu'il ne se mouche point, et de lui tenir l'oreille malade bien bouchée avec une petite éponge humide, et cachée sous un bandeau. »

Cette conduite est encore celle qu'il convient de suivre, quand la blessure a été compliquée de la présence de corps étrangers, que l'on est parvenu à extraire. Mais quand les deux lèvres de la plaie se sont cicatrisées isolément, il serait inutile d'essayer ces moyens. La fistule est incurable, ainsi que la surdité qui en est la conséquence inévitable. Il ne reste, dans ces cas, qu'une indication à remplir, c'est de tenir constamment l'oreille malade bouchée avec du coton, pour éviter les phlogoses et les autres accidents qui résultent du contact de l'air froid et de l'introduction de corps étrangers dans les cavités de l'oreille moyenne.

CHAPITRE III.

Blessures des os.

Ce ne sont pas seulement les parties molles de l'organe auditif qui sont accessibles aux agents vulnérants ; les os peuvent encore être atteints. La carie et la nécrose, que nous avons décrites, précédemment, sont dans plusieurs cas, dues à des lésions de cette nature.

La direction de la blessure, la force d'impulsion de l'agent vulnérant, la nature des accidents éprouvés par le malade, et enfin, l'inspection directe, sont autant de considérations qui permettent, dans la plupart des cas, de porter un diagnostic précis. M. Laugier, dans un travail récemment publié sur les fractures du crâne, indique « comme un signe nouveau propre à déterminer, entre les fractures du crâne, celles qui affectent le rocher, l'écoulement, en plus ou moins grande abondance, par le conduit auditif externe, d'un liquide ayant les apparences de la sérosité du sang. (1) » Selon cet auteur, en effet, le liquide qui s'écoule alors n'est ni de la sérosité céphalo-rachidienne, comme le pense M. Bodinier, ni la liqueur du vestibule,. ainsi que l'affirme M. Robert, mais bien « la sérosité du sang épanché entre la dure-mère et la base du crâne. » Le signe indiqué par le chirurgien en chef de Beaujon, pour diagnostiquer les fractures du rocher, peut être d'un grand secours et ne doit pas être négligé, surtout quand il s'agit de fractures par contre-coup.

La marche des solutions de continuité qui intéressent les os est nécessairement plus lente que celle des blessures qui n'attaquent que les parties molles. Le pronostic est, par conséquent, plus grave : mais il faut établir une distinction entre les fractures directes et celles par contre-coup. Ces dernières sont presque constamment mortelles, tandis que les premières, quand elles ne sont pas accompagnées d'ébranlement cérébral, guérissent souvent comme des plaies simples.

(1) Voy. Mémoire sur l'écoulement d'un liquide aqueux par l'oreille, considéré comme signe des fractures du crâne et en particulier du rocher.

Les indications curatives que présentent les plaies des parties molles, compliquées de solution des os, ne diffèrent pas, dans plusieurs cas, de celles qui sont fournies par les plaies simples. Il convient seulement, quand il existe des esquilles, de faire grande attention d'en débarrasser la blessure, car ces corps étrangers ne manqueraient pas de devenir le siége d'écoulements intarissables. Dans les fractures par contre-coup, et dans celles qui sont accompagnées d'accidents de compression, ou de commotion cérébrales, les indications thérapeutiques découlent surtout de la gravité et de la nature des symptômes cérébraux qui se sont manifestés.

L'observation suivante a le double intérêt d'être rapportée par un médecin qui en fut lui-même le sujet et de rendre compte d'un fait que nous croyons unique dans la science. Les accidents morbides qui y sont décrits, étaient-ils occasionnés par une fracture du rocher ou de quelque autre partie osseuse de la base du crâne; ou n'étaient-ils dus qu'à un écartement, à une disjonction momentanée des os? nous penchons pour cette dernière hypothèse : mais l'autopsie seule eût pu lever tous les doutes à cet égard.

« Au mois de juin 1756, dit le docteur Blanc d'Orléans, j'accompagnai des dames à l'hôtel de la Monnaie, pour leur faire voir la fabrique des écus. En regardant verser l'argent fondu dans les moules destinés à le mettre en lames, j'aperçus qu'il s'élevait de ces moules des gerbes de feu de différentes couleurs, à peu près semblables à celles que l'on voit dans les expériences de l'électricité. Ma curiosité me fit approcher de plus près. Je regardai perpendiculairement au-dessus et dans la cavité de ces moules, dans le temps qu'un ouvrier y versait l'argent pour l'emplir. Dans l'instant je me sentis frappé d'un coup violent, semblable à celui de la commotion électrique, qui partit de ces gerbes, et se porta dans l'intérieur de ma tête, où il se fit le plus sentir.

« L'ébranlement, ou la commotion, se communiqua sur-le-champ dans les bras et dans les jambes, de manière que, si on ne m'eût retenu, je serais tombé. On me conduisit dans la cour voisine, où, après avoir respiré un air plus frais, je repris mes sens, et me trouvai tout couvert de sueur. Revenu de cet état j'assurai aux personnes qui m'entouraient que ce n'était rien, et je ramenai ces dames chez moi, où elles devaient dîner; malgré la douleur de tête qui me restait de cette commotion, je fis les honneurs de la table, et me dissipai dans l'après-midi. Le lendemain je me levai avec mal à la tête. Mes affaires m'empêchèrent de me faire saigner; l'exercice et la dissipation diminuaient la douleur. Je restai dans cet état pendant huit jours, allant et venant, vaquant à mes occupations, et ayant toujours la tête pesante et douloureuse. Les douleurs devinrent si fortes, que le huitième jour je rentrai chez moi avec un mal de tête violent. Il me semblait que les os du crâne s'écartaient. L'ardeur de la fièvre, et la dureté du pouls furent bientôt de la partie. Je fus saigné, en quatre jours, trois fois au bras, trois fois au pied; le cinquième jour, à la jugulaire et au pied; le sixième, à la jugulaire et à l'artère temporale; et le septième, à l'artère temporale. Ces saignées apaisèrent un peu la fièvre et les douleurs, mais ce ne fut pas pour longtemps; car, depuis le huitième jour jusqu'au quatorzième, les douleurs devinrent si fortes, qu'il me prenait souvent, surtout vers le soir, dans les muscles de la face, et dans tous les membres, des contractions et des raidissements involontaires. Dans ces moments je déchirais et mettais en pièces tout ce qui se trouvait sous mes mains ; je tombais ensuite dans des faiblesses qui faisaient craindre que je n'y succombasse. J'avais des soubresauts, ou contractions, dans les tendons des muscles extenseurs et fléchisseurs du poignet ; le pouls devint petit, concentré, et il est resté à peu près dans le même état jusqu'à la fin de la maladie; je sentais un poids énorme dans l'intérieur du crâne, près de la suture sagittale, du côté gauche. Les douleurs étaient si vives et si continuelles, qu'il m'était impossible de fermer la paupière.

« Depuis le quinze jusqu'au trente, les douleurs se calmèrent peu à peu ; je ne pouvais cependant prendre un moment de sommeil, la tête était toujours pesante, surtout du côté gauche. Quand on me mettait dans mon fauteuil, le poids me la faisait pencher, et l'entraînait de ce côté.

« Du trentième au cinquante-sixième jour, les accidents augmentèrent par degrés ; les douleurs devinrent plus violentes, les contractions plus fréquentes et plus considérables. Il me semblait qu'une puissance située sous le crâne m'écartait les sutures avec force. Je m'écriais souvent : Hélas ! que je serais heureux si le sentiment du célèbre Haller, sur l'insensibilité de la dure-mère, était vrai dans tous les cas ! Mes douleurs sont une preuve bien convaincante que la dure-mère est susceptible de sensibilité. Je sentais une sorte de déchirement, ou plutôt un décollement intérieur, depuis la suture sagittale jusqu'à l'oreille gauche.

« Le siége de la douleur indiquait que le foyer de pus, que j'assurais être sous le crâne, était entre la dure-mère et le pariétal gauche, et qu'il n'y avait d'autre parti à prendre, pour faire cesser les accidents, que d'appliquer une couronne de trépan, afin de donner issue à la matière. M. le Cat, à qui on rendait souvent compte de ma situation, était de cet avis. Je lui fis écrire que j'étais bien déterminé à l'opération, mais que je désirais le voir avant de m'y soumettre ; je le priais de partir, espérant qu'il serait encore temps de la faire à son arrivée. Ce fidèle ami n'eut pas plutôt reçu la lettre, qu'il prit la poste et se rendit à Orléans.

« Pendant les quatre jours qui s'écoulèrent depuis l'envoi de la lettre jusqu'à l'arrivée de M. le Cat, je fus à l'extrémité. Je n'avais pas encore dormi depuis cinquante-six jours, malgré les somniféres dont je faisais usage. Une heure avant son arrivée, les douleurs se calmèrent un peu ; je dormis pour la première fois une demi-heure. A mon réveil je trouvai mon coussin mouillé de pus, qui sortait de l'oreille gauche, d'un fil continu comme d'une source, ce qui me soulagea beaucoup. Un instant après, on vint m'annoncer que M. le Cat descendait de sa chaise. Il resta deux jours auprès de moi, et repartit pour Rouen.

« Le pus, qui était épais et d'une assez bonne qualité, s'étant frayé une voie par où il coulait, l'opération projetée ne fut point faite. On était étonné, et je l'étais moi-même, de la quantité de matière que je rendis pendant les quinze premiers jours. J'eus plusieurs fois la curiosité de ramasser avec un cure-oreille tout celui qui coulait dans l'espace d'une heure, et je le mettais sur un mouchoir blanc; chaque goutte y formait une tache grande comme un denier. J'en ai compté par heure jusqu'à dix-huit à vingt gouttes. Vers la fin de ces quinze jours je n'en retirais que huit à dix gouttes par heure. On estima que chaque goutte pouvait peser un grain, et qu'on pouvait évaluer la quantité que j'en rendis pendant les huit premiers jours à plus de cinq onces, et, pendant la seconde huitaine, à plus d'une once et demie; ce que j'aurais peine à croire, si le fait était arrivé à tout autre. Cet écoulement a diminué insensiblement, de manière que, pendant six mois, je n'en rendis que deux, trois, quatre ou cinq gouttes par semaine, jusqu'au mois de septembre 1757.

« Le dixième jour de cet écoulement, ou le soixante-sixième de la maladie, je sentis au sommet de la tête, dans l'intérieur, vers la suture sagittale, à l'endroit où s'attache la faux, une espèce de mouvement douloureux. Il me semblait qu'une liqueur passât du côté gauche au côté droit. Quelques jours après, les douleurs se firent sentir sous le pariétal droit, et descendirent jusqu'à l'oreille. Le peu de sommeil dont j'avais joui depuis l'évacuation fut interrompu. Au bout de vingt jours, quelques gouttes coulèrent par l'oreille droite, et je dormis. Dans le même temps, en secouant la tête, je sentais sous le pariétal gauche une espèce d'ondulation, à peu près semblable à celle que l'on remarque lorsqu'on secoue une fiole aux deux tiers pleine d'huile, et j'avais un bourdonnement considérable dans les oreilles; il en sortait de temps en temps un bruit qui frappait l'air, et qui a été plusieurs fois entendu par quelques-uns de mes confrères. Ce bourdonnement était si fort, qu'il me semblait qu'un torrent passât dans ma tête.

« Dès le sixième jour de la maladie je devins si sourd,

que le plus grand bruit ne me faisait aucune impression ; je restai dans cet état jusqu'au quatre-vingt-dixième jour. L'ouïe a été près de deux ans à se rétablir dans son état parfait.

« Comme je n'avais pu supporter de bonnet de nuit, et qu'au lieu de bonnet on m'enveloppait la tête de linge et d'un morceau de flanelle, je ne m'étais pas aperçu que son volume avait augmenté. Quelle fut ma surprise quand je voulus mettre ma perruque et mon chapeau! Je reconnus dans ce moment que ma tête était devenue beaucoup plus grosse, quoiqu'il ne parût aucun intervalle entre les sutures, et que l'œdème du cuir chevelu fut entièrement dissipé. Pour connaître de combien elle avait grossi, je mesurai le diamètre de mon chapeau, et le comparai avec celui d'un chapeau que je fis acheter. Le chapeau neuf avait cinq lignes de diamètre de plus que le vieux; conséquemment, ma tête se trouvait, dans sa circonférence, de quinze lignes plus grosse qu'elle n'était avant la maladie. Cette augmentation paraît formée principalement par l'élévation des pariétaux, le gauche l'étant un peu plus que le droit.

« La violence des douleurs, l'insomnie et une diète sévère m'avaient rendu maigre, sec et décharné; mon corps était comme un squelette. Depuis le trentième jour de la maladie jusqu'au quatre-vingt-dixième, je ne vécus que de lait d'ânesse, que je prenais soir et matin, trois ou quatre bouillons en vingt-quatre heures, et le petit lait clarifié pour boisson ordinaire. Malgré le fâcheux état où cette maladie m'avait réduit, j'ai toujours conservé le jugement et la mémoire.

« Depuis le mois d'octobre de la même année 1756 jusqu'à celui de septembre 1757, les grimaces furent moins fréquentes ; elles ne me prenaient que tous les huit ou dix jours. Quelques gouttes de pus, qui sortaient par l'oreille gauche, les faisaient cesser.

« Dans le mois de novembre suivant, j'allai pour la première fois me promener en voiture; je m'aperçus que le mouvement faisait couler le pus. Pour me procurer cet avantage aussi souvent et autant que mon état, encore faible, pouvait me le permettre, j'achetai un cheval et un cabriolet. Plus j'étais dans cette voiture, plus il coulait de matière, plus ma tête se dégageait, moins j'avais de grimaces et mieux je me trouvais.

« Vers la fin de décembre, je ne pus me refuser d'aller en poste pour voir un malade, à douze lieues de cette ville. Comme il avait beaucoup gelé ce jour-là, le chemin était raboteux. La dureté de la chaise, le bruit qu'elle faisait et les cahots, m'étonnèrent la tête, de façon que mes anciennes douleurs se réveillèrent : je fus deux jours dans cet état terrible ; les douleurs se calmèrent un peu : le dégel étant venu, je revins doucement chez moi. Quelques jours après, il parut une petite tumeur derrière l'oreille gauche, qui n'était point douloureuse au toucher, et qui paraissait être formée par le gonflement du corps de l'os. Les douleurs quittèrent le pariétal, et se rassemblèrent dans la tumeur. On proposa de découvrir l'os pour le perforer et le cautériser, afin de donner issue à la matière qu'on soupçonnait dans l'intérieur de cette roche osseuse ; mais, comme la nature m'avait déjà si bien servi, je rejetai toute opération. Le pus ayant ensuite pris son cours par l'oreille, la tumeur s'est dissipée avec le temps. Je repris mon train ordinaire, en continuant à me promener dans ma voiture deux ou trois fois la semaine. Je prenais depuis longtemps, tous les matins, deux tasses d'infusion de fleurs de tilleul, coupée avec le lait ; et par le nez, comme du tabac, une ou deux fois la semaine, une prise de poudre capitale, qui, en me faisant éternuer, faisait sortir par l'oreille quelques gouttes de pus.

« La matière ayant cessé de couler pendant près de deux mois, je me trouvai, dans celui de novembre 1757, la tête plus pesante et plus douloureuse, et un malaise dans tout le corps ; les grimaces étaient fréquentes : un rhume de cerveau me prit, je devins enchifrené au point d'en perdre l'odorat et même l'appétit ; tout ce que je mangeais sentait le pus. Un soir, après avoir pris une soupe légère, ne sentant aucune pesanteur à l'estomac, mais me trouvant plus fatigué, je me couchai vers huit heures et m'endormis. Je m'éveillai vers le minuit avec une pesanteur douloureuse à l'estomac et de grandes envies de vomir. Je fis faire du thé ; je n'en eus pas avalé quatre à cinq tasses, que je rendis, avec de violents efforts, outre le thé, une grande quantité de matières purulentes, épaisses, et d'une puanteur extrême, qui paraissaient venir de l'estomac ; j'en emplis une cuvette. Mon épouse, et les personnes de ma maison qui vinrent à mon secours, étaient surprises de voir tant de pus, et pouvaient à peine en supporter l'odeur. Quoique j'eusse perdu l'odorat, elle m'infectait.

« Dans les efforts que je faisais pour vomir, je sentais descendre le pus des fosses nasales dans le gosier et dans le nez ; le vomissement passé, je pris quelques tasses de thé et un lavement. Sitôt que je l'eus rendu, je m'endormis tranquillement jusqu'au matin. A mon réveil, je me trouvai beaucoup mieux que je n'avais été jusqu'alors. Il me semblait que je respirais un autre air, et que j'étais dégagé de tous mes maux. Aussi, depuis ce jour, il n'a plus été question de maux de tête, ni de grimaces, ni d'écoulement de pus, ni même d'aucun des accidents qui m'avaient si violemment tourmenté. L'odorat s'est ensuite rétabli ; j'ai repris mon embonpoint, mes forces et ma vigueur. Il ne m'est resté qu'une espèce d'engourdissement intérieur, dans l'étendue du pariétal gauche, qui m'incommode peu. »

DEUXIÈME CLASSE. — Corps étrangers introduits dans l'oreille.

CHAPITRE Ier.

Corps étrangers introduits dans le conduit auditif externe.

Fabrice de Hilden (1) avait divisé les corps étrangers, introduits dans l'organe auditif, en deux classes : ceux qui sont susceptibles de gonflement par l'humidité du conduit, et ceux qui ne subissent aucune altération par cette cause. Itard a consacré quatre chapitres au même sujet. La division de ces auteurs, fondée sur les caractères physiques des corps étrangers introduits dans l'oreille, ne nous a pas paru la plus convenable. Nous lui en avons substitué une autre, basée sur la nature du corps étranger, sur les symptômes qui accompagnent sa présence dans l'oreille, et, avant tout, sur l'ordre d'agents thérapeutiques qui conviennent dans chaque cas particulier.

(1) Opera omnia, p. 16.

Les journaux de médecine et les livres de pathologie chirurgicale sont remplis d'observations sur les corps étrangers introduits dans le conduit auditif, sur les accidents de toutes sortes, déterminés par leur présence. Les exemples ni les préceptes ne nous manqueront donc pas sur ce sujet.

Ce qu'il importe, avant tout, de connaître, c'est la nature, la composition, le siége, etc., de ces divers corps. Or, ils peuvent être : 1° liquides, mous ou durs ; 2° inertes ou doués de vie ; 3° enfoncés profondément dans le conduit auditif ou situés à son orifice ; 4° susceptibles, par leurs propriétés physiques ou chimiques, d'altérer les tissus vivants avec lesquels ils se trouvent en contact ; 5° enfin, la présence de ces corps ne détermine que des phénomènes locaux, ou elle est suivie d'accidents généraux. Nous allons examiner, par ordre, et aussi brièvement que possible, ces divers cas.

1° Sous le rapport de la consistance, les corps étrangers que l'on rencontre dans l'oreille sont liquides, mous ou solides. Nous ne parlerons pas des gaz, non plus que de la composition et de la température de l'air, auquel Leschevin accordait une influence si grande sur l'état de l'ouïe. Les assertions et les vues de l'ancien membre de l'académie étant liées à des théories physiques, aujourd'hui rejetées, leur discussion serait sans aucun intérêt.

Il arrive quelquefois, surtout au bain, que l'eau pénètre dans le conduit auditif, jusqu'à la membrane du tympan. Une partie du liquide restant au fond du canal, il en résulte une légère dysécie et des bourdonnements. Mais ces phénomènes cessent d'ordinaire au bout de quelques instants ou de quelques heures ; la bulle crève, et le liquide s'écoule aussitôt.

Parmi les corps mous qui peuvent pénétrer dans l'oreille, les uns, susceptibles de se liquéfier par la chaleur, ne peuvent, par conséquent, inspirer d'inquiétudes, s'ils ne sont doués, d'ailleurs, de propriétés chimiques irritantes. Le coton, le fil, la laine, etc., sont les corps mous que l'on trouve le plus souvent dans le méat auditif. Bien qu'ils n'y déterminent, d'ordinaire, que la surdité simple et des bourdonnements, on a vu de graves désordres résulter de leur présence et survivre à leur extraction. Tel est le cas suivant, inscrit dans les transactions médicales (année 1772) : « Une jeune fille était tombée dans le marasme, par suite d'une salivation qui durait depuis deux ans, et qui était tellement abondante qu'elle s'élevait quelquefois à une pinte et demie dans les vingt-quatre heures. Tous les remèdes propres à remédier à cette évacuation avaient été épuisés, quand M. Power en soupçonna la cause dans le conduit auditif. En effet, ayant examiné les oreilles, il en retira une très-grande quantité de laine puante, sans qu'il lui fût possible de découvrir comment elle s'y était introduite. La maladie ne cessa cependant pas aprés cette extraction, ce que l'on attribua, avec raison, à l'habitude contractée par les glandes salivaires. Pour troubler cette habitude, le médecin prescrivit à la malade de mâcher continuellement une croûte de pain, très-sec, et de l'avaler ensuite. Par ce moyen, ou mieux encore, par la soustraction du stimulant, la sécrétion diminua de jour en jour, et fut réduite à sa quantité naturelle, au bout de deux mois. »

On a retiré, des oreilles, des pierres, des billes, des

chevrotines, des fragments de métal, de verre, etc; en un mot des corps durs de toutes espèces. Outre la surdité et les bruits, les corps de cette nature occasionnent, dans quelques cas, les accidents les plus graves.

2° Bien que l'on rencontre plus souvent dans l'oreille des corps inertes que des êtres animés, ceux-ci n'y sont pas cependant fort rares, et la plupart des praticiens ont eu occasion d'en observer. Ce sont, ordinairement, des vers et des insectes venus du dehors, ou provenant d'œufs déposés dans le conduit, où la chaleur les a fait éclore. — Ce dernier mode de production qui, au premier abord, paraît si extraordinaire, est constaté par des praticiens trop nombreux et trop recommandables, pour que l'on puisse le révoquer en doute. Parmi les observations de ce genre, que l'on trouve dans les auteurs, nous en rapporterons deux, qui nous semblent authentiques ; l'une est de Fargeon; l'autre de Fillau.

PREMIÈRE OBSERVATION.

« Dans le mois de juillet de l'année 1756, un enfant, âgé de six ans, fils du sieur Séguy, habitant de Montpellier, était affligé, depuis un mois environ, d'une légère suppuration dans le conduit auditif externe de l'oreille gauche, qui ne lui occasionnait aucune douleur. Ses parents n'y faisaient pas beaucoup d'attention ; ils se contentaient de laver la conque avec de l'eau tiède ou une décoction d'orge. Le 14 du même mois, cet enfant se plaignit d'une douleur vive qu'il ressentait dans l'oreille affectée. On y fit rayonner du lait de femme ; on y jeta de l'eau d'orge, la douleur se calma; quelques heures après, elle reparut avec la même vivacité; on eut recours aux mêmes remèdes, avec le même succès. Le 15, la douleur fut plus considérable; elle fut calmée par les mêmes secours. Le 16, elle fut plus vive et plus fréquente; on était obligé à chaque instant d'employer et les mêmes remèdes, et l'huile d'amandes douces, dont on laissait couler quelques gouttes dans l'oreille. Le 17, la douleur fut si aiguë vers le soir, que l'enfant eut des mouvements convulsifs, et rendit par l'oreille quelques gouttes de sang. M. Regis, chirurgien, fut appelé; il essaya de calmer la douleur par les saignées, par les remèdes déjà indiqués, et par les gouttes anodines de Sydenham, qu'il joignit à l'huile d'amandes douces; mais le tout fut employé presque sans succès. Le 18 au matin, la douleur fut si grande que les mouvements convulsifs devinrent plus fréquents et plus considérables vers le milieu du jour. Le sang commença à couler constamment par l'oreille, et en si grande quantité que, dans l'espace de quelques heures, il en sortit la valeur de deux palettes. La triste situation de cet enfant détermina les parents à m'appeler. Lorsque je le vis, il poussait les hauts cris; les mouvements convulsifs persistaient, et l'hémorrhagie ne discontinuait pas : les saignées, les narcotiques et les adoucissants furent mis en usage sans succès; on n'apercevait rien dans l'oreille, quelque attention qu'on y apportât. A six heures du soir les mouvements convulsifs devinrent plus violents, et les forces diminuèrent considérablement. On commençait à craindre pour les jours de l'enfant; mais à sept heures les convulsions se calmèrent beaucoup, la douleur diminua, et l'enfant se plaignit de quelque chose qui lui rongeait l'oreille.

La mère, qui était pour lors toute seule auprès de lui, examina la partie : en jetant les yeux dans le conduit auditif externe, elle y aperçut un corps blanc ; elle y introduisit la tête d'une épingle, et en tira par ce secours un vers blanc, assez gros, qu'elle jeta avec précipitation à terre, où il se rapetissait et s'allongeait. Effrayée de cet événement, elle me fit appeler avec le chirurgien. A la vue de ce vers, nous ne doutâmes plus de la cause de tous les accidents, et comme ils persistaient, nous augurâmes qu'il y en avait encore quelque autre. En effet, à l'aide de petites pinces que le chirurgien introduisit assez avant, il en tira deux vers semblables au premier. Dès qu'ils furent sortis, l'hémorrhagie cessa, la douleur se calma, et les mouvements convulsifs disparurent. Ce jeune enfant s'endormit bientot après ; à son réveil, il fut très-calme ; il ne lui restait qu'une très-légère suppuration dans le conduit auditif, laquelle se guérit en peu de jours, par le secours de la décoction d'orge et des eaux de Barèges. Les vers étaient blancs, de la longueur et de la grosseur d'un gros pignon; leur tête était noire et pointue; on apercevait sur leur dos une ligne noire.

Par l'examen que j'en fis, je les trouvai ressemblants, par leur figure et par leur couleur, à ceux qu'on aperçoit sur les matières animales qui croupissent dans les latrines et dans les carrefours ; je ne pus cependant me persuader qu'ils fussent de la même nature. Je les emportai chez moi, pour les examiner avec plus de soin ; mais quelque attention que j'y donnasse, j'y trouvais toujours la même ressemblance. Pour m'en convaincre, je les enfermai séparément dans des cornets de papier. Cinq jours après je vis qu'ils étaient noircis, et qu'ils avaient pris la figure d'une chrysalide noire et ferme; j'avais soin de les examiner tous les jours. Le treizième après la métamorphose, voulant ouvrir, vers les six heures du matin, un de ces cornets, j'en vis sortir une grosse mouche. Fâché de l'avoir laissé échapper, je courus bien vite à mes autres cornets, que j'ouvris avec plus de précautions. Dans le premier, je trouvai la chrysalide percée par une des extrémités, qui laissait voir la tête d'une mouche. Je me hâtai de la mettre dans une bouteille. Dans le second, la chrysalide était dans son entier, et je la mis dans la même bouteille. Dans la journée, la mouche dont la tête était hors de la coque se débarrassa entièrement, et vola çà et là dans la bouteille. Le lendemain, l'autre fut aussi sortie de sa coque. Ces mouches étaient entièrement semblables à celles qu'on voit voltiger en été sur la viande exposée à l'air, et dans les endroits où il y a des matières animales corrompues, ou qui par la chaleur peuvent devenir telles. Je fus alors convaincu de la nature de ces vers, et je ne pus douter de leur origine.

Personne n'ignore que les mouches (comme bien d'autres insectes) déposent leurs œufs sur les matières, où les vers nouvellement éclos peuvent trouver leur nourriture. Il est par conséquent à présumer, avec beaucoup de certitude, que l'oreille de cet enfant n'étant pas couverte, une de ces mouches, attirée par le pus dont la conque était enduite, y déposa quelques œufs, qui furent entraînés dans le conduit par l'eau dont on lavait la partie, et que la chaleur les y fit éclore; ou bien les œufs s'étant collés aux parois de la conque, il y ont éclos, et se sont insinués ensuite dans le conduit auditif externe; parvenus à leur grosseur naturelle, ils ont occasionné les accidents, en rongeant la membrane qui tapisse cette cavité.

Cette observation me paraît éclaircir l'origine des vers qu'on a vus et qu'on voit sortir des oreilles, du nez, des sinus frontaux et maxillaires, et de ceux qu'on trouve sur la surface de certains ulcères. N'est-elle pas plus naturelle, que de penser que les œufs ont été entraînés et déposés par la voie de la circulation? La finesse des ouvertures des veines lactées, la petitesse des vaisseaux des parties où on trouve des vers, et les actions vitales ne contredisent-elles pas ce système, plus ingénieux que vraisemblable? »

DEUXIÈME OBSERVATION.

« Le 10 juillet 1786, un enfant d'environ onze ans étant couché sur le fumier d'une basse-cour, une grosse mouche se reposa sur son oreille gauche, d'où suintait depuis quelques temps une humeur puriforme, et y fit une piqûre. Dès le lendemain cet enfant sentit du mouvement dans son oreille, et ses parents virent qu'il y avait des vers. Les douleurs aiguës et la fièvre même qu'il éprouvait, les déterminèrent à m'appeler le surlendemain. Je tirai avec mes pinces à anneaux, du conduit auditif, cinq vers longs d'un demi pouce, gros comme le tuyau d'une médiocre plume à écrire, et six plus petits.

Malgré l'instillation de la teinture de myrrhe et d'aloès que je fis faire dans l'oreille du jeune malade pour empêcher la reproduction de ces insectes, ou pour les faire périr s'ils se reproduisaient, j'en tirai encore le lendemain, de cette même oreille, cinq autres, gros à peu près comme ceux de la veille; mais, à ma troisième visite, je n'en trouvai plus, soit qu'il n'y en eût plus, soit que le remède instillé en eût empêché le développement. Je fis faire pendant quelques temps des injections détersives dans l'oreille de cet enfant; elles tarirent la suppuration purulente dans laquelle ces insectes avaient baigné, ce qui m'avait fait craindre que la membrane du tympan ne tombât en suppuration; mais heureusement il continua d'entendre aussi bien de ce côté que de l'autre. »

3° Indépendamment de la connaissance acquise des qualités physiques et chimiques des corps étrangers introduits dans le conduit auditif, il importe de savoir à quelle profondeur ils sont situés. Cette notion, nécessaire pour porter un diagnostic et un pronostic précis, est surtout indispensable pour le traitement. Il suffit d'énoncer cette vérité, pour la faire comprendre, de même qu'il suffit d'explorer l'oreille malade dans des conditions favorables, pour s'assurer de la nature du corps étranger qui y siége, de la profondeur où il est parvenu, et juger des moyens d'extraction qu'il convient d'employer de préférence.

4° Il importe également de connaître d'avance si les corps étrangers introduits dans l'oreille sont de nature à blesser cet organe, par leur conformation physique ou par les propriétés chimiques dont ils sont doués. Tel fragment de verre ou de métal qui a pénétré dans l'organe, sans exciter de douleur, n'en pourra être extrait que retourné ou brisé sur place. D'autres corps étrangers, des pois, des haricots, par exemple, ont, dans quelques cas, par l'imbibition de l'humidité du canal, acquis un volume tel, qu'on ne peut plus les extraire, sans les plus grandes difficultés.

5° Enfin, la présence de corps étrangers dans le conduit auditif peut ne provoquer que des symptômes purement locaux, ou servir de point de départ à des phénomènes généraux de réaction promptement mortels. Entre ces deux degrés extrêmes, il existe une foule de points et de nuances intermédiaires qu'il serait impossible d'indiquer, *à priori*, mais que tous les praticiens sauront reconnaître et traiter par les moyens les plus convenables.

Les accidents les plus graves, auxquels ont donné lieu l'introduction des corps étrangers dans le conduit auditif, ont été observés à la suite de la perforation de la membrane du tympan : nous en parlerons au prochain chapitre. Cependant, le simple séjour de ces corps dans le conduit peut y occasionner des désordres sérieux, ainsi que les auteurs en citent de nombreux exemples. Une des observations les plus curieuses, à ce sujet, est celle que rapporte F. de Hilden (1)

« Une fille âgée de dix ans, dit-il, s'introduisit dans l'oreille gauche un globule de verre de la grosseur d'un pois. On fit pour le retirer plusieurs tentatives infructueuses : on ne réussit qu'à l'enfoncer plus avant.

« La malade fut d'abord tourmentée de douleurs continuelles dans l'oreille. Elles s'apaisèrent; mais tout ce côté de la tête jusqu'à la suture sagittale la faisait souffrir nuit et jour. Ces accidents augmentaient ordinairement avec le froid et l'humidité : durant les temps pluvieux d'automne, les douleurs devenaient atroces. Dans la suite, cette fille éprouva un léger engourdissement dans le bras gauche, puis dans la main, puis dans

(1) Fabric. de Hild. cent. I, obs. 4.

la cuisse, puis enfin dans tout le côté. Cet engourdissement se changea bientôt en douleurs cruelles, surtout la nuit et par un temps froid et humide, elle avait une toux sèche qui persistait depuis son accident. Les règles éprouvèrent du retard et des dérangements. Au bout de quatre ou cinq ans elle eut des attaques d'épilepsie, et le bras gauche s'atrophia. Les symptômes cédèrent à l'extraction du globule de verre. »

Traitement. — Quel que soit le volume, la composition et les autres propriétés des corps étrangers introduits dans l'oreille; qu'ils soient situés à l'entrée ou au fond du conduit, et accompagnés ou non d'accidents, une indication thérapeutique leur est commune à tous, c'est de les extraire.

Mais on doit, avant tout, s'assurer de leur présence, et ce précepte qui, au premier abord, peut paraître une banalité, n'est rien moins que superflu. Le professeur Velpeau s'exprime ainsi, à cet égard (1) : « Un point important à noter, surtout dans la pratique, c'est que souvent les malades, ainsi que leurs parents, veulent, à toute force, que l'oreille renferme un corps étranger, quand elle est complétement libre. Une femme, épouvantée, amène son enfant âgé de cinq ans, à l'une des consultations publiques de la capitale, pour qu'on veuille lui ôter un noyau de cerise qu'il a depuis vingt-quatre heures dans l'oreille. Des tentatives de tout genre, inutilement renouvelées, chaque matin, pendant trois jours, font naître des douleurs inouïes, de l'inflammation, de la fièvre, et, lorsque, n'osant plus rien faire, l'idée vint de se demander si les organes du petit malade renfermaient réellement le noyau cherché, on s'a-

(1) Velpeau, ouvrage cité.

perçut qu'il n'en était rien. Des inconséquences pareilles ont, maintes fois, donné lieu aux accidents les plus graves, etc., etc. »

L'exploration préalable de l'oreille ayant été faite, et la présence du corps étranger constatée, il s'agit de l'extraire ; et l'on doit s'en occuper au plutôt, à moins d'indications particulières que nous ferons connaître. L'extraction opérée, il ne reste plus qu'à se mettre en mesure pour prévenir les accidents où pour combattre ceux qui seraient survenus.

Il faut arriver jusqu'à Fabrice de Hilden, pour trouver une théorie raisonnée concernant l'extraction des corps étrangers du conduit auditif. Mercurialis, qui pratiquait encore au dix-septième siècle, et qui nous a laissé un traité des maladies de l'organe auditif (1), recommande de saisir par les jambes et d'agiter en l'air l'enfant qui a un corps étranger dans l'oreille. Il prescrit de lier sur une planche l'adulte atteint de la même affection, et de le faire retomber à plusieurs reprises, de manière à lui imprimer des secousses violentes, qui feront sortir le corps ; nous ne nous arrêterons pas à combattre ces procédés barbares.

Les instruments inventés par Alexandre de Tralles, par Mesué et par Arculanum, pour pomper les liquides introduits dans l'oreille, sont parfaitement inutiles. Une mèche de charpie ou un stylet boutonné, introduits jusqu'à la collection, suffisent pour obtenir ce résultat et faire cesser, par conséquent, la surdité et les bruits.

Si les corps mous, abandonnés dans l'oreille, présentent quelque force de cohésion, comme les boules de

(1) De oculorum et aurium affect. 1591.

coton, de laine, etc., il suffit ordinairement, de les saisir avec une pince ou une airigne, et de les attirer doucement au dehors. Dans le cas où ces corps seraient formés de mollécules hétérogènes et sans cohésion, comme des portions de terre, de sable, etc., on doit les extraire avec la curette, ou mieux, les délayer par des injections.

C'est pour l'extraction des corps durs du conduit auditif qu'ont été inventés les leviers de divers genres, les tire-fonds, et tout un arsenal d'instruments. La plupart sont aujourd'hui justement abandonnés, et l'on ne réserve dans la pratique que quelques-uns d'entre eux, dont l'expérience a démontré les avantages.

Lorsque le corps étranger ne remplit qu'imparfaitement le canal, on réussit souvent à le chasser, au moyen d'injections d'eau tiède ; si celles-ci demeurent sans résultat, l'emploi du levier est ordinairement indiqué.

Un stylet mousse, légèrement recourbé à son extrémité, est quelquefois l'instrument qui convient le mieux pour cet office. Une airigne fine et très-aiguë doit lui être préférée, dans d'autres cas, surtout lorsque le corps que l'on veut extraire est d'une consistance médiocre, et susceptible de se laisser entamer par la pointe de l'instrument.

Que l'on emploie, d'ailleurs, le stylet ou l'airigne, le procédé opératoire est le même. Il consiste à faire glisser la tige entre le conduit auditif et le corps étranger, et à se servir de l'instrument comme d'un levier du premier genre. Il vaut mieux, dans d'autres cas, surtout quand le corps étranger est très-rapproché du méat, recourir à des pinces fines pour l'attirer au dehors.

On prescrit de verser, d'abord, un peu d'huile dans le conduit, pour faciliter le glissement du corps étranger, et cette pratique est rationnelle. Mais une recommandation sur laquelle on ne saurait trop insister, c'est de ne faire les tentatives qu'après s'être bien assuré de la nature et de la situation du corps que l'on veut extraire. En agissant autrement, on augmente presque toujours les difficultés, et l'on provoque même les accidents que l'on voulait conjurer. Boyer raconte (1) qu'un chirurgien malhabile ayant brisé dans l'oreille une perle qu'il en voulait extraire, il survint une inflammation et des accidents qui faillirent causer la mort du malade.

Nous ne mentionnerions pas, au nombre des procédés d'extraction, l'incision, en demi-lune, derrière la conque, conseillée par Paul d'Égine, si elle n'avait été proposée, depuis, par Duverney, Dionis et Verduc. Nous ne rapporterons la recommandation faite par Tulpius et Donatus, d'abandonner dans le conduit auditif les noyaux de cérise, qui ne manqueront pas d'y germer, et pourront en être extraits par la tige, qu'en raison de ce qu'Itard donne le même conseil (2). Il suffit d'énoncer de telles propositions pour en faire justice.

2° Itard proscrit avec raison, l'usage des huiles médicamenteuses de Hameck, et les teintures amères ou aromatiques de Rhazès, que l'on employait autrefois pour détruire les animaux introduits dans le méat auditif. La seule conduite à tenir, dans ces circonstances, c'est de pousser avec force des injections d'eau tiède, qui entraînent au dehors les insectes et les vers, ou

(1) Maladies chirurgicales.

(2) Itard, ouvrage cité, tom. I, p. 302.

d'aller saisir ces animaux avec des pinces à dents, solides, ou une bonne double airigne, si l'injection ne suffit pas.

3° La profondeur à laquelle est placé le corps étranger fournit des indications curatives de la plus grande importance.

Bien qu'il y ait presque toujours indication positive d'extraire promptement, de l'oreille, les corps étrangers dont la présence n'est jamais sans danger, quelques circonstances néanmoins peuvent s'opposer, non-seulement à cette extraction, mais encore à l'examen de l'organe. La peau du conduit devient quelquefois tellement douloureuse que l'on doit, par prudence, suspendre toutes les recherches. Dans d'autres cas, il survient de l'inflammation, accompagnée d'un gonflement qui s'oppose, non-seulement à la sortie du corps étranger, mais encore à l'introduction des instruments propres à le saisir. Le chirurgien doit alors suspendre momentanément toutes les tentatives opératoires. Cette expectation, d'ailleurs, est justifiée par de nombreux exemples: des corps étrangers ont pu rester, pendant des années entières, dans le conduit auditif, sans compromettre l'existence ni même la santé générale de ceux qui les portaient.

Le 8 février 1827, le docteur Rigollot d'Amiens, envoya à l'académie royale de médecine, un pois qui était resté dans l'oreille d'un enfant, depuis cinq ans jusqu'à douze. Le petit malade avait éprouvé, à plusieurs reprises, des maux de gorge et des otites, dont il ne fut complètement débarrassé que par l'extraction du corps étranger. A propos de cette communication, Larrey rapporta l'exemple d'un jeune homme qui avait porté une petite molaire dans l'oreille, pendant dix ans, sans autre incommodité qu'une douleur et une surdité légères. On trouve enfin dans la Gazette médicale (1) l'observation suivante.

« M. Baptiste Perrotin, âgé de vingt-cinq ans, se lança, à l'âge de cinq ans, un noyau de cerise dans l'oreille droite, d'où il ne put le retirer. Craignant d'être grondé par ses parents, il ne parla à personne de son accident. Un mois après, des symptômes d'otite se déclarèrent. L'enfant déclare la cause de son accident; et le médecin appelé se met en devoir d'extraire le corps étranger, mais il ne peut en venir à bout; il combat, en attendant, l'inflammation par les remèdes appropriés, et les souffrances se dissipent complètement.

Depuis lors, M. Baptiste a été presque tous les mois sujet à des retours de phlogose dans l'oreille; et, chaque fois, pendant ces récrudescences, il perd l'ouïe. Il consulta plusieurs médecins, et tous les moyens employés n'eurent aucun résultat. Enfin, le malade étant venu trouver M. Yvan : « Je remontai, dit ce praticien, aux causes premières de l'affection, et je sondai l'oreille. Chaque fois je sentais un corps dur qui, par le choc de ma sonde, procurait une douleur très-vive au malade. Armé d'une petite pince à polype, je voulais saisir le noyau, mais cela me fut impossible. Je prescrivis des injections aromatiques, et je lui fis faire des injections avec l'eau de savon; à la sixième, il eut le bonheur de voir sortir le noyau de cerise encroûté de cérumen, je remplaçai les injections aromatiques par celles émollientes, et depuis, M. Baptiste n'a plus éprouvé aucune douleur.»

(1) Voy. Année 1837, p. 694.

Nous indiquons, dans le chapitre suivant, les moyens de traitement qu'il faut employer contre les corps étrangers qui ont pénétré jusque dans l'oreille moyenne. Quant aux accidents locaux et généraux qui résultent de leur présence, nous avons fait connaître les moyens que l'on doit opposer aux premiers, et nous ne pouvons que renvoyer aux traités de pathologie générale pour ce qui concerne les autres.

CHAPITRE V.

Corps étrangers introduits dans l'oreille moyenne.

Tous les corps étrangers que l'on a rencontrés dans le conduit auditif, peuvent également pénétrer dans la caisse du tympan. On a extrait de cette cavité des fragments de verre et de métal, des plombs, des perles, des boules de papier, etc.

La dysécie et les bourdonnements qui, comme nous l'avons vu, sont souvent les seuls symptômes que provoque la présence des corps étrangers dans le conduit auditif externe, n'ont plus ici qu'une importance fort secondaire, eu égard aux accidents qui surviennent et aux dangers que court le malade. Hyppocrate, qui, sans doute, avait observé des lésions de cette nature, regardait comme mortelles les blessures profondes de l'organe auditif.

L'introduction brusque de corps étrangers dans la cavité du tympan est, d'ordinaire, accompagnée d'une douleur vive et énervante, très-souvent suivie de syncope. La douleur persiste, surtout quand le corps étranger reste en place, et, souvent, prend le caractère de lancinations déchirantes et de battements.

Des nausées et des vomissements, de la toux et de la dyspnée, apparaissent fréquemment, dès le début de la maladie, persistent aussi longtemps qu'elle, et survivent même, parfois, à l'extraction du corps qui a provoqué les accidents.

On a fréquemment observé, à la suite de ces introductions, des spasmes, une paralysie partielle ou générale, des accès épileptiformes, de la stupeur, en un mot, les accidents nerveux les plus graves et les plus variés. On a aussi rencontré, dans les autopsies, des désorganisations de toute espèce et la gangrène. L'altération des parties molles, l'exfoliation et la carie profonde des parties dûres, et des lésions de toute espèce dans les meninges et le cerveau.

Sabatier (1) cite l'exemple d'un écolier qui, s'étant enfoncé dans l'oreille une boule de papier, éprouva de vives douleurs locales, d'abord, puis une céphalalgie violente, suivie d'une fièvre putride maligne, dont il mourut dix-huit jours après l'accident. A l'autopsie, on trouva le tympan perforé, et la boule de papier, cause première de tous les désordres, baignée dans le pus. Le rocher était carié, et un vaste abcès du cerveau communiquait avec la caisse, à travers cette ouverture. Belbeder, de son côté, rapporte l'observation d'un cocher qui, s'étant introduit, par mégarde, un grain d'avoine dans l'oreille, fut pris de convulsions épileptiformes, et mourut en fort peu de temps. « A l'autop-

(1) Médecine opératoire.

sie, on trouva, à la partie inférieure du conduit auditif gauche, un grain d'avoine boursoufflé, enveloppé de sa balle, qui avait percé la membrane du tympan, qu'il dépassait d'environ une ligne. Les convulsions cependant avaient été plus violentes du côté droit. »

On pourrait aisément ajouter d'autres exemples à ceux qui précèdent.

La gravité des symptômes qui accompagnent la présence des corps étrangers dans l'oreille moyenne, la rapidité de leur développement et le caractère particulier qu'ils affectent, ne laissent guère lieu à une erreur de diagnostic. Il suffit ordinairement, du reste, pour éviter celle-ci, d'explorer avec soin l'organe auditif. Dans les cas où une partie du corps vulnérant reste au dehors ou dans le conduit, le diagnostic ne peut présenter aucune difficulté. Il en est encore à peu près de même, quand on peut apercevoir une partie de ce corps à travers la déchirure de la cloison. Mais, quand celle-ci s'est complétement fermée, et a ainsi recouvert l'agent de la blessure (cas d'ailleurs excessivement rare), on ne peut plus se prononcer qu'avec des réserves. La marche des accidents est, d'ordinaire, comme nous l'avons vu, extrêmement rapide, et le pronostic est fort grave. Pour peu que le corps vulnérant offre un certain volume, et ait pénétré à quelque profondeur, l'ouïe est presque nécessairement abolie à jamais, et, dans les cas graves, la vie court des dangers.

Traitement. — La première indication thérapeutique qui se présente, après s'être bien assuré de la nature et de la profondeur, où est situé le corps étranger, c'est de l'extraire. La plupart des procédés que nous avons indiqués dans le chapitre précédent, pour opérer cette extraction, sont encore applicables lorsque ces mêmes corps sont engagés dans la caisse du tympan; nous n'y reviendrons donc pas ici. Lorsque les tentatives restent sans résultat, soit parce que l'agent vulnérant est trop solidement engagé dans les tissus, soit parce qu'il est profondément logé dans la caisse du tambour, le procédé employé par le docteur Deleau peut offrir une ressource précieuse. Ce praticien, appelé dans un cas où un corps étranger n'avait pu être extrait de la caisse du tambour, chez un enfant, introduisit un cathéter dans la trompe d'Eustache, du côté malade, et poussa avec force une douche d'air, qui, enfilant le conduit guttural, chassa au loin le corps qui bouchait complétement la caisse.

CHAPITRE VI.

Engouement cérumineux du conduit auditif.

La présence, dans le conduit auditif, d'une certaine quantité de cérumen est une condition nécessaire au bon fonctionnement de l'organe. Mais il arrive, dans certains cas, que les produits de la sécrétion, en s'accumulant, opposent une barrière à la propagation des ondes sonores, et causent ainsi la dysécie, par le même mécanisme que les polypes et les corps étrangers introduits dans l'oreille.

L'engouement cérumineux du conduit auditif aurait dû, à la rigueur, trouver place à la suite des excroissances, puisqu'il constitue, ainsi que ces dernières, une véritable production morbide. Mais nous avons préféré, à l'exemple d'Itard et du docteur Deleau (1), assimiler la surdité, provenant de cette cause, à celle qui résulte de l'introduction des corps étrangers. Il est rare, d'ailleurs, que des substances venues du dehors, telles que des grains de sable, des poussières de toutes sortes, ne viennent se joindre au bouchon cérumineux. Assez souvent même, des fragments de pierre, de bois, etc., en forment le noyau. Toujours, d'ailleurs, on doit procéder, dans le traitement, comme si le cérumen était un véritable corps étranger, venu du dehors.

L'engouement cérumineux est une cause très-fréquente de surdité. Il a lieu dans une oreille seulement, ou dans les deux organes à la fois. Il est, ordinairement, accompagné de bruits qui ont le caractère de bourdonnements, lorsque le canal est tout à fait rempli, et celui d'eau courante et de clapotements, lorsqu'il n'est qu'imparfaitement bouché. Dans ces deux cas, du reste, les bruits sont presque toujours intermittents, et la surdité n'est accompagnée, d'ordinaire, ni de vives douleurs, ni d'accidents de réaction. L'engouement cérumineux se forme par degrés, et d'une manière insensible, dans la plupart des cas, et comme les malades veulent toujours rattacher l'origine de leurs infirmités à quelque cause remarquable, ils l'attribuent à un coup d'air ou à tout autre accident. Mais il suffit d'explorer le conduit auditif pour apercevoir, plus ou moins loin du méat, l'extrémité du bouchon cérumineux, qui présente une teinte plus ou moins foncée, et est quelquefois enveloppé dans un véritable sac épidermique, qui a la

(1) Voy. Mémoire sur la lésion des glandes cérumineuses de l'oreille. Gazette médicale, 19 avril 1834.

forme d'un doigt de gant. Le plus ordinairement, le cérumen, ainsi amassé, est mou, et se laisse facilement diviser. Duverney et Leschevin ont rencontré du cérumen plâtreux dans l'oreille. Itard, dans sa 81e observation, cite un malade chez lequel l'excrétion avait acquis la dureté de la pierre, et nous avons observé nous-même des faits à peu près analogues.

Le pronostic est très-favorable dans la plupart des cas d'engouement cérumineux. S'il n'existe pas, d'ailleurs, d'autre affection de l'organe auditif, le malade recouvrera l'ouïe, aussitôt que la barrière placée entre les ondes sonores et la cloison du tympan sera enlevée. Mais plus d'un inconvénient peut résulter de la présence du cérumen dans le fond du conduit. D'abord, ce cérumen est un véritable corps étranger, qui souvent, après un certain temps, devient dur et résistant, et se trouve enveloppé de plusieurs couches d'épiderme. Le tégument du conduit auditif s'injecte et il arrive, dans certains cas, qu'une véritable inflammation s'en empare. L'afflux sanguin augmentant sans cesse, une sécrétion purulente s'établit, et les tissus enflammés s'imbibent de sucs et perdent une partie de leur force de cohésion. Il serait aisé de concevoir (quand même l'observation ne serait pas venue le démontrer), les désordres organiques qui peuvent résulter de cet état de choses, entre autres l'usure de la peau du conduit et la perforation de la membrane du tympan. On a donc peine à se rendre compte des assertions suivantes du docteur Kramer: « Nous devons mentionner, dit-il, un exemple salutaire pour montrer jusqu'où de vaines spéculations ont entraîné les savants. Ribes assure (1) qu'en faisant une

(1) KRAMER, ouvrage cité, p. 142.

autopsie, il a vu le manche du marteau arraché.... Le même auteur croit, malgré l'observation qui montre le contraire, qu'un bouchon de cérumen durci peut ronger et percer cette membrane, en pressant sur elle (1). » Nous répondrons à M. Kramer que notre anatomo-pathologiste ne se borne pas à croire, mais qu'il affirme avoir trouvé des membranes du tympan perforées de cette manière. Et nous ajouterons qu'il n'est pas le seul à les avoir trouvées (2), que Chaussier et d'autres les ont vues en même temps que lui, et dans plus d'un cas. Entre un observateur comme M. Ribes, qui a vu un fait conforme, d'ailleurs, à toutes les théories pathologiques, et M. Kramer qui nie ce fait, parce qu'il ne l'a pas vu, le choix de nos lecteurs ne saurait rester douteux.

Le cérumen s'accumule rarement dans l'oreille des enfants, bien que sa sécrétion soit beaucoup plus abondante à cette époque de la vie que plus tard; mais la fluidité de ce produit coïncide avec la surabondance de sécrétion, et sa sortie du conduit s'effectue avec une grande facilité. Il en est encore de même, quand la membrane du tympan est ouverte. Le mucus sécrété dans la caisse s'écoule au dehors, et l'on n'observe que rarement des accumulations abondantes de cérumen dans les oreilles où siége cette infirmité.

C'est surtout chez les personnes âgées et peu soigneuses, que l'on rencontre l'engouement cérumineux. Une courbure très-prononcée du conduit auditif, et l'usage habituel de coiffures qui serrent les oreilles contre la tête, prédisposent à ce genre d'affection. Nous

(1) Kramer, ouvrage cité, p. 142.
(2) Voy. Dictionnaire des sciences médicales, tom. XXXVII, p. 30.

l'avons observé, plusieurs fois, chez des religieuses qui portent des serre-tête, dont la pression finit souvent par déprimer l'anthélix, et rétrécir le calibre du conduit.

Le traitement qui convient à l'engouement cérumineux du canal auditif est très-simple, et consiste à extraire le corps étranger. Il est irrationnel d'enlever, d'un seul coup et sans précautions, comme nous l'avons vu faire, un tampon de cérumen, logé depuis longtemps dans l'oreille.

On doit commencer par ramollir le bouchon cérumineux, pour en rendre l'extraction plus facile. Les huiles et les injections médicamenteuses, que l'on a conseillé d'instiller, à cet effet, dans le méat auditif, ne remplissent qu'imparfaitement l'indication que l'on a en vue. Dans des expériences nombreuses, faites à Chester, en 1769, Haygarth a trouvé que l'eau simple est le meilleur dissolvant du cérumen, et, aujourd'hui, on se sert généralement d'eau tiède pour pratiquer les injections. Celles-ci doivent être faites avec précaution et douceur. Assez souvent, on obtient, de leur emploi, la sortie complète du cérumen et la guérison de la surdité. Mais, plus souvent encore, on ne peut réussir qu'en s'aidant de la curette ou de pinces fines à dents de souris. Ces instruments servent à diviser la surface du bouchon et à l'ébranler, et il arrive assez souvent ensuite que les premières injections déterminent sa sortie en masse.

Il faut se garder de mettre trop de précipitation dans ces manœuvres, ou de les pratiquer sans ménagements. Une affection qui n'est rien par elle-même, et qui guérit, à coup sûr, par l'emploi judicieux de moyens simples et méthodiques, peut, par l'ignorance ou la malhabileté de l'opérateur, présenter des dangers, et ce fait n'est pas sans exemples.

L'extraction du cérumen opérée, il suffit de tamponner le conduit auditif avec du coton, et de recommander au malade de ne l'enlever que graduellement et avec précaution.

TROISIÈME CLASSE. — Rétrécissement et occlusion organiques des conduits auditifs.

CHAPITRE Ier.

Rétrécissement. — Oblitération du conduit auditif externe.

Plusieurs des maladies que nous avons étudiées, dans les chapitres précédents, laissent, après elles, une coarctation permanente du conduit auditif externe.

Parmi les rétrécissements dont nous traitons dans ce chapitre, les uns sont congéniaux, d'autres résultent de lésions accidentelles. Les uns ont leur siége exclusif dans les portions dures du conduit; les autres dans les parties molles, et d'autres, enfin, tiennent à la lésion simultanée des os et des tissus mous de l'organe.

La science ne possède qu'un petit nombre d'exemples d'atrésie du conduit auditif, par suite du rapprochement des parties osseuses. Dans la plupart de ces cas, l'imperforation était congéniale, et nous en traiterons, par conséquent, dans le chapitre consacré aux anomalies organiques.

Autenrieth et Stevenson rapportent trois exemples de rétrécissements du conduit auditif, occasionnés par des exostoses. Le premier parle d'une femme de quarante-neuf ans qui présentait, à la partie supérieure et postérieure du canal, une excroissance osseuse, qui s'étendait jusqu'à une ligne de la paroi du côté opposé. Stevenson a rencontré des exostoses semblables chez deux sujets.

La plupart des coarctations, néanmoins, ont leur siége exclusif dans les parties molles du méat auditif. Le rétrécissement est complet ou incomplet, inné ou acquis, et l'obstacle existe dans une partie plus ou moins profonde du conduit, circonstances utiles à connaître pour le pronostic, et surtout pour le traitement.

Les auteurs citent plusieurs exemples d'oblitération complète du conduit auditif, par une membrane qui peut siéger sur tous les points de ce canal. S. Cooper (1) rapporte l'histoire d'un enfant chez lequel, dit-il, « On ne voyait pas même de vestiges de l'orifice des conduits auditifs, qui se trouvaient recouverts par la peau. Cependant, cet enfant entendait bien, quoique le sens de l'ouïe s'exerçât difficilement et imparfaitement, je me souviens même que chacun de nous fut extrêmement surpris de ce que cet enfant entendait aussi bien qu'il le faisait, etc. » A côté de ce cas où une membrane congéniale bouchait hermétiquement le méat auditif, sans néanmoins abolir l'audition, on trouve, dans les œuvres de Larrey (2), l'observation suivante. « Un soldat, chez lequel une balle avait coupé un peu obliquement, de la tempe à l'apophyse mastoïde, la racine de l'oreille droite, à l'entrée du conduit auditif, que la suppuration

(1) Samuel Cooper, Dictionnaire de chirurgie, tom. II, p. 238.
(2) Mémoires et campagnes.

détruisit, par suite, jusqu'au tympan, d'où résulta une cicatrice mince et profonde, formée par les téguments qui couvraient l'orifice de ce conduit, comme un opercule sans ouverture; et néanmoins la perception des sons se faisait parfaitement à travers cette membrane dermoïde, qui, à la vérité, était très-amincie, élastique, un peu déprimée, et d'une sensibilité exquise. Elle recevait, comme le tube d'un entonnoir, l'extrémité du cône, formé par les sinuosités tortueuses du pavillon de l'oreille. »

Dans les deux exemples qui précèdent, la lésion était évidente, et ne pouvait donner lieu à aucune méprise; mais, dans les cas où la fausse membrane est plus profondément située, quand surtout elle existe au fond du conduit, et offre un aspect nacré, les difficultés du diagnostic augmentent beaucoup. On a observé des opercules de cette nature, innés ou accidentels, présentant les plus grandes variétés de forme et d'épaisseur, et situés à toutes les profondeurs du canal auditif. F. d'Aquapendente a trouvé, deux fois, des pseudo-membranes au fond du conduit, qu'elles bouchaient complétement, et Duverney rapporte l'histoire d'une autopsie où il disséqua une membrane semblable, dans l'oreille droite d'un sujet qui avait été sourd de ce côté. « J'ai vu, moi-même, il y a quelques années, cette espèce de membrane, chez un chirurgien militaire, dit Itard (1), devenu sourd d'une oreille, à la suite d'un violent érysipèle de la tête. Je la pris d'abord pour celle du tympan; mais son peu de profondeur, son défaut de transparence, sa disposition oblique, m'eurent bientôt

(1) ITARD, ouvrage cité, tom. I, p. 282.

détrompé. » Saunders a observé également une pseudo-membrane du conduit auditif, qui s'était formée pour remplacer la cloison du tympan qui avait été détruite, etc.

C'est en examinant attentivement le conduit auditif, et en se faisant rendre compte des antécédents de la maladie, que l'on peut porter sur les pseudo-membranes, profondément situées, un diagnostic sûr et précis.

Les rétrécissements causés par le gonflement des parties molles, sont beaucoup plus communs que les précédents. Le diagnostic en est aussi beaucoup plus facile. Dans un cas de cette espèce, Lamettrie trouva le conduit auditif tellement étroit, qu'il pouvait à peine y introduire une aiguille. La plupart des chirurgiens ont rencontré, du reste, des coarctations de cette nature.

Larrey a signalé une autre espèce d'oblitération du conduit auditif, dont il explique ainsi le mécanisme : « Chez les personnes qui perdent, de bonne heure, les dents mollaires de l'une et de l'autre mâchoire, il s'opère graduellement un déplacement en arrière et en haut des condyles de l'os maxillaire inférieur, lesquels s'enfoncent dans les fossettes glénoïdales des os temporaux, pour se loger dans le fond de ces cavités articulaires, au delà de la scissure de Glazer, et au-devant du conduit auditif, dont les parois sont déprimées dans cette même direction, et le canal s'oblitère ou éprouve une telle déviation, que les ondes sonores ne peuvent parvenir jusqu'au tympan, d'où résulte la surdité. »

D'autres lésions peuvent, en rapprochant les parois du conduit auditif, amener le même résultat. Nous avons trouvé plusieurs rétrécissements, et même une oblitération complète des conduits auditifs, par suite de la compression continue, exercée sur les oreilles par des bandeaux. Nous traitons, en ce moment, une dame de quarante ans, dont toutes les articulations ont été successivement envahies par des rhumatismes. La maladie s'est portée, à plusieurs reprises, sur les articulations temporo-maxillaires, et a laissé, du côté droit, une tumeur, grosse comme une noix, que rien n'a pu faire disparaître. Elle refoule le thragus, en arrière et en dedans, et oblitère complètement le passage des rayons sonores.

En décrivant les symptômes des diverses lésions anatomiques qui causent l'obturation du conduit auditif externe, nous avons indiqué, en même temps, l'étiologie de la plupart d'entre elles. Nous n'y reviendrons donc pas ici.

Quant au pronostic, on le tire surtout du siége de la maladie, et du degré des lésions organique et fonctionnelle. Les parties dures sont-elles le siége de l'altération morbide, comme dans les cas observés par le docteur Velpeau, la cophose est incurable. Il en est encore à peu près de même des exostoses observées par Stevenson et Autenrieth. On ne peut guère obtenir la cure de maladies semblables, que par l'action d'un traitement interne destiné à combattre la diathèse qui leur a donné naissance. Lorsque les pseudo-membranes du conduit auditif externe peuvent être enlevées ou détruites, le pronostic est favorable, si, d'ailleurs, le reste de l'organe est sain. Le gonflement uniforme du canal offre moins de chances de guérison ; car, quand il est accidentel, on doit presque toujours le rapporter à l'action lente et prolongée de maladies qui sont ordinairement de mauvaise nature, comme la dartre, les scrofules, etc. Alors aussi, la maladie primitive qui a causé le rétrécissement du conduit, a déterminé, en même temps, d'autres lésions plus profondes et plus difficilement curables.

Traitement. — C'est dans la connaissance précise de la nature, du siége et de l'ancienneté de la lésion organique, que l'on doit puiser les règles du traitement. Il serait absurde, et contraire à toutes les lois de la chirurgie, de vouloir guérir une surdité causée par l'imperforation des os du conduit auditif, et il ne serait guère moins irrationnel de tenter une opération chirurgicale pour enlever des exostoses du même canal.

A quelque profondeur que se trouvent les pseudo-membranes, qui bouchent le conduit auditif, le chirurgien doit d'abord chercher à les détruire, car si la lésion organique est simple, cette opération restituera complètement l'ouïe. Rien n'est d'une exécution plus simple et plus facile que l'ablation de ces opercules, quand ils sont placés à l'extérieur, comme dans le cas rapporté par S. Cooper. Une incision cruciale, pratiquée sur la pseudo-membrane, la divise en quatre parties, et chaque lambeau est enlevé, soit avec le bistouri qui a servi pour l'incision, soit avec des ciseaux. Un simple pansement à plat complète cette légère opération. Le même procédé suffit encore, pour l'extraction des pseudo-membranes, placées peu profondément dans le conduit ; mais lorsque celles-ci adhèrent au voisinage de la cloison, il y aurait imprudence à employer l'instrument tranchant. Il faut alors, suivant les conseils de F. d'Aquapendente et d'Itard, détruire l'obstale, au moyen de la pierre infernale, conduite avec beaucoup de précautions et en plusieurs fois.

Quand, au lieu d'être clos par une simple membrane, le conduit auditif est oblitéré par le gonflement des parties molles, on doit recourir à un autre ordre de moyens. Leschevin conseillait, dans les cas de cette nature, de rétablir le conduit, à l'aide d'un trocart aigu, conduit dans la direction connue du canal, et S. Cooper fait la même recommandation. Earle a consigné, dans les Transactions médico-chirurgicales (1), une guérison, obtenue dans un rétrécissement de cette espèce, par l'application d'une solution concentrée d'azotate d'argent, qui détruisit, en partie, la peau du conduit. Nous ne pouvons accepter, pour notre part, ni le procédé de Leschevin, ni celui d'Earle. Le premier doit être remplacé par l'introduction graduelle de mèches de charpie de plus en plus grosses, et enfin, par celle de petits cylindres d'éponge préparée. Ce procédé, analogue à celui que l'on emploie journellement pour dilater des conduits fistuleux, a l'avantage de réussir à peu près constamment, et sans occasionner de vives douleurs. Quant à la cautérisation pratiquée par Earle, elle peut, dans quelques cas, seconder la dilatation; mais son emploi exclusif peut être suivi de dangers que l'on évite sûrement, en la combinant avec la dilatation.

Nous traitons, en ce moment (mars 1845,) un jeune avocat que l'on a cautérisé ainsi, pour le guérir d'une coarctation du conduit auditif. La douleur, qui fut presque nulle pendant l'application du caustique, devint telle, dans la soirée, que le médecin ordinaire se hâta de prescrire une application de vingt sangsues autour de l'organe malade, pour combattre les accidents. Malgré l'évacuation sanguine, malgré les applications émollientes et l'usage des pédiluves et des purgatifs, le

(1) Voy. Trans. méd. chirurg., tom. X, p. 411.

malade passa les six nuits qui suivirent l'opération, sans pouvoir fermer l'œil. Le médecin de la famille nous fit appeler, et, après nous avoir raconté les antécédents, il nous fit voir l'oreille du malade. Elle formait une masse lisse et rouge, uniformément gonflée et sans vestiges de saillies ni d'enfoncements. Le conduit auditif n'était indiqué que par une fente longitudinale d'où s'écoulait une sérosité sanieuse. Le malade avait de la fièvre et de l'agitation. La soif était vive, et les douleurs de tête n'avait pas cessé depuis six jours. Nous convînmes de continuer l'emploi des topiques émollients et de prescrire des pédiluves sinapisés et un purgatif. Cette médication entrava la marche de la phlogose. Les tissus se sont dégorgés peu à peu, et aujourd'hui, le conduit auditif, que l'on a dilaté avec l'éponge préparée, a repris à peu près son calibre normal. Mais l'ouïe est restée fort affaiblie de ce côté, et l'on ne peut espérer un retour complet de la fonction.

Quand, au lieu d'être déterminée par le simple rapprochement des parois, ou même par leur accolement, l'occlusion du conduit auditif est due à une cicatrice, on doit tout d'abord la détruire, avant d'opérer la dilatation ; et l'instrument tranchant est préférable aux caustiques dans ce cas. Des ciseaux fins, ou un bistouri à lame étroite, entouré d'une bande de linge jusqu'à cinq millimètres de la pointe, peuvent être indifféremment employés à cet usage. Le reste du traitement est le même que dans le rétrécissement simple.

Larrey introduisait un petit tube métallique ovalaire dans le méat auditif des sourds par perte des dents molaires. Ce cornet avait pour but de maintenir le conduit auditif ouvert et de favoriser ainsi l'audition. Le même tube peut servir encore, quand le rétrécissement est dû à l'aplatissement du conduit, par l'usage de bonnets serrés. En proscrivant les serre-tête et en maintenant la canule en place, pendant quelque temps, il est permis d'espérer qu'une guérison complète suivra le redressement du conduit.

Le même tube est encore indiqué, quand l'occlusion dépend d'une tumeur dans l'articulation temporo-maxillaire, comme celle dont nous avons parlé, mais alors ce moyen ne peut être considéré que comme un palliatif. C'est en attaquant la maladie qui a donné lieu à la tumeur articulaire, que l'on peut obtenir une guérison complète.

CHAPITRE II.

Rétrécissement. — Oblitération du conduit auditif interne.

La surdité et les bourdonnements qui accompagnent le rétrécissement et l'oblitération du conduit auditif externe, se rencontrent aussi dans les mêmes affections du conduit auditif interne de l'oreille. L'inspection oculaire, qui suffit pour diagnostiquer la maladie, quand elle siége à l'extérieur, ne peut plus s'appliquer au cas présent, et c'est au cathétérisme, soit seul, soit secondé de douches d'air, que l'on doit recourir alors.

Rien ne pourrait faire soupçonner l'occlusion congénitale des trompes d'Eustache, et, si elle existait des deux côtés à la fois, l'enfant serait nécessairement sourd-muet. Mais plusieurs indications peuvent mettre sur la voie, quand la même lésion est accidentelle : si le malade a eu des ulcérations dans la gorge, on peut soupçonner que l'infirmité est due à la cicatrice d'un de ces ulcères, qui a oblitéré les trompes d'Eustache. Valsalva, comme on sait, découvrit l'usage des conduits gutturaux de l'oreille, en pansant un seigneur polonais atteint d'un ulcère syphilitique à la gorge. Chaque fois qu'il appliquait une petite tente sur l'orifice du pavillon, le malade devenait sourd, et il recouvrait l'ouïe aussitôt qu'on enlevait le corps étranger. Ce chirurgien en conclut, avec raison, que la liberté des trompes d'Eustache est nécessaire pour que l'audition s'exerce d'une manière normale. Itard rencontra un malade dont la surdité était due à la cicatrice d'un ulcère semblable. Dans des cas de cette nature, et aussi quand la cicatrice peut être rapportée à l'action d'une angine gangreneuse ou d'une ancienne blessure, le commémoratif fournit au diagnostic les données les plus précieuses.

D'autres lésions déterminent également la coarctation du conduit guttural. Dans les affections catarrhales de l'oreille moyenne, par exemple, la tuméfaction des trompes d'Eustache oblitère plus ou moins complètement le calibre de ces conduits. Des polypes implantés à l'orifice ou au voisinage immédiat du canal, interceptent quelquefois le passage de l'air. Des tumeurs volumineuses peuvent également, et sans siéger aussi près du pavillon guttural, refouler les parois de celui-ci, et en effacer le calibre. On voit, journellement, l'hypertrophie des amygdales produire la surdité, par un mécanisme de cette nature. Des tumeurs, ou même une simple hypertrophie dans la portion osseuse du conduit, auraient encore le même résultat.

Il serait irrationnel de tenter la cure des cophoses dues à l'occlusion des conduits gutturaux par des tumeurs osseuses. Elle serait encore plus difficile à obtenir, quand l'occlusion est congéniale. Mais les autres coarctations que nous avons indiquées offrent des chances de guérison.

Nous avons décrit, au chapitre du catarrhe de l'oreille moyenne, le traitement qui convient, pour rendre aux trompes d'Eustache rétrécies, leur calibre normal. Nous avons aussi conseillé la résection des amygdales hypertrophiées, l'ouverture des abcès et l'ablation des polypes, pour remédier à l'occlusion des mêmes conduits due à ces trois ordres de causes. Il ne nous reste donc plus qu'à indiquer le traitement qui convient aux rétrécissements, par cicatrice de la trompe d'Eustache.

Itard rapporte, dans sa cent et unième observation (1), l'histoire d'un peintre en bâtiments qui, ayant tenté de s'empoisonner en buvant de l'acide nitrique, s'arrêta à temps et en fut quitte pour une brûlure de la gorge et de l'œsophage. Les plaies du gosier, en se cicatrisant, déterminèrent une surdité accompagnée d'une douleur sourde, qui devenait assez vive quand le malade buvait, et surtout quand il bâillait. Ayant voulu, d'après le conseil d'un médecin, faire usage de la pipe et diriger la fumée du tabac vers l'arrière-bouche, il y avait éprouvé une vive irritation, à laquelle il devait une augmentation de sa surdité.

« Ces renseignements, ajoute l'auteur, me firent d'abord examiner le fond du pharynx. Je trouvai sa paroi postérieure, le voile du palais et ses piliers très-enflammés, colorés d'un rouge presque brun, humecté

(1) Voy. tom. II, ouvrage cité, p. 89.

d'une mucosité filante qui était quelquefois mêlée de sang. Je commandai à cet homme de se fermer les narines et la bouche, et de faire ensuite une forte et longue expiration. Il ne sentit point l'air pénétrer dans ses oreilles, et y produire cette espèce de tension douloureuse qui se fait sentir vers le fond du conduit auditif externe, quand la trompe d'Eustache est libre : mais, en faisant effort contre l'orifice de la trompe, l'air expiré y provoque un surcroît de douleur. Je ne doutai point qu'il n'y eût occlusion de ce conduit, produite et entretenue par un gonflement inflammatoire de la membrane. Je fis appliquer à la nuque, à plusieurs reprises différentes, une ventouse scarifiée. Après la troisième application, six sangsues furent posées derrière chaque oreille. Je prescrivis l'usage du lait, de demi-bains, et d'un gargarisme fait avec l'acide sulfurique, suffisamment étendu d'eau. Ces moyens réussirent, la rougeur de la gorge s'évanouit, et l'audition se rétablit complétement. »

Les agents antiphlogistiques et les révulsifs, employés par Itard, dans le cas qui précède, étaient parfaitement indiqués pour obtenir la guérison de cicatrices récentes, mais ils seraient demeurés impuissants dans une période plus avancée de la maladie, et il eût fallu alors, de toute nécessité, agir directement sur la cicatrice elle-même, ainsi que le fit le docteur da Camino, dans l'observation suivante (1) :

« Le malade avait éprouvé, par suite d'un coryza chronique, vingt ans auparavant, une adhérence si complète du voile du palais avec la face postérieure du pha-

(1) Memoriale della medicina contemporanea, février 1841.

rynx, qu'il ne restait entre les fosses nasales et la cavité pharyngienne qu'une très-petite ouverture à peine capable d'admettre un grain de chènevis. Les mucosités des fosses nasales retenues au-dessus de cette adhérence, obstruaient presque complètement l'orifice de la trompe d'Eustache, et il en était résulté une surdité telle que les sons les plus violents pouvaient seuls être perçus. Des traitements nombreux et variés avaient échoué contre cette affection. » M. da Camino rapportant la surdité à la cause véritable, jugea que la destruction des adhérences était le seul moyen de la faire cesser. En conséquence, il procéda à l'opération, de la manière suivante : « Une incision transversale fut d'abord faite *au-dessous* de l'ouverture du voile du palais, afin de ménager une partie qui pût servir de moyen d'union entre les deux moitiés de ce repli. Puis, en portant le bistouri de bas en haut, il disséqua, dans l'espace de plus d'un pouce, les adhérences qui existaient sur une large surface entre le voile du palais et le pharynx. Le doigt passé de l'une de ces cavités dans l'autre, aida à rétablir entre elles la communication normale. On introduisit avec la sonde de Belloc deux tentes de charpie qui furent laissées aux deux angles de la plaie, dans le but d'empêcher leurs réunions.

Aussitôt l'opération terminée, le malade se leva en exprimant, de la manière la plus manifeste, son contentement de la facilité qu'il éprouvait à respirer, d'un sentiment particulier de légèreté dans la tête, et enfin du rétablissement presque complet de la faculté auditive. »

Quand, en déprimant la base de la langue, on peut apercevoir la cicatrice, le meilleur moyen de la détruire, c'est d'y porter directement la pointe aiguë d'un bistouri, entouré d'une bande, jusqu'à trois ou quatre millimètres de sa pointe. On maintient ensuite l'ouverture de l'incision béante, en introduisant des bougies dans le conduit, et en conseillant aux malades de fréquentes expirations, la bouche et le nez étant fermés.

Si, après s'être bien assuré, au moyen du cathétérisme, de la présence ou de la nature de l'obstacle, on ne peut, cependant, l'attaquer directement, comme nous venons de le dire, il ne reste qu'un parti à prendre, c'est de le déchirer avec le bec d'une algalie d'argent. Le reste du traitement ne diffèrerait pas de celui que nous avons conseillé après l'incision. On maintiendrait l'ouverture de la trompe d'Eustache, en y faisant souvent passer de l'air, et en y introduisant des bougies, ainsi que nous l'avons déjà dit.

L'observation suivante est rapportée dans un journal de médecine (1) par le docteur Bonnet de Lyon.

« Il s'agit d'un homme de trente-neuf ans, affecté d'une syphilis constitutionnelle, pour laquelle il n'a subi aucun traitement régulier. Trois ans avant qu'il vînt à l'hôpital, il se développa à la gorge et dans les fosses nasales, des ulcères et des inflammations qui, douze mois plus tard, en se propageant à la trompe, produisirent des bourdonnements et une grande difficulté d'entendre des deux côtés, mais surtout du côté droit. De ce côté survint, au commencement de la troisième année du mal, une tumeur lacrymale due, sans

(1) Bulletin général de Thérapeutique, tom. XIII, p. 208.

doute, à ce que l'inflammation s'était propagée dans le conduit nasal de ce côté.

Lorsque j'ai vu le malade pour la première fois, de larges ulcères grisâtres occupaient la partie postérieure du pharynx ; le nez était affaissé par la chute de quelques-uns des os de la cloison, l'haleine très-fétide et la surdité plus marquée que jamais. Je le traitai intérieurement par la tisane sudorifique et les pilules de Dupuytren, et tous les deux ou trois jours, je cautérisais avec des bourdonnets de charpie, imbibés de nitrate de mercure, non-seulement les ulcères de la gorge appréciables à la vue, mais tout le trajet des fosses nasales, des deux côtés, et les parties supérieures et latérales du pharynx auxquelles j'arrivai, tantôt par le nez, et tantôt par la bouche. Une observation très-remarquable, c'est que, lors même que je cautérisais toutes ces parties à la fois, le malade n'éprouvait aucune douleur, soit que la désorganisation eût affaibli la sensibilité des parties, soit que les mucosités purulentes empêchassent l'action du caustique. Cependant, dès la troisième semaine de ce traitement, les bourdonnements cessèrent, après s'être graduellement affaiblis : l'ouïe était entièrement rétablie du côté droit. Dès la fin du premier mois, et aujourd'hui, commencement de la sixième semaine, elle est très-améliorée du côté gauche, le plus gravement affecté. »

CHAPITRE III.

Excroissances et polypes dans le conduit auditif externe.

Le docteur Kramer décrit les polypes de l'oreille, dans son chapitre des phlogoses du tissu glandulaire du conduit auditif externe. Pour cet auteur (1) « *excroissance charnue et polype du conduit, n'est autre chose que la rougeur inflammatoire, la tuméfaction partielle (de l'otorrhée), dans un degré plus élevé.* » Nous ne pouvons adopter cette opinion par deux motifs : le premier, c'est que la rougeur et la tuméfaction existent souvent au plus haut degré et pendant longtemps dans le conduit, sans qu'aucun polype y apparaisse ; le second, c'est que l'on trouve souvent des excroissances sans tuméfaction notable des tissus voisins.

Pour nous, le polype est une maladie à part, parfaitement caractérisée, ayant son mode particulier d'origine et de développement, et qui doit être soumise à des procédés de traitement qui lui soient également propres. Contrairement à Itard, qui pense que le polype précède quelquefois l'écoulement du conduit, nous croyons avec Rust (2), Krukemberg et Kramer, que l'inflammation préalable des parties où il prend racine est une condition nécessaire à son développement. L'analogie seule, à défaut de l'expérience des autres et de la nôtre, nous aurait conduit à cette affirmation. Les polypes, en effet, ne se montrent qu'à l'intérieur des cavités, dans les fosses nasales, les sinus maxillaires sur le col utérin, etc., là où existent des membranes muqueuses, et à leur surface. Or, pour qu'ils se développent dans le conduit auditif, il faut que le prolongement cutané qui tapisse celui-ci ait, auparavant, revêtu le caractère des membranes muqueuses, comme il arrive

(1) Kramer, ouvrage cité, p. 99 et suiv.
(2) Aufsatze und abhandl. aust. geb. der chir. med., 1.
(3) Sarre, d. ambul. Klinich in stalle, 1824, p. 206.

à la peau qui avoisine l'ouverture extérieure des conduits fistuleux. On reconnaît, en effet, que c'est principalement sur le plancher du conduit auditif, qui, en raison de sa position déclive, est baigné par la suppuration, que s'implantent de préférence les polypes.

Diagnostic. — *Marche.* — Toutes les variétés d'excroissances et de polypes qui ont été observées par les auteurs, dans les diverses parties du corps, peuvent également exister dans l'oreille. Nous les rattacherons, cependant, pour en faciliter l'étude, aux deux formes muqueuse et fibreuse.

Les polypes muqueux sont ceux que l'on rencontre, le plus souvent, dans le conduit auditif. Ils y sont uniques ou multiples, et présentent les caractères généraux des excroissances de même nature, que l'on observe dans les autres parties du corps. Ils sont mous, bosselés, se déchirent facilement, et saignent au plus léger contact. Ils n'occupent ordinairement qu'une oreille, bien qu'on les trouve quelquefois dans les deux organes en même temps.

Ils s'implantent dans les tissus par une racine plus ou moins large, ou par un pédicule étroit. Leur présence n'est pas toujours accompagnée de douleurs; mais ils coïncident constamment avec un flux muqueux ou purulent, quelquefois fétide, et toujours plus abondant, quand le polype est volumineux et la maladie ancienne. Ils déterminent une dysécie et des bourdonnements d'autant plus pénibles que l'excroissance est plus volumineuse et le canal plus étroitement bouché.

Les polypes fibreux du conduit auditif sont beaucoup plus rares que les précédents. Ils s'implantent, le plus ordinairement, au voisinage de la membrane du tympan par un pédicule étroit, simple ou bifurqué. De là, ils gagnent le méat auditif, et viennent s'y présenter avec les qualités de forme, de couleur et de consistance propres aux polypes de même nature qu'eux. Ils acquièrent beaucoup plus de volume que les polypes muqueux ou vésiculeux. On en a vu pendre du conduit auditif, et se développer au dehors, par un épanouissement en forme de chou-fleur. Le polype fibreux, à l'état de simplicité, n'est ni douloureux ni saignant; mais il acquiert ces qualités, par suite de la dégénérescence qui frappe souvent la partie qui sort du conduit auditif.

A l'état primitif, et aussi longtemps qu'il conserve un caractère bénin, le polype fibreux n'est pas accompagné de vives douleurs. Une démangeaison fréquente, des lancinations, et quelquefois des battements; tels sont les seuls symptômes qui marquent sa présence. Mais, après un certain temps d'existence, et surtout lorsqu'elles ont acquis un volume considérable, ces tumeurs donnent lieu à une nouvelle série de symptômes. Par la pression qu'elles exercent sur les parois du conduit, elles entravent la circulation, et déterminent, dans quelques cas, l'invasion de l'érysipèle œdémateux dont nous avons traité précédemment. Les nerfs du conduit auditif, fortement comprimés, deviennent le point de départ d'élancements qui, de l'oreille, se propagent aux parties voisines et à tout le côté correspondant de la tête. Nous avons même vu, dans un cas de cette nature, la douleur nerveuse se continuer sur les côtés du cou, et dans le bras. Lorsque la maladie est arrivé à ce point, des battements continuels se font sentir dans la tumeur, et le malade, en proie à une fièvre de réaction, ne trouve plus aucun repos.

Lorsque le polype est arrivé au degré de développement que nous venons de décrire, les désordres qu'il occasionne ne se bornent pas aux parties molles. Comprimés constamment par la tumeur, à travers la peau amincie qui les recouvre, les os finissent par céder, et le conduit auditif s'élargit dans toute sa longueur ou dans une partie seulement de son étendue. Nous l'avons vu acquérir, par cette cause, des dimensions doubles de celles que conservait son congénère. On conçoit aisément comment il arrive, dans ce cas, que la peau amincie s'ulcère, et que la tumeur continuant à agir directement sur l'os, finisse par le perforer lui-même. En même temps, l'excroissance s'étendant sur la membrane du tympan, qu'elle comprime et refoule en dedans, finit par déprimer complétement la cloison, et par effacer la cavité du tambour. La chaîne des osselets est quelquefois même disjointe, et, pour peu que la maladie continue pendant quelque temps, des adhérences solides s'établissent entre la face interne de la cloison et divers points de la caisse. Ce fait explique suffisamment pourquoi « nos procédés extractifs n'ont si souvent d'autre résultat que de guérir l'oreille, sans rétablir l'ouïe (1) ». L'extrémité libre du polype, de son côté, devient douloureuse, saignante, revêt même, dans quelques cas, un aspect fongueux, où est frappée de dégénérescence.

Durée. — Terminaison. — Pronostic. — La durée du polype est indéfinie, et la facilité de repulluler, dont il est doué, est telle, qu'il faut attribuer presque constamment à cette cause les insuccès du traitement. On a vu

(1) ITARD, ouvrage cité, tom. II.

des polypes de l'oreille qui existaient depuis dix ans (1). M. Velpeau en a arraché un que le malade portait depuis quatorze ans. Nous conservons une de ces excroissances, qui avait acquis plus de quatre centimètres de longueur, et qui était demeurée en place, chez un menuisier, depuis plus de vingt ans.

On ne doit pas compter sur la guérison spontanée des polypes du conduit auditif. Jamais, peut-être, on n'a observé cette heureuse issue. Nées sous l'influence d'un état morbide des tissus, ces excroissances déterminent, par le fait même de leur présence, une excitation très-propre à les entretenir, et à favoriser leur développement ultérieur. Ils restent donc et vivent sur place, sans acquérir de grandes dimensions ; ou continuant à se développer, ils causent les accidents locaux et généraux qui ont été indiqués.

Le pronostic des polypes et des excroissances se tire de leur nature, de leur volume, de leur ancienneté, de leur simplicité ou de leurs complications et de leur mode d'insertion. Les polypes muqueux et granuleux, qui prennent racine dans le derme, et n'acquièrent jamais de grandes dimensions, sont les moins difficiles à extirper, surtout quand ils sont récents et fixés, par un pédicule étroit, à une petite profondeur. Mais, en revanche, ce sont ceux qui se reproduisent le plus souvent, et qui pullulent avec la plus déplorable facilité.

Les polypes fibreux, dont les racines, plus profondes, s'étendent, d'après les observations de Delpech (2), jus-

(1) Voy. Médecine opératoire. — Polypes de l'oreille.
(2) Voy. Journal de la Clinique du midi, 1830.

que sur le périoste, donnent lieu à un pronostic plus grave que les précédents. La profondeur à laquelle ils sont ordinairement placés, la mauvaise constitution des sujets qui les portent, et les accidents auxquels ils ont donné lieu, augmentent aussi le nombre des chances défavorables. Le pronostic est encore grave, lorsque la portion libre du polype est frappée de dégénérescence, non que la désorganisation s'étende souvent à la partie engagée dans le conduit, mais plutôt parce que cette complication indique un degré très-avancé de la maladie. Le résultat le plus désirable après l'extirpation, dans ces cas, c'est le rétablissement de la santé, au prix de la perte de l'ouïe.

Etiologie. — Contrairement aux polypes des autres parties, que l'on rencontre surtout chez les personnes d'un âge avancé, ceux de l'oreille se développent, de préférence, chez les enfants. Les femmes, dont tous les pathologistes ont signalé la prédisposition à cette maladie, sont aussi plus fréquemment affectées que les hommes, de polypes du conduit auditif. L'otorrhée, l'otite chronique, la perforation de la membrane du tympan, et la présence de corps étrangers dans le conduit, sont encore autant de causes prédisposantes ou occasionnelles de cette maladie. Elle apparaît rarement chez des sujets parfaitement sains, et, le plus souvent, ceux qui en sont affectés, vivent sous l'influence d'une idiosyncrasie scrofuleuse ou syphilitique.

Traitement. — Leschevin, dans son mémoire sur les maladies de l'oreille, trace ainsi les règles du traitement des polypes du conduit auditif. « Les moyens dont on peut se servir pour l'extirpation de ces tumeurs (polypes), sont l'arrachement, la ligature, l'instrument tranchant, le cautère actuel, et le caustique. Tous ces moyens sont bons. Ce sont les diverses circonstances qui doivent faire préférer l'un à l'autre. »

Les procédés indiqués par le lauréat de l'ancienne académie sont encore ceux auxquels on a recours aujourd'hui, pour obtenir la guérison des polypes. Selon les circonstances, néanmoins, l'un d'eux doit mériter la préférence. Dans quelques cas même, un seul est praticable, et, enfin, il est nécessaire de combiner un ou plusieurs moyens pour obtenir la guérison radicale de certaines excroissances. L'excision et l'arrachement sont à peu près les seules méthodes d'extraction employées aujourd'hui, de même que la cautérisation de la racine est le seul moyen de rendre la guérison complète et durable.

Lorsque le polype est placé sur un point très-rapproché du méat auditif, on a, pour ainsi dire, le choix du procédé opératoire; cependant, personne ne cherche plus maintenant à les guérir avec le précipité rouge, comme Aranzi, ni à en obtenir la guérison par la ligature, à l'exemple de G. de Salicet. Le seul procédé auquel on ait recours, dans ce cas, c'est l'excision, que l'on pratique avec un petit bistouri allongé, à lame étroite et arrondie, comme ceux qui servent pour la section du muscle rétracté, dans le strabisme, ou mieux encore, avec de petits ciseaux courbes, à pointe émoussée. On se sert, ou non, d'une airigne à crochet, pour attirer le polype, et en faciliter la section, selon les cas.

Rien n'est plus simple que la manœuvre opératoire : l'oreille étant préalablement bien nettoyée, et le point d'insertion du polype exactement déterminé, le malade est assis, l'oreille tournée vers une fenêtre bien éclairée. Placé de côté, et un peu en arrière du patient, s'il doit agir sur l'oreille ; droite de côté également, mais un peu en avant, s'il doit opérer sur la gauche, le chirurgien saisit, de la main gauche, le pavillon de l'oreille, qu'il porte en arrière et en haut, pour redresser le conduit. S'il se sert de l'airigne et du bistouri, il confie à un aide l'oreille, ainsi redressée, et, saisissant le premier instrument avec la main gauche, il l'implante dans le polype, qu'il attire légèrement, en le soulevant de manière à tendre le pédicule. Alors, le bistouri, conduit avec précaution entre les parois du canal et l'excroissance, va retrancher, d'un seul coup, la racine de celle-ci.

Le chirurgien peut encore se servir de l'airigne, pour opérer la section avec des ciseaux ; mais il est toujours plus simple et souvent préférable, surtout quand l'excroissance naît de la paroi inférieure du conduit, de se servir seulement des ciseaux. La présence d'un aide n'est pas non plus nécessaire dans ce cas. L'opérateur maintient, de sa main gauche, le pavillon redressé, tandis que, de la droite, il glisse sur le pied de l'excroissance, et de manière à l'embrasser, les branches de ses ciseaux modérément ouvertes. Lorsqu'il a bien saisi la racine, il lui suffit de fermer l'instrument, en opérant un léger mouvement de retrait, pour diviser complétement le pédicule.

La section achevée, quel que soit, d'ailleurs, le procédé opératoire auquel on ait eu recours, un écoulement de sang a lieu. Il est rare qu'il soit de longue durée et qu'il présente quelque danger. Nous avons cependant observé une hémorrhagie assez abondante pour déterminer la syncope. L'accident eut lieu chez un sujet assez robuste, après l'arrachement d'un polype fibreux, implanté au fond du conduit, où il avait séjourné pendant plusieurs années. L'effusion sanguine qui suit l'excision ou l'arrachement du polype muqueux s'arrête généralement d'elle-même, au bout de quelques instants. Elle dure rarement une heure, et, dans tous les cas, l'opérateur peut choisir, pour la faire cesser, entre la cautérisation, et le tamponnement du conduit, qui présentent deux ressources assurées.

La mollesse des polypes muqueux et vésiculeux rend leur extraction fort difficile. On en trouve qui saignent et se déchirent, au moindre contact, et qu'il faut, en quelque sorte, broyer sur place, et, par une circonstance fâcheuse, ce sont ces mêmes excroissances qui repullulent avec la plus grande facilité. Les pinces coudées, à mors de cuiller, de Dupuytren, doivent être employées dans ce cas. Le procédé opératoire est des plus simples. Le malade et le chirurgien étant placés, comme nous l'avons déjà dit, celui-ci redresse la conque, et introduit la pince, modérément ouverte, dans le conduit. Arrivé au polype, il le saisit entre les mors de l'instrument, puis tord et arrache, de manière à enlever le plus d'excroissance possible; une effusion de sang masque aussitôt les parties, et l'on remet à une autre séance le reste de l'extraction, qui ne peut être faite, que rarement, en une fois. Les tentatives suivantes offrent la répétition de la première, et l'on doit les renouveler jusqu'à l'extirpation complète du polype.

Ce n'est plus ni à la mollesse, ni au défaut de cohésion des tissus qu'il faut attribuer les difficultés que présente l'extraction du polype fibreux; elle tient à deux autres causes : à la profondeur du point d'insertion, d'une part, et au volume considérable de la tumeur, de l'autre. Remplissant en entier le conduit où elle s'est développée, l'excroissance ne laisse plus, dans certains cas, de passage aux instruments dirigés vers sa racine. Alors, l'*arrachement* est, de l'avis du professeur Velpeau (1), « la seule méthode qui puisse être utilement appliquée. » Mais, comment effectuer cet arrachement? Est-ce avec « des tenettes ordinaires, à cuillères fenêtrées et bien concaves, minces et garnies de dents, » comme l'indique le savant professeur? Est-ce en liant, préalablement, le polype avec un fil ciré, comme le conseillent Fabrice de Hilden (2) et Itard (3)? Mais, pour saisir le polype avec les pinces du docteur Velpeau, ou pour passer à sa racine le fil ciré de Fabrice, il faut que la végétation ne remplisse qu'en partie le conduit auditif; qu'elle présente, au dehors, une extrémité libre et assez résistante pour supporter l'effort des pinces ou celui de la ligature. Lorsque le polype fibreux remplit le conduit auditif, et reste tout entier dans cette partie, il est évident qu'aucune de ces deux méthodes n'est applicable. Elles demeurent également insuffisantes, quand la partie saillante du polype, cédant aux efforts d'attraction, s'est déchirée. Il devient indispensable, dans ces divers cas, d'avoir recours à d'autres moyens de traitement.

OBSERVATION.

J'eus à traiter, en 1842, un homme de quarante-deux ans, qui, depuis plus de quinze ans, portait dans l'oreille droite un polype fibreux. L'extrémité libre de

(1) VELPEAU, Traité de médecine opératoire.

(2) F. de HILDEN, observation première, cent. 3.

(3) ITARD, ouvrage cité, tom. II, observation 74e.

la végétation était au niveau de l'anthélix, et le plus léger attouchement faisait beaucoup souffrir le malade. Plusieurs tentatives d'extraction avaient été faites. Le polype avait été saisi avec des pinces, et traversé avec des airignes ; mais tous ces essais n'avaient eu d'autre résultat que de déchirer l'excroissance, et d'augmenter les douleurs déjà très-vives.

Lorsque le malade se présenta à mon observation, j'essayai vainement de porter des pinces ou même un stylet jusqu'au pédicule de la végétation : le canal, exactement rempli, était élargi dans son milieu, et il devenait évident qu'un stylet flexible, très-fin et recourbé, pourrait seul contourner la tumeur ; je renvoyai l'opération au lendemain, et je préparai des fils d'argent. Voici comment je procédai : le malade étant assis sur un siége solide et l'oreille bien éclairée, je fis glisser entre la tumeur, préalablement déprimée, et la paroi supérieure du conduit, une anse de fil métallique, dont les deux extrémités restaient dans ma main. Après quelques tentatives, assez difficiles, je parvins à circonscrire, dans l'anse, la base de la végétation. Rapprochant alors les deux bouts du fil, je les croisai, de manière à compléter l'anse et à bien embrasser la tumeur. Je tirai alors en bas et un peu en avant, suivant l'axe du conduit, le malade poussa un cri, et porta la main à son oreille, qu'il trouva libre. Le polype tout entier avait suivi le fil. Je croyais d'abord qu'il avait été divisé ; mais je trouvai bientôt, en l'examinant, les trois radicules par lesquelles il s'insérait au fond du canal. Le reste du traitement fut facile. Je cautérisai, avec l'azotate d'argent, le point d'insertion de la tumeur, et j'ai su dernièrement qu'elle n'avait pas reparu. L'ouïe, déjà abolie de ce côté avant la naissance du polype, ne revint pas lorsqu'il fut extrait; mais le soulagement fut immédiat, et les douleurs qui, depuis plusieurs jours, ne laissaient plus de sommeil au malade, disparurent complètement.

La dessiccation, la ligature et la cautérisation ont encore été conseillées pour guérir les polypes de l'organe auditif. Le premier de ces procédés reste assez constamment inefficace. La ligature, d'une exécution toujours difficile et souvent impossible, quand les excroissances ont un large pédicule ou sont profondément situées, n'a aucun avantage dans les cas où on la prescrit, sur l'excision ou l'arrachement. Enfin, la cautérisation d'emblée expose à des dangers, et l'on doit la réserver pour réprimer le pédicule, et prévenir ainsi le retour de la maladie.

La force de reproduction, dont ils sont doués, rend très-difficile, comme nous l'avons dit, la cure radicale des polypes. G. Salicet conseillait déjà de cautériser le pédicule après les avoir arrachés, et, depuis, tous les auteurs ont répété ce précepte. Fabrice de Hilden, Verduc, et quelques autres, avaient adopté, pour cette cautérisation, le cautère actuel; mais, aujourd'hui, on lui préfère généralement un caustique chimique. Pelletan touchait les pédicules, avec une gouttelette d'acide nitrique concentré, ainsi qu'on le voit dans l'observation suivante :

« Un jeune homme, âgé de quinze ans, scrofuleux, portait un polype fibro-cartilagineux dans le conduit auditif gauche. Ce canal était considérablement dilaté, et la tumeur sortait de l'oreille. On avait en vain essayé de détruire le polype à force de caustiques. Pelletan l'arracha à l'aide de pinces faites exprès. La douleur fut vive; mais momentanée. Du sang coula en abondance; il s'arrêta spontanément. Le lendemain, l'oreille était nettoyée. La grande dilatation du conduit auditif permit au chirurgien de voir le lieu d'où la tumeur était détachée. On put, aisément, y déposer une gouttelette d'acide nitrique, ce qui fut répété trois fois, et le malade guérit sans récidive. Cette tumeur était en dehors de la membrane du tympan qui n'en avait point été endommagée. L'audition revint complètement (1).»

Un médecin anglais, le docteur Dellawy, propose de remplacer l'arrachement, la ligature, la cautérisation et les autres moyens conseillés pour la cure des polypes, par l'emploi d'une simple solution de sulfate de zinc ; les polypes de l'oreille ne sont, à son avis, qu'une *chair baveuse*... « La forte solution de sulfate de zinc est aussi efficace contre ces prétendus polypes auriculaires que pour les polypes des narines. J'en ai fait l'essai dans une foule de cas, et j'ai généralement trouvé la proportion d'un scrupule de sulfate de zinc, pour une once d'eau, suffisante » (2).

Il est évident, pour tous ceux qui ont eu occasion de traiter des polypes de l'oreille, que les assertions du chirurgien anglais sont erronées, et reposent sur une théorie fausse et sur des faits mal observés. Les solutions qu'il propose sont beaucoup trop faibles, pour guérir une maladie qui résiste trop souvent à l'extraction et aux cautérisations répétées.

On a généralement remplacé tous les caustiques par

(1) PELLETAN, Clinique chirurgicale, tom. I, p. 240.
(2) The London medical Gazette, octobre 1834.

l'emploi presque exclusif de l'azotate d'argent. Celui-ci doit être coulé en cylindres très-fins et conduit, soit directement sur le point à cautériser, soit à travers le spéculum, si le mal est très-profondément situé. Quand on préfère employer un caustique liquide, tel que l'acide azotique ou le beurre d'antimoine, c'est avec l'extrémité d'un pinceau délié que l'on porte le médicament sur la plaie. Quel que soit, d'ailleurs, l'agent chimique que l'on ait choisi, la cautérisation doit être continuée jusqu'à ce que les racines de l'excroissance soient complètement détruites, et l'on aura soin de la renouveler jusqu'à ce que la maladie ne menace plus de repulluler. Ici l'excès est moins à craindre que le défaut, qui est la cause des récidives si fréquentes de cette maladie.

Le traitement employé pour la guérison des polypes de l'oreille, donne quelquefois lieu à des accidents : l'hémorrhagie est le plus ordinaire; mais l'effusion sanguine est rarement assez grave pour compromettre la vie des malades, ou même le succès de l'opération. Nous avons, néanmoins, observé un cas de cette nature. L'hémorrhagie, qui commença douze heures après l'extraction d'un polype fibreux, fut suivie d'une syncope qui ne céda qu'à grande peine à un tamponnement méthodique et prolongé.

L'introduction brusque de l'air sur des tissus irrités, et depuis longtemps soustraits à son influence, est encore un inconvénient de la destruction des polypes ; il a été signalé par le professeur Velpeau, de la manière suivante : « Le tympan, soustrait, pendant un temps aussi considérable à l'action de ses stimulants naturels, dit ce savant chirurgien (1), s'irriterait de leur présence,

(1) Voy. Médecine opératoire, passage cité.

si elle était ramenée sans ménagement, c'est comme un œil qu'on vient d'opérer de la cataracte. Il faut, d'abord, le tenir dans l'obscurité, et ne l'exposer, ensuite, à la lumière que par degrés insensibles. » Nous ne pouvons que nous associer à ces préceptes, et nous nous bornerons à ajouter que le danger du contact de l'air est encore augmenté quand ce fluide peut pénétrer dans la caisse, à travers la cloison perforée. Le tamponnement est alors indispensable.

L'otite résulte, assez souvent, des manœuvres employées pour la destruction des polypes, que celle-ci ait eu lieu, d'ailleurs, par le fer, ou par les caustiques. Un simple traitement antiphlogistique suffit ordinairement, dans les cas de cette nature.

Il arrive fréquemment que l'extraction de polypes anciens et volumineux laisse à nu une portion plus ou moins étendue d'os. On s'aperçoit, d'ordinaire, alors, que la surface, ainsi dénudée, présente un aspect rugueux et une couleur noirâtre. Quelquefois même, on peut en détacher des esquilles.

M. Jules Cloquet présenta à l'académie de médecine (séance du 25 janvier 1827), un enfant de deux ans qui, depuis plusieurs mois, avait les conduits auditifs remplis d'excroissances polypiformes. Il avait fait l'excision. Une carie existait, mais les portions nécrosées avaient été détruites, et l'enfant était en voie de guérison.

La carie, dans les cas de cette espèce, ne présente aucune indication thérapeutique particulière. On la guérit en suivant les règles de traitement que nous avons indiquées au chapitre X, 3e classe du livre précédent.

QUATRIÈME CLASSE. — Élargissement morbide du conduit auditif.

CHAPITRE PREMIER.

Dilatation morbide du conduit auditif externe.

On trouve, dans les auteurs, plusieurs exemples d'élargissement du conduit auditif. Il suffit de l'examen le plus superficiel pour reconnaître cette maladie, qui, d'ailleurs, peut s'étendre à toute la longueur du canal, ou n'en occuper qu'une partie, être bornée à une oreille, ou occuper deux organes en même temps.

Au point de vue de l'étiologie, on peut rattacher à trois ordres les diverses espèces d'élargissement morbide du conduit auditif : 1° la dilatation est congéniale, comme chez cet enfant de Beaune, pour lequel Itard fut consulté. Cette lésion particulière est extrêmement rare ; 2° l'élargissement morbide tient aux progrès de l'âge ; c'est le cas le plus commun, d'après les observations du même auteur et celles qui nous sont propres ; 3° enfin, la dilatation est encore occasionnée par la pression qu'exercent dans le conduit certains corps étrangers, introduits ou développés, et principalement des polypes.

Dans les deux premières divisions que nous avons établies, la dilatation est constamment uniforme, et s'étend à toute la longueur du conduit. Presque toujours, elle coïncide avec le redressement du canal, et l'élargissement est tel, chez certains vieillards, que l'on peut, avec la plus grande facilité, introduire le petit doigt jusqu'à la membrane du tympan. Dans la troisième, au contraire, il est fort rare que les deux conduits auditifs soient dilatés à la fois, et il est plus rare encore que l'élargissement s'étende à toute la largeur du canal. Presque toujours, celui-ci n'est affecté que dans un point de son étendue, à la partie moyenne ordinairement.

Que la dilatation morbide du conduit auditif soit accompagnée, chez les vieillards, d'un élargissement correspondant de la caisse, ou d'une autre altération organique des parties profondes de l'oreille, elle s'accompagne constamment, du moins, d'une surdité très-intense. Toujours aussi, nous avons trouvé chez ces mêmes malades, une suspension complète de la sécrétion cérumineuse. L'ouïe était très-affaiblie chez le petit malade cité par Itard, et dans tous les cas, enfin, où la maladie a été produite par la présence d'un polype ou d'un corps étranger, la faculté auditive était déjà perdue depuis longtemps.

La surdité produite par l'élargissement morbide du conduit auditif est incurable. Itard a inutilement essayé de soulager ses malades en ramenant le canal à son état normal, par l'introduction d'un tube métallique; il a constamment échoué, et nous n'avons pas été plus heureux que cet auteur, dans nos tentatives.

CINQUIÈME CLASSE. — Anomalies.

CHAPITRE PREMIER.

Absence de parties. — Anomalies organiques.

La plupart des lésions qui rentrent dans la classe qui nous occupe, sont au-dessus des ressources de la thérapeutique. Plusieurs même ne peuvent être reconnues pendant la vie, et ce n'est qu'à l'autopsie que l'on acquiert la certitude de leur existence. Telles sont, par exemple, les anomalies qui siégent dans l'oreille interne, l'absence d'un ou de plusieurs osselets de la caisse, etc.

Relativement au siége qu'elles occupent, les anomalies peuvent exister soit dans les organes destinés à recueillir les ondes sonores, la conque et le conduit auditif externe; soit dans les parties chargées de les transmettre à l'agent percevant; soit, enfin, dans le nerf lui-même.

1° La difformité qui résulte de l'absence complète du pavillon de l'oreille est trop saillante pour qu'il soit nécessaire de la décrire. Fritelli (1) rapporte l'histoire d'un enfant qui présentait cette anomalie, et dont la figure ressemblait à celle d'un singe. Obertruffer (2), de son côté, a trouvé un cas semblable chez un adulte, et Meckel (3) décrit aussi cette anomalie. « Je me rappelle, dit S. Cooper (4), que l'on fit voir à des médecins de Londres, il y a plusieurs années, comme un fait curieux, un enfant qui ne présentait pas la moindre apparence d'oreille externe; on ne voyait pas même les vestiges de l'orifice des conduits auditifs, qui se trouvaient recouverts par la peau. Cependant, cet enfant entendait bien, quoique le sens de l'ouïe s'exerçât difficilement et imparfaitement; je me souviens même que chacun de nous fut extrêmement surpris de que cet enfant

(1) Orteschi, Giorn. di med. tom. III, p. 80.
(2) Sturck, Neues archiv. tom. II, p. 638.
(3) Voy. Nandbuch, der path. anat. Leipsick, 1812.
(4) Dictionnaire de chirurgie pratique, tom. II, p. 238.

entendait si bien qu'il le faisait. Je regrette de ne pouvoir rapporter ici jusqu'à quel point cet organe pouvait remplir ses fonctions, ainsi que d'autres circonstances intéressantes, telles que l'âge de l'enfant et la manière dont il parlait. »

On trouve quelquefois dans le pavillon auditif les plus singulières anomalies. Boyer rapporte l'observation d'un jeune homme chez lequel le lobule des oreilles descendait très-bas sur le cou. « Le docteur Campbell envoya, à la réunion du 2 mars 1833, de la société de Calcutta, deux tumeurs qui se développaient sur la conque de l'oreille de plusieurs habitants de la vallée de Nipal. Ces deux tumeurs attiraient les oreilles en bas, et recouvraient le méat auditif externe, au point de nuire beaucoup à l'audition. Réunies, elles pesaient 24 onces. Leurs surfaces inégales, charnues mais fermes, leur tissu ressemblait à celui du « Mammary Sarcoma. » Elles avaient été enlevées d'un coup de bistouri. La femme portait, outre cette tumeur, un bronchocèle, très-commun dans le pays, ainsi que le goître, qui l'accompagne souvent. »

M. Belhomme, en 1842 (1), entretint l'académie d'une tuméfaction particulière des oreilles, qui avait été déjà observée en Angleterre, sur les aliénés. « Les tumeurs, dont le volume varie depuis la grosseur d'une noisette jusqu'à celle d'une noix, se forment dans le tissu cellulaire environnant le cartilage de l'oreille, et toujours à sa partie externe ; ce sont de véritables tumeurs, indolentes, dures, qui se remplissent de liquides. La peau qui les recouvre est rouge, violette, fortement

(1) Bulletin de l'Académie de médecine, août 1842.

tendue ; il y a de la chaleur. Dans la ponction pratiquée par M. B., il est sorti d'abord de la sérosité sanguinolente, puis, par la pression, du sang pur et caillé. Le malade étant mort, on constata que cette affection avait eu pour conséquence une véritable hypertrophie des cartilages des oreilles, surtout de la gauche. Le tissu cellulaire était dense, épaissi, serré, et ce n'était qu'avec peine qu'on pouvait le séparer du cartilage. »

Steinmetz (1) parle d'un jeune enfant, dont le pavillon auditif, profondément échancré, était divisé en trois lobules. Nous avons nous-même observé un cas en tout point semblable, chez un jeune sourd-muet de l'institut du Bon-Sauveur de Caen.

Aussandon (2) cite l'observation d'une jeune fille chez laquelle « la direction du tubercule moyen de la conque bouchait presque entièrement le méat auditif (3). »

On pourrait encore ajouter à ces anomalies de la conque de l'oreille celle qui résulte de l'ossification des cartilages de cette partie, dont Celse (4) et d'autres auteurs ont cité des exemples.

Le conduit auditif présente, de son côté, des anomalies non moins nombreuses que celles du cornet acoustique. La Gazette médicale rapporte à ce sujet l'observation suivante.

Absence congéniale du conduit auriculaire des deux côtés, sans diminution très-considérable de l'ouïe.

« M. V. Goddart, âgé de vingt-sept ans, de Vennemont, libraire, vint me prier, en 1834, dit M. Mussey, d'exa-

(1) Groefe und Walter, Jour. Bd. 19. 1833.

(2) Lancette française, 1er décembre 1832.

(3) Voy. année 1838, p. 395.

(4) Celse, livre III, chap. I.

miner ses oreilles, parce qu'il n'avait jamais eu l'ouïe aussi fine qu'il l'aurait désiré; l'oreille gauche était, pour l'étendue, au-dessous de la moyenne ordinaire; ses saillies et ses enfoncements n'offraient qu'un développement imparfait; l'oreille droite était encore plus petite et n'offrait que la moitié de la grandeur ordinaire; sa forme était aussi très-peu prononcée. Au-dessous d'aucune on ne trouvait la trace du conduit auriculaire, ou d'une communication de l'oreille externe à l'oreille interne; il n'y avait pas même d'enfoncement un peu prononcé à l'endroit où existe ordinairement le conduit; mais la peau était continue sur tous les points et parfaitement organisée. Avec quelque soin que j'eusse écarté les pavillons de l'oreille dans tous les sens, et que j'eusse appuyé fortement sur les téguments dans l'endroit où se trouve ordinairement l'orifice auriculaire, je restai convaincu qu'il n'existait pas même de canal occulte entre les téguments et le tympan.

L'ouïe était trop obscure pour que Goddart pût converser à voix basse; mais il entendait assez bien pour pouvoir faire son commerce sans trop d'inconvénients. Il m'apprit que les oreilles et le sens de l'ouïe étaient chez lui dans le même état depuis son enfance, et, d'après le rapport de ses parents, depuis sa naissance. Je fis plusieurs expériences d'après lesquelles il demeura démontré pour moi qu'il pouvait ouvrir ou fermer la bouche indifféremment, et sans augmenter ni diminuer la force de l'ouïe. Les expériences furent répétées assez souvent pour prouver complétement à tous ceux qui en furent témoins, et à M. Goddart lui-même, qu'il entendait aussi bien les sons du dehors, lorsque les liures et le nez étaient pressés fortement, et comprimés par les doigts des assistants, et qu'ils lui arrivaient aussi bien que quand les ouvertures étaient maintenues ouvertes. J'essayai de faire pénétrer par la trompe d'Eustache un stylet courbé convenablement; mais bien que l'extrémité fût comme arrêtée par un enfoncement ou un creux, cependant elle ne pouvait pénétrer plus avant, vers l'oreille interne comme à l'ordinaire. Comme je pressai à plusieurs reprises le stylet dans la direction que suit la trompe d'Eustache, il se plaignit d'une sensation désagréable et très-profonde dans l'oreille; je conclus encore de l'inutilité de ces efforts pour faire pénétrer une sonde aussi avant qu'à l'ordinaire, et de ce que l'étendue de l'ouïe n'était pas diminuée lorsqu'on lui fermait la bouche et le nez, que, si l'orifice guttural existait, il n'avait pas de communication avec la cavité du tympan.

L'ouïe paraissait avoir la même force à droite qu'à gauche, et lorsqu'on lui parlait soit par derrière, soit sur les côtés, M. G. entendait également bien. Lui ayant couvert la tête, de plusieurs morceaux de drap superposés, je remarquai que l'application d'un seul qui lui couvrait toute la tête suffisait déjà pour obscurcir l'ouïe évidemment, et ensuite, à mesure que l'on en ajoutait de nouveaux, elle devenait de plus en plus obscure; il suffisait d'un petit nombre pour la rendre complètement insensible à la voix la plus élevée. Si on couvrait la face en laissant les oreilles découvertes et la bouche et les narines fermées, l'ouïe était évidemment diminuée. Si l'on couvrait aussi les oreilles, il n'y avait que peu de différence, ou même il n'y en avait pas du tout; au contraire, en couvrant le cuir chevelu à l'exception d'une petite portion en avant et en arrière à sa partie supérieure, et en laissant en même temps la face et les oreilles découvertes, l'affaiblissement de l'ouïe était bien plus considérable que quand on couvrait la figure et les oreilles et qu'on laissait le crâne à nu. Les expériences furent répétées en si grand nombre de fois qu'on ne peut supposer aucune erreur à leur égard. Lui ayant parlé avec un bâton dont une extrémité était dans ma bouche et dont j'appuyais successivement l'autre sur toutes les parties du crâne, je trouvai que la région mastoïdienne était celle qui conduisait le plus facilement les sons ; je remarquai, en outre, que les parties de la tête qui correspondaient aux deux tiers supérieurs de l'occipital, à la partie inférieure du temporal, et à la moitié postérieure des pariétaux, transmettaient les sons plus facilement que celles qui répondent à la moitié antérieure du crâne, au front, aux tempes, et à toute la face. Je revis M. G. en 1836, et je trouvai son organe de l'audition tout à fait dans le même état.»

M. Velpeau, dans sa Médecine opératoire, rapporte deux exemples semblables. Dans l'un, l'imperforation était double et siégeait sur le cadavre d'un enfant : dans l'autre elle n'existait que d'un côté. Nous avons, dans le chapitre IV de ce livre, cité plusieurs cas d'obstruction accidentelle du conduit : ce n'est pas le lieu de les rappeler.

2° Nous avons vu que la rupture de la chaîne des osselets et la sortie de ceux-ci sont les suites nécessaires de la destruction de la membrane du tympan. Nous avons aussi constaté la fréquente expulsion de ces ostéïdes avec le pus des abcès de la caisse ; mais, outre ces cas pathologiques, Bonet, Haller, Meckel, etc., ont rapporté de nombreux exemples de l'absence congéniale d'un ou de plusieurs de ces osselets. Cette privation n'est pas toujours suivie de surdité, et, dans un cas, cité par Caldani (1), l'ouïe avait même conservé son intégrité, malgré l'absence du marteau et de l'enclume. Plus souvent, la cophose est la conséquence de ces lésions, comme l'a observé Mersanni (2), et comme le dictionnaire des sciences médicales (3) en rapporte un exemple. Les auteurs citent également des anomalies portant sur les dimensions de ces os. Ainsi Bonet rapporte, d'après Bally (4), un cas où les osselets n'avaient qu'un tiers de la grandeur ordinaire et Cotugni les a trouvés deux fois plus volumineux que de coutume chez un autre sujet (5).

3° On a trouvé, dans les parties profondes de l'organe auditif, des anomalies plus nombreuses encore que celles que nous venons de constater. Ainsi les fenêtres ronde et ovale manquaient complétement dans deux cas, cités par le docteur Menière (6).

Le docteur Scipion Pinel (7) a constaté, chez plusieurs vieillards, l'absence complète de liquide labyrinthique. Mondini (8) a trouvé le limaçon réduit à une spirale et demie. M. Menière (9) a trouvé chez un sourd-muet le

(1) EPISTOLÆ ad Haller, tom. VI, p. 142.
(2) BONET, Sepulchr., tom. I, sect. 19, observ. 4.
(3) Voy. t. XXXVIII, p. 14.
(4) BONET, ouvrage cité.
(5) COTUGNI, de Labyrinthi auris continentis. §. LXXI.
(6) Mémoire sur l'Anatomie pathologique de la surdi-mutité.
(7) Journal général de médecine, juin 1834.
(8) Opusc. acad., Rome, tom. VII, p. 422, 1791.
(9) Mémoire sur l'Anatomie pathologique de la surdi-mutité.

canal demi-circulaire oblitéré. La lame spiroïde du limaçon, enfin, ne faisait qu'un tour et demi chez un autre sourd. Itard (1) et Haighton (2) ont trouvé les canaux demi-circulaires remplis de lymphe et de matières caséeuses ou crétacées. Duverney et Sylvius (3) ont trouvé le nerf acoustique atrophié. Itard (4) a rencontré la même lésion, siégeant des deux côtés chez un sourd-muet de soixante-quinze ans. Le nerf facial avait conservé son volume normal et ses fonctions. Hoffmann rencontra la même lésion coïncidant avec l'atrophie du nerf optique chez un chien borgne et sourd du côté droit, où siégeait la maladie. Nous pourrions encore ajouter beaucoup d'exemples à ceux qui précèdent ; mais les lésions dont nous traitons étant, de leur nature, essentiellement incurables, nos citations resteraient ainsi sans grand intérêt.

Ce n'est pas seulement dans telle ou telle région particulière de l'organe auditif que l'on observe des anomalies organiques. On en trouve encore, en même temps, dans deux ou plusieurs régions. Ainsi, on lit dans les archives de l'Académie royale de médecine (5), que « M. J. Cloquet présente l'oreille d'un sujet, longtemps affecté de surdité. La cavité du tympan est dilatée outre mesure, et la portion pierreuse du temporal est usée. Ces deux altérations singulières ont été produites par le développement ou l'accumulation d'une matière

(1) Itard, ouvrage cité.

(2) A case of original deafness, in Mem. of the Med. society, vol. III, p. 115.

(3) Sylv. Prax. medic., 1-2.

(4) Itard, ouvrage cité.

(5) Année 1829, séance du 26 mars.

cérumineuse qui s'est durcie dans l'intérieur de la caisse, et qui s'enlève par écailles, et formant des espèces de fausses membranes. »

Dans une observation communiquée à la société de médecine de Liverpool, en 1830, par M. Edwards, « La membrane du tympan et les osselets de l'ouïe manquaient d'un côté ; en ouvrant le crâne, il constata que la portion d'os temporal, qui recouvre les canaux demi-circulaires, était plus saillante que d'ordinaire. En coupant ces canaux, il les trouva remplis d'une matière caséeuse, le tissu osseux était sain. On prit un grand soin que la poussière osseuse ne se mêlât pas avec ce qui était renfermé dans les cavités. Il ne pouvait donc y avoir de doute sur l'existence de la matière caséeuse, circonstance qui ne paraîtrait pas aussi bien démontrée qu'en des cas analogues. »

L'enfant qui fait le sujet de cette observation était complétement sourd, et l'examen nécroscopique prouve qu'il était impossible de le guérir, par les moyens proposés ordinairement contre la surdité.

Il est manifeste que dans les cas où la cophose est due à l'absence d'une ou de plusieurs des parties profondes de l'organe auditif, c'est en vain que l'on essaierait de la guérir; la maladie est au-dessus des ressources de l'art. Mais il n'en est pas ainsi, quand l'anomalie siége dans le cornet acoustique, et l'otoplastie déjà connue de Galien, Paul d'Égine, Celse, et remise en honneur, dans ces derniers temps, par Dieffenback, offre une précieuse ressource. « Nul doute, dit le docteur Velpeau, que si le pavillon de l'oreille était entièrement enlevé, il ne fallût renoncer à sa reconstruction, et se décider à le remplacer par un pavillon métallique ; mais quand il n'est détruit qu'en partie, et qu'il en reste au moins la moitié, on peut essayer de le ramener à ses dimensions naturelles. Le lobule surtout est très-facile à reproduire. Tant que la perte de substance ne va pas au delà de l'anthélix, lors même qu'elle comprendrait la presque totalité de l'hélix, il ne faudrait pas encore désespérer du succès. Sans acquérir jamais la fermeté du cartilage détruit, les tissus nouveaux qu'on met à la place deviennent assez consistants pour rendre la difformité du pavillon beaucoup moins choquante. Comme pour le nez, c'est la peau des environs qui doit fournir à ce raccommodage. On commence par exciser, régulariser, rafraîchir le bord altéré de l'oreille. On excise ensuite en haut, en bas, ou bien à la partie postérieure de la conque, les téguments qui recouvrent la tempe, l'apophyse mastoïde, ou l'échancrure sous-auriculaire du cou, un peu plus près du conduit auditif que du niveau du bord avivé, et dans une direction parallèle à ce bord. Une autre incision plus ou moins longue, pratiquée à chaque extrémité de la première, permet de donner au lambeau la forme et l'étendue qu'on désire, étendue qui doit être au moins de moitié plus considérable que ne semblerait l'indiquer la perte de substance. En disséquant ce lambeau dans une direction excentrique, c'est-à-dire, de la première plaie vers son bord adhérent, il importe de renverser avec lui une couche assez épaisse du tissu cellulaire qui en double la face postérieure, et qui lui apporte la nutrition et la vie. Le chirurgien en adapte aussitôt le bord libre à la plaie saignante de l'oreille externe; en opère la réunion à l'aide d'aiguilles fines et courtes, d'un nombre suffisant de points de suture entortillée, délicatement placés. Pour terminer, il n'a plus qu'à passer derrière l'espèce de pont qui est résulté de cet agencement, une bandelette de linge enduite de cérat, et dont le but est de prévenir le recollement de la peau disséquée. Après avoir enveloppé le tout de compresses imbibées d'eau de guimauve tiède, on reporte ou on abandonne le malade dans son lit. Au bout de trois, quatre ou cinq jours, si l'agglutination s'est bien faite, on peut enlever les aiguilles, celles du moins qui correspondent aux points les plus solides. Dans le cas contraire, on voit s'il ne serait pas utile d'en remettre de nouvelles à la place de quelques-unes des premières. Quand la cicatrice est solide, c'est-à-dire, du quinzième au trentième jour, on sépare du crâne le lambeau tégumentaire qui, devenu libre, réclame de nouveaux soins. Il convient d'en faire disparaître les inégalités, d'en arrondir les angles, en un mot, de régulariser son bord externe. Dans la crainte qu'il ne se mortifie, on le panse de nouveau, pendant quelques jours, avec des émollients; ensuite on le traite, ainsi que la plaie qu'il a laissée sur la tête, comme toute autre solution de continuité. En se rétractant il s'épaissit, se durcit, prend la forme d'un bourrelet, rougit après avoir pâli, et reste assez longtemps plus coloré que les points environnants de l'oreille externe. C'est ainsi, du moins, que les choses se sont passées dans le cas rapporté par M. Dieffenback. »

Nous ne pouvons que souscrire aux préceptes du savant professeur que nous venons de citer. Et, si la perte de substance est trop considérable pour permettre de pratiquer l'opération, des cornets acoustiques en métal doivent être prescrits, dans le double but de remédier à la dysécie et à la difformité.

Nous avons fait confectionner plusieurs instruments destinés à remplacer la membrane du tympan détruite. Jusqu'ici, nous n'avons pas été heureux dans nos essais, et nous continuons à prescrire l'usage d'une boule de coton dans le conduit auditif, pour soustraire la caisse à l'action de l'air extérieur et à l'introduction des corps étrangers.

FIN.

TABLE DES MATIÈRES.

Préface I

LIVRE PREMIER.

CONSIDÉRATIONS GÉNÉRALES SUR LES MALADIES DE L'OREILLE.... 1

CHAP. I. De la *Classification* des maladies de l'oreille........ *Ib.*

CHAP. II. Du *Diagnostic* des maladies de l'oreille............ 18

CHAP. III. De la *Marche* et de la *Durée* des maladies de l'oreille... 41

CHAP. IV. De la *Terminaison* et du *Pronostic* des maladies de l'oreille.. 45

CHAP. V. De l'*Étiologie* des maladies de l'oreille............ 47

CHAP. VI. Du *Traitement* des maladies de l'oreille........... 54

LIVRE DEUXIÈME.

PATHOLOGIE SPÉCIALE.

PREMIÈRE PARTIE. — LÉSIONS VITALES.................. 72

1re **CLASSE.** Dermatoses.

- CHAP. 1. Érysipèle............... *Ib.*
- CHAP. 2. Variole.................. 84
- CHAP. 3. Dartre chez l'enfant....... 88
- CHAP. 4. Dartre chez l'adulte....... 92

2e CLASSE. Catarrhe...
- Chap. 3. Catarrhe aigu............ 96
- Chap. 6. Catarrhe chronique...... 123

3e CLASSE. Névroses....
- Chap. 1. Otalgie.................. 172
- Chap. 2. Hypercousie............. 183
- Chap. 3. Hypocousie-acousie idiopathiques................ 190
- Chap. 4. Hypocousie-acousie symptomatiques d'une lésion des centres nerveux....... 206
- Chap. 5. Hypocousie-acousie symptomatiques d'un état morbide du tube digestif...... 213
- Chap. 6. Hypocousie-acousie symptomatiques d'une névrose plus générale............ 217
- Chap. 7. Hypocousie-acousie symptomatiques de quelques fièvres graves............ 222
- Chap. 8. Hypocousie-acousie symptomatiques d'états divers qui ne peuvent être considérés comme des maladies.................... 227
- Chap. 9. Paracousie idiopathique... 229
- Chap. 10. Paracousie symptomatique de congestion sanguine. 236
- Chap. 11. Paracousie symptomatique d'une névrose plus générale.................... 243

4e CLASSE. Inflammation.
- Chap. 1. Otite externe............ 244
- Chap. 2. Otite interne............ 251
- Chap. 3. Otorrhée................ 262

5e CLASSE. Désorganisation..................
- Chap. 1. Gangrène. — Charbon. — Pustule maligne. — Carcinome. — Pourriture d'hôpital................ 275
- Chap. 2. Carie, Nécrose.......... 277
- Chap. 3. Tubercules des os........ 294
- Chap. 4. Squirrhe. — Cancer. — Osteo-Sarcome............ 303

SECONDE PARTIE. Lésions Anatomiques 306

1re CLASSE. Solution de continuité.
- Chap. 1. Blessures du pavillon..... *Ib.*
- Chap. 2. Blessures des parties molles profondes de l'oreille..... 310
- Chap. 3. Blessures des os......... 321

2e CLASSE. Corps étrangers introduits dans l'oreille.
- Chap. 1. Corps étrangers introduits dans le conduit auditif externe.................. 331
- Chap. 2. Corps étrangers introduits dans l'oreille moyenne... 347
- Chap. 3. Engouement cérumineux du conduit auditif....... 350

3e CLASSE. Rétrécissement et occlusion organiques des conduits auditifs externes
- Chap. 1. Rétrécissement-oblitération du conduit auditif externe. 355
- Chap. 2. Rétrécissement-oblitération du conduit auditif interne. 363
- Chap. 3. Excroissances et polypes.. 369

4e CLASSE. Elargissement morbide du conduit auditif externe..................
- Chap. 1. Elargissement morbide du conduit auditif externe... 385

5e CLASSE. Absence de parties-anomalies.........
- Chap. 1. Absence de parties. Anomalies organiques........ 386

FIN DE LA TABLE DES MATIÈRES.

www.ingramcontent.com/pod-product-compliance
Ingram Content Group UK Ltd.
Pitfield, Milton Keynes, MK11 3LW, UK
UKHW020153250726
13967UKWH00003B/1043

9 782011 781628